Walter Lübeck

Reiki
Weg des Herzens

Der Reiki-Einweihungsweg
Eine Methode der ganzheitlichen Heilung
von Körper, Geist und Seele

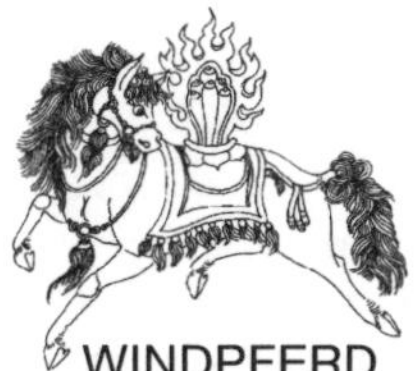

WINDPFERD

Reiki ist ein wirkungsvolles System zur Heilung und Anregung des geistig-seelischen Wachstums. Trotzdem macht Reiki nicht den Gang zu einem Arzt, Heilpraktiker oder Psychotherapeuten überflüssig, wenn der Verdacht einer ernsthaften Gesundheitsstörung besteht. Die Naturheilkunde (auch Reiki gehört zu ihr) will die Schulmedizin überall dort ergänzen, wo diese Mensch und Tier nicht heilen kann, für überflüssig erklären will sie sie jedoch keinesfalls.

Die in meinem Buch vorgestellten Informationen und Übungen sind sorgfältig recherchiert und wurden nach bestem Wissen und Gewissen weitergegeben. Dennoch übernehmen Autor und Verlag keinerlei Haftung für Schäden irgendeiner Art, die direkt oder indirekt aus der Anwendung oder Verwertung der Angaben in diesem Buch entstehen.

Noch ein Hinweis: Die Abbildungen in diesem Buch zeigen nackte Menschen, um anschaulich die Handpositionen zu Reiki zu demonstrieren, und um die Atmosphäre von Nähe, Freiheit und Liebe, die Reiki ausstrahlt, besser zu übermitteln. Es ist aber nicht so, daß Reiki nackt ausgeübt werden muß. Auch in den Reiki Ausbildungsseminaren sind die Teilnehmer voll bekleidet.

Wenn ich von Meistern, Großmeistern und Schülern spreche, schließt das grundsätzlich weibliche Personen in dieser Funktion mit ein. Auf das Hinzusetzen der weiblichen Form wurde zugunsten der Lesbarkeit verzichtet und soll keine Diskriminierung darstellen.

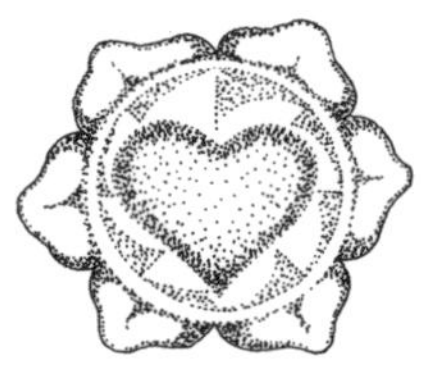

11. Auflage 2013
8. überarbeitete und stark erweiterte Auflage 2002

Umschlaggestaltung: Marx, Grafik & ArtWork,
unter Verwendung einer Zeichnung von Peter Ehrhardt
Zeichnungen im Innenteil: Roland Tietsch, Kapitelaufmacher und Vignetten: Peter Ehrhardt
Gesetzt aus der Adobe Garamond
Druck: Himmer AG, Augsburg

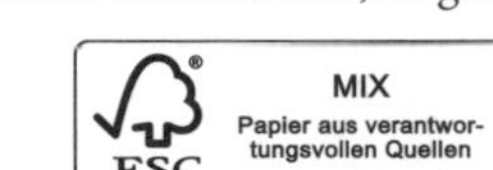

Printed in Germany
ISBN 978-3-89385-392-2
www.windpferd.de

Inhaltsverzeichnis

Anhang

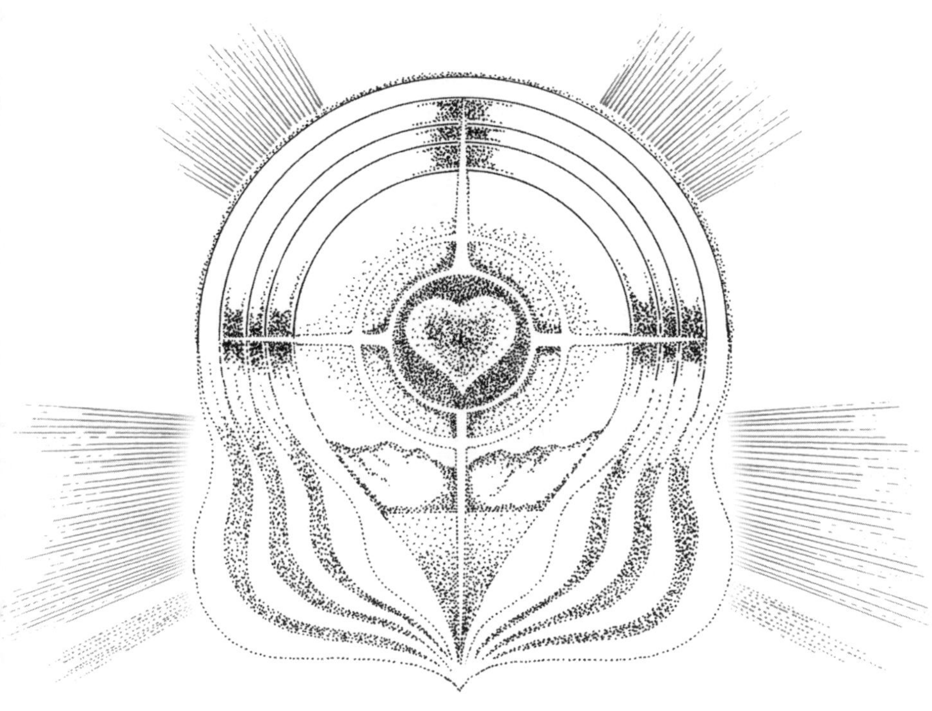

Vorwort

Am Anfang schuf die Schöpferkraft Himmel und Erde. Und die Erde war wüst und leer, und es war finster auf der Tiefe, und der Geist der Schöpferkraft schwebte auf dem Wasser. Und die Schöpferkraft sprach: Es werde Licht! Und es ward Licht!

So beginnen die ersten drei Verse der Schöpfungsgeschichte. Viele Menschen haben bereits versucht, die Genesis zu deuten, doch es blieb bisher nur ein Versuch, denn jeder konnte nur soweit eine Deutung formulieren, wie es sein eigener Erkenntnisstand zuließ. Die wirkliche Tiefe dieser Geschichte wird wohl noch für sehr lange Zeit ein Geheimnis bleiben – oder?

Was hat nun die Schöpfungsgeschichte mit dem vor Ihnen liegenden Buch zu tun? Der Autor benutzt in seinen Texten auch Begriffe wie z. B. Schöpferkraft, Licht, Lebensenergie, Energieübertragung auf Materie und unternimmt damit den gelungenen Versuch, die Reiki-Energie zu erklären. An diesen wenigen Begriffen bauen sich nun die Fronten der

Weltanschauungen auf. Für das alte wissenschaftliche Denken ist hier Schluß, und für die neuen Zeitgeister beginnt an dieser Stelle das Suchen. Für die allermeisten Menschen sind diese Dinge zur Zeit noch so unerklärlich wie die Schöpfungsgeschichte.

Die grundlegende Qualität von Reiki ist nach Auffassung des Autors die Wahrheit, göttliche – das heißt allumfassende – Liebe und Erkenntnis. Alle Menschen trachten im tiefsten Herzen nach reiner Wahrheit und Liebe, und daher ist dieses Buch eine wunderbare Herausforderung, einen Weg von vielen Wegen zu gehen. Der Autor beantwortet viele Fragen, die auch wir in der täglichen Praxis immer wieder gestellt bekommen. Besonders gut finde ich die offene Informationsmitteilung auch über unbequeme Fragen, wie z. B. Reiki und Geld, eigene Aggressionen, Machtansprüche und warum ich eine Reikieinweihung haben möchte.

Der Weg des Reiki ist eine Möglichkeit, die Liebe der Schöpferkraft unmittelbar zu spüren. Dann benötigt man keine intellektuelle Erklärung mehr für Energie oder Liebe; es gibt sie einfach. Diese Erfahrung kann aber nur jeder Mensch selbst machen. Ich persönlich habe mit meiner Frau zusammen die erste Reikieinweihung vor 5 Jahren bekommen, und wir haben viele tiefe persönliche Erfahrungen gesammelt. Ich könnte nun eine Fülle von Beispielen aufzeigen, die viele Mitglieder des Reiki-Hilfsringes erfahren haben, aber man muß es selbst erleben, um nicht zu zweifeln. Eigene Erlebnisse können jedoch nur erfahren werden, wenn ich lebe, und Leben heißt sich bewegen, sonst werde ich gelebt und bewegt. Die Masse der Menschen hat sich schon viel zu lange bewegen lassen, und daher trägt jeder von uns seinen Teil der Last der Vernichtung des Planeten Erde mit sich herum. Wenn wir endlich begreifen würden, daß jede Materie mehr ist als bloß Materie und das Ganze mehr als die Summe der Einzelteile, hätten wir es auch viel einfacher, Energien wie z. B. Reiki zu verstehen.

Möge dieses Buch einen Anstoß geben, bereit zu sein für neue Erfahrungen, um sich dann Stück für Stück aus dem Gelebtwerden zu befreien.

Hans-Jürgen Regge
(Gründer des Reiki-Hilfsringes),
Hamburg, 30. Dezember 1990

Widmung

Für Manuela

Danksagung

Ich danke den vielen Menschen, die die Welt anders sehen als ich und den Mut hatten und haben, sich mit mir darüber auseinanderzusetzen. Ihr helft mir damit, die vielen Facetten der Schöpfung zu sehen und zu erfahren.

Besonders zu Dank verpflichtet bin ich in bezug auf dieses Buch Renate Lorke und Wolfgang Grabowski, die mir bei meinen Wachstumsprozessen halfen, mit meinen Füßen auf den Boden und mit meinem Bewußtsein ins Herz zu kommen. Manfred Steiner, meinem Chinese-Boxing-Meister, der mir zeigte, daß Spiritualität ohne praktischen Nutzen wertlos ist, und mir durch sein Beispiel vorlebte, wie ein Meister lehrt. Phyllis Lei Furumoto danke ich für ihr Beispiel an liebender, einender Kraft; Brigitte Müller, meiner Reiki-Meisterin für die vielen Denk- und Fühlanstöße; Vera Suchanek, die mir zeigte, wie es ist, wenn ein Mensch Liebe um sich verbreitet, und meinen Katzen-Lebensgefährten Cinderella und Bagheera für ihre Lebendigkeit und Eigensinnigkeit.

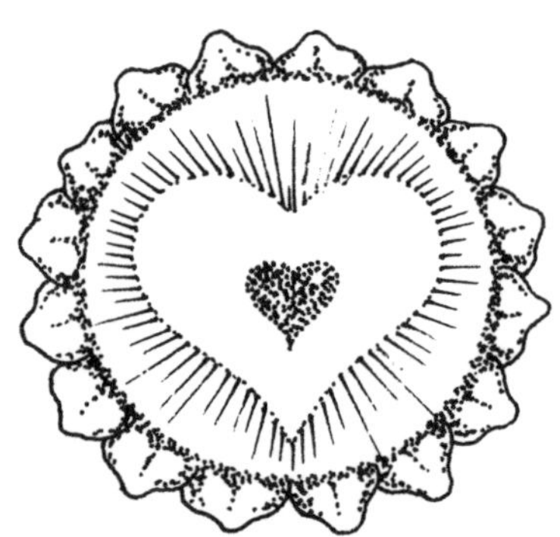

Einleitung zur überarbeiteten und erweiterten 6. Auflage

Viel ist geschehen seit dem Jahre 1990, als ich das Manuskript zu *Reiki – Weg des Herzens* verfaßt habe. Das *Usui-System der Natürlichen Heilung* hat sich in rasantem Tempo ausgebreitet, und es fehlt nicht mehr viel daran, daß es in der Öffentlichkeit ebenso bekannt ist wie etwa das *Autogene Training* oder *Yoga*. Es gab seither eine Reihe neuer Entwicklungen, und viele verschiedene Auffassungen über Reiki und die Reiki-Tradition sind entstanden. Was an sich kaum verwunderlich ist, da bei weltweit mehreren 10 000 Reiki-Lehrern ja mindestens genauso viele Facetten des Reiki-Weges gelebt werden.

Diese Geschehnisse bewogen mich dazu, das vorliegende Buch zu überarbeiten und um Informationen zu wichtigen aktuellen Punkten zu ergänzen. So gibt es nun unter anderem Angaben über verschiedene Reiki-Organisationen und Erläuterungen zu neuen Entwicklungen. Ein Kapitel habe ich auch meiner Checkliste für Mindeststandards von Reiki-Ausbildungen in allen drei traditionellen Graden sowie den ethischen Richtlinien für die Tätigkeit als Reiki-Meister/-Lehrer gewidmet. Diese Informationen haben sich in den letzten Jahren für Reiki-Schüler aller Grade als sehr gut brauchbare Entscheidungshilfe erwiesen. Für Außenstehende ist es ohne derartige Unterstützung kaum möglich, die vielfältigen Seminarangebote realistisch einzuschätzen.

Es ist mir wichtig anzumerken, daß alle in diesem Buch veröffentlichten Ansichten meiner nunmehr beinahe siebenjährigen Praxis als Reiki-Lehrer, meinen intensiven Forschungen und Erfahrungen mit mittlerweile mehr als 3 500 Reiki-Schülern und vielen Tausend Reiki-Sitzungen und Lebensberatungen entstammen, aber selbstverständlich keine »letzten Wahrheiten« darstellen können und sollen. Was in diesem Buch veröffentlicht ist, hat sich in der Praxis als sehr gut tauglich erwiesen. Doch wie alles von Menschen Erdachte und Praktizierte kann es selbstverständlich immer noch verbessert, ergänzt und vielleicht auch durch etwas völlig anderes, das noch besser funktioniert, irgendwann ersetzt werden.

Verwende meine Meinungen also bitte als Diskussionsbeitrag und Denkanregungen. Und sei mir nicht allzu böse, wenn mein Standpunkt vielleicht in der einen oder anderen Hinsicht allzusehr von Deinem abweicht. Unterschiedliche Meinungen können, wenn sie von Menschen offenen Geistes diskutiert werden, die Entwicklung vorantreiben.

Einseitigkeit zu pflegen bedeutet andererseits Stillstand, Behinderung von Evolution. Und gerade bei dem Umgang mit Reiki sind meiner Erfahrung nach Flexibilität, Liebe und Toleranz sehr wichtige Eigenschaften. Regeln und Traditionen sollten für die Menschen da sein und nicht umgekehrt. Andererseits ist es sehr wichtig, den Sachverhalt gründlich zu überprüfen, bevor bewährte Strukturen und überliefertes Wissen für überflüssig erklärt und zum alten Eisen gelegt werden.

Über Rückmeldungen zu diesem Buch freue ich mich sehr. Habe aber bitte Verständnis, daß ich nicht unbedingt zurückschreibe. Mittlerweile trudeln bei mir pro Woche mehr als Hundert Briefe aus aller Welt ein, und ich habe Mühe, überhaupt nur mit dem Lesen nachzukommen – vom Antworten ganz zu schweigen. Auch dies ist eine Entwicklung, die ich mir im Jahre 1990 kaum vorstellen konnte ...

Und nun viel Spaß mit dem neuen, erweiterten *Reiki – Weg des Herzens*.

Dein

Walter Lübeck

Einleitung zur überarbeiteten und erweiterten 8. Auflage 2002

Liebe Leserin, lieber Leser,

die vorliegende zweite umfangreiche Überarbeitung von »Reiki – Weg des Herzens« liegt mir besonders am Herzen. In den letzten vier Jahren machte die Erforschung der Geschichte des Usui-Systems der natürlichen Heilung, im Volksmund »Reiki« genannt, rasante Fortschritte. Besonders durch die Forschungen meines Freundes Frank Arjava Petter* ist nun die Entstehungsgeschichte des Reiki-Heilungssystems weitgehend geklärt worden. Durch mehrere Reisen nach Japan, Hongkong, Bali und Indien konnte ich persönlich viele spannende Puzzleteile über Reiki und verwandte Heilungs- und Qi Gongsysteme zusammentragen und ihre heute immer noch in diesen Ländern starke lebendige Präsenz bestaunen. Eine traditionelle Reikiausbildung bei einer weit über 80jährigen Reiki-Meisterin in Kyoto, die noch bei Dr. Chujiro Hayashi gelernt hatte und von ihm eingeweiht worden war, zeigte mir auf eindrucksvolle Weise die großen Unterschiede zwischen Japanern und »Westlern« in der Art des Umgangs mit der Spirituellen Lebenskraft Reiki – aber auch die wunderbaren Gemeinsamkeiten, die wohl alle Reikifreunde zu allen Zeiten in allen Teilen dieser schönen Erde verbinden.

* siehe Bibliographie

Vor dem auf einem buddhistischen Friedhof in Tokio gelegenen Grab Usuis mit seinem gewaltigen, mit der Biographie des Begründers des Reikisystems beschriebenen Monolithen stehend, wurde mir endgültig klar, daß Reiki keinen christlichen Hintergrund hat.

Im Naturparadies des Kuramaberges bei Kyoto erfuhr ich die Ehrfurcht gebietende Kraft des heiligen Ortes, an dem Usui zum ersten Mal Kontakt zu der Quelle des Reikisystems bekam.

Im Garten Indiens, im schönen, tropischen Bundesstaat Kerala, fand ich eine Jahrhunderte alte heilerische Familientradition, die so viele Gemeinsamkeiten mit Reiki besitzt – bis hin zu dem 21tägigen Einweihungsritual durch besondere Meditationen in derselben Zeit des Jahres, im März.

Auf Bali und in Hongkong fand ich unter anderem Belege über besondere Stilrichtungen von Qi Gong und Tantra, mit denen auch durch Handauflegen geheilt werden kann.

In den von Arjava Petter und William Rand entdeckten Ausbildungsmanuskripten Dr. Usuis und Dr. Hayashis finden sich eine große Zahl von sehr wirksamen und im Westen bisher völlig unbekannten Reikitechniken.

Diese und viele andere wichtige Erfahrungen veränderten und erweiterten meine Auffassung von Reiki wesentlich – und so mußte ich das vorliegende Buch neu überarbeiten. Ich möchte gerne Dich, liebe Leserin, lieber Leser, einladen, meine Entdeckungsreisen in Sachen Reiki zu teilen. Mir haben die neuen Erkenntnisse über Reiki neue Welten eröffnet und gezeigt, daß Reiki noch viel mehr bietet, als ich je zu hoffen wagte.

Vielleicht gefallen Dir die neuen Perspektiven ja auch.

Viel Freude beim Lesen wünscht Dir Dein

Walter Lübeck
Reinerbeck, den 5. 9. 2002

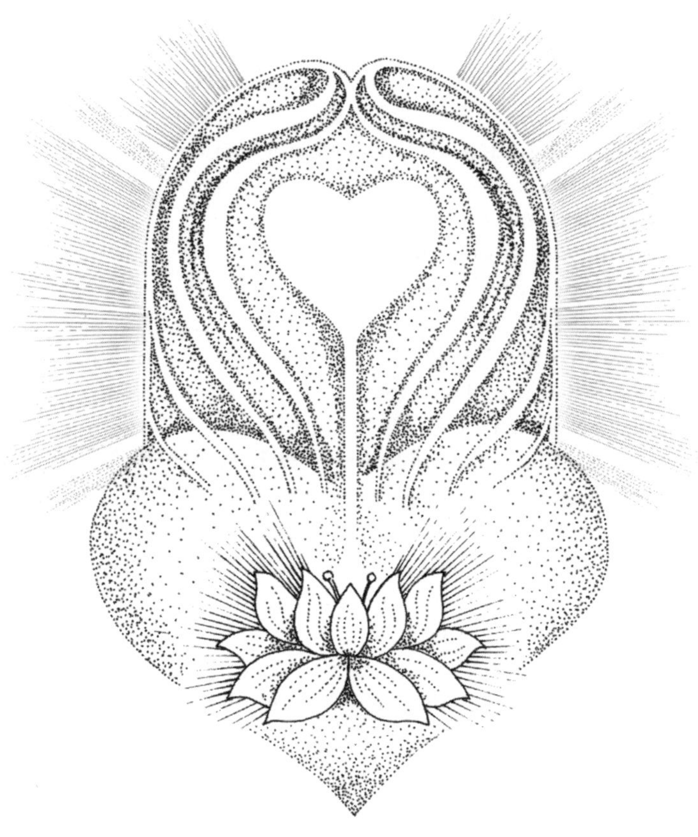

Einleitung

Während der Jahre, in denen ich mich intensiv mit dem Usui-System des Reiki beschäftigt und auseinandergesetzt habe, ist mir immer klarer geworden, daß Reiki ein wunderbarer Weg zur Selbstfindung und Entfaltung der Persönlichkeit sein kann.

Die Reiki-Energie regt den Körper im ganzheitlichen, natürlichen Sinne zur Heilung an. Sie hilft, blockierte Gefühlsenergien, die zum Beispiel in Form von Muskelpanzern angelegt wurden, zu befreien und dem Menschen wieder zur Verfügung zu stellen. Reiki hilft dadurch, eine intensive Entschlackung auszulösen, die, wenn sie durch eine geeignete Ernährung unterstützt wird, tiefgreifende organische Erneuerungsprozesse einleiten kann. Diese beiden Wirkungen sind die Voraussetzung für die darauffolgende »Auffüllung« der Körperstrukturen mit der Spirituellen Lebensenergie, die hilft, Wachstumsprozesse auf allen Ebenen auszulösen.

In meinem *Reiki-Handbuch* standen diese beiden Prozesse im Vordergrund. Bevor eine umfassende spirituellen Entwicklung erfolgen kann, muß der Körper gesunden, also ausreichend belastbar für diese Herausforderung sein. Andererseits kann der Körper nicht nachhaltig geheilt werden, wenn der Geist nicht grundsätzlich geheilt ist. »Geist« hat in der asiatischen Medizin und Philosophie eine andere Bedeutung als im Westen. Dieser Begriff wird verstanden als tiefe Sehnsucht nach Selbstverwirklichung, dem Verlangen nach Beziehungen zu anderen Menschen, nach sinnvoller Arbeit, Zärtlichkeit, Freude und Fortpflanzung (im wortwörtlichen und übertragenen Sinne). Also nach der vorbehaltlosen Teilnahme an dem von der Schöpferkraft für uns eingerichteten Lebensprozeß auf der materiellen Existenzebene. Auch Qualitäten wie Dankbarkeit, Liebe, Bewußtsein, Eigenverantwortung, Respekt und Hoffnung sowie der Selbsterhaltungstrieb gehören zu einem gesunden Geist. So geht es nun in diesem Buch um die Heilung des Geistes und gleichzeitig, weil eng damit zusammenhängend, um die Grundlagen der spirituellen Entwicklung mit Reiki.

In diesem Buch geht es um die Heilung des Geistes und die Grundlagen der spirituellen Entwicklung mit Reiki

Die Reihenfolge der Vorgehensweise ist auf dem Reiki-Weg ganz ähnlich der einer traditionellen Yoga-Schulung. Auch in dieser alten spirituellen Tradition wird erst die Gesundung der körperlichen Ebene, zum Beispiel durch Asanas (Körperarbeit), Pranayama (Atemarbeit) und Lehrgespräche über gesundes Denken und rechte Lebensführung eingeleitet, um dann langsam zur spirituellen Entwicklung überzuleiten. Der Reiki-Weg hat zwar viele Aspekte, die ihn deutlich von Yoga unterscheiden, aber die dahinterliegenden Strukturen sind die gleichen. Beide versuchen ja, den Menschen mit der Schöpferkraft in Kontakt zu bringen. Dr. Mikao Usui, der Begründer des Reiki-Heilungssystems, nutzte die Fünf Lebensregeln sowie Dutzende von spirituellen Lehrgedichten des Meiji Tenno, eines von ihm sehr verehrten japanischen Kaisers, um die Herzensbildung seiner Schüler zu fördern. Er diskutierte in seinen Seminaren und Übungsgruppen über die Lebensregeln, die Gedichte und die praktische Umsetzung der darin enthaltenen spirituellen Weisheit in den Alltag eines jeden. Auch wurden zum Beispiel die Fünf Lebensregeln für Mentalheilungen (eine Reiki-Technik des 2. Grades) gern verwendet.

Wer nicht nur die gesundheitsfördernden Wirkungen der Reiki-Kraft auf der körperlichen Ebene kennenlernen will, sondern sich auch zu Reiki, dem Weg der heilenden Liebe als Methode der Persönlichkeitsentwicklung hingezogen fühlt, braucht über die praktische Beschäftigung mit der Spirituellen Lebensenergie im Rahmen von Behandlungen noch mehr. Über die geistige und emotionale Auseinandersetzung mit den Prinzipien von »Liebe«, »Eigenverantwortung«, »Bewußtsein«, »Freiheit«, »Wahrheit« und den Gesetzen des wachstumsfördernden Energieaustausches (siehe 3. Kapitel) sowie einer Umstellung der persönlichen Motivationsstruktur von »Angst, Mangel und Leid« weg zu »Freude, Erfolg, Überfluß, Lust und Liebe« hin öffnet sich auch das Seelenleben immer tiefer für die göttliche Heilkraft von Reiki.

Mikao Usui erkannte die Wichtigkeit dieser geistigen Lehren und Gesundungsprozesse ziemlich bald nach den ersten praktischen Erfahrungen mit der heilenden Reiki-Kraft und stellte daraufhin die bis heute überlieferten fünf Lebensregeln sowie drei Heilungsregeln auf (siehe 1. und 3. Kapitel).

Mir selbst hat es zu Anfang einige Schwierigkeiten bereitet, den Sinn und den Nutzen dieser kurzen Sätze zu verstehen und anzuwenden. Erst später entdeckte ich nach und nach die tiefe Weisheit der Regeln für die spirituelle Orientierung auf dem Reiki-Weg. Ähnlich verhielt es sich mit den grundlegenden geistigen Entwicklungsmöglichkeiten der drei Reiki-Grade. Jeder von ihnen bietet Dir ganz bestimmte Wachstumsanreize und spricht eigene Themen an. Beschäftigst Du Dich mit ihnen, sammelst Erfahrungen und nimmst so mit der Zeit Deinen eigenen Standpunkt ein und Dich damit an, so schaffst Du Dir ein Fundament für die Lernmöglichkeiten des nächsten Grades. Selbstverständlich kannst Du auch den 2. Grad machen, ohne den 1. als Chance der Persönlichkeitsentfaltung voll genutzt zu haben. Die Einweihung funktioniert immer.

Allerdings bedeutet ein Hasten von Einweihung zu Einweihung ohne größere Pausen, die zur Entwicklung der Persönlichkeit mit den neu erworbenen Mitteln genutzt werden, eher einen Rückschritt. Denn Lebensprobleme lassen sich nicht durch Einweihungen bewältigen. Diese können nur Voraussetzungen schaffen, um eine umfassende Ausbildung zu absolvieren und dann mit besseren Karten erneut in das Spiel des Lebens einzutreten, den Weg zu gehen, die notwendige Arbeit mit besseren Werkzeugen zu erledigen.

Einweihungen schaffen die Voraussetzungen, die notwendige Arbeit an uns selbst mit besseren Werkzeugen zu erledigen

Reiki kann auch als ganzheitliche, natürliche Heilungs- und Entspannungsmethode verwendet werden, ohne daß Du Dich auf bewußte Selbstfindungsprozesse einlassen mußt. Die Reiki-Techniken und -Energien wirken auch dann. Aber in diesem Fall ist Reiki »nur« eine sehr wirksame Heilungsmethode für den Körper. Die weitergehenden Entwicklungsprozesse erschließt Dir ausschließlich die Beschäftigung mit Deinen geistigen Strukturen, die natürlich bei jedem unterschiedlich sind. Reiki fördert diese Individualität und hilft Dir, Deinen eigenen Weg zu finden. Gehen aber mußt Du.

Reiki, Yoga, Meditationsmethoden und andere Techniken helfen jedem Menschen zu leben, aber sie ersetzen das Leben nicht. Wer keine

Erfahrungen macht, kann keine verarbeiten. Wer nicht neugierig auf die Welt ist, wird nichts lernen können. Wer an alten Mustern festhält, kann nicht wachsen. Es gibt keine Patentrezepte, wie »In 30 Tagen mit Reiki zur Erleuchtung«. Aber es gibt schon einen roten Faden, der sich durch alle Grade zieht und an dem sich die Schüler der verschiedenen Einweihungsstufen orientieren können.

Meine Absicht ist es, Dir das, was ich von dem Reiki-Weg weiß und erfahren habe, zu zeigen und Dir damit Anregungen für eigene Entwicklungen zu geben. Es ist – glaube ich – leichter, einen Weg zu gehen, von dem man eine Skizze bekommen hat, als einen, von dem man fast gar nichts weiß.

Wenn Du überlegst, Dich auf diesen Weg einzulassen, lies Dir in Ruhe das Buch durch und mach Dir zu meinen Ansichten Deine eigenen Gedanken. Überlege Dir, was für Dich passen könnte, und probiere es aus. Versuche auf keinen Fall, Dich nur nach meinen Meinungen auszurichten. Du hättest dann eine Menge leere Lehrsätze über Reiki in Deinem Kopf. Setz Dich mit den Gedanken zu den einzelnen Graden auseinander und vergiß nicht, Dich hinterher wieder zusammenzusetzen.

Falls Du schon einen Reiki-Grad hast, vergleiche Deine Erfahrungen und die Schlüsse, die Du daraus gezogen hast, mit meinen. Vielleicht (ich hoffe es) ist etwas Wichtiges für Dich dabei. Möglicherweise helfen Dir die Übungen, einen Aspekt Deiner Persönlichkeit besser zu verstehen, ihn lieben zu lernen und damit ein Stück freier zu werden.

Die wichtigsten Energien des Reiki-Systems sind: Wahrheit, Liebe und Freiheit

Die drei wichtigsten Energien im Reiki-System sind die der Wahrheit, der Liebe und der Freiheit. Alles, was Dich dazu führen kann, ist in irgendeiner Weise mit der Reiki-Kraft vereinbar. Die wichtigste Essenz von diesen drei Energien ist für mich aber die Liebe. Die Liebe der Schöpferkraft, die uns die Freiheit gegeben hat, unsere eigenen Erfahrungen zu machen, durch unseren freien Willen unseren eigenen Weg kreativ auszugestalten und damit zum lebendigen Wachstum des Universums in seiner Gesamtheit beizutragen.

Ich habe meine Ideen zum Reiki-Weg aus meinen Erfahrungen mit den drei Graden, verschiedenen Meditationsformen, Inneren Kampfkünsten, wie Tai Chi Chuan und Aikido und bestimmten spirituellen Erlebnissen, die mich sehr geprägt haben, gewonnen. Die langen Jahre einer Gruppen- und Einzeltherapie haben mir dabei geholfen, meine Erfahrungen mit etwas weniger verklärten Augen zu sehen und die Machtspiele, die ich mit ihrer Vermittlung betreibe, wahrzunehmen. Von den vielen Wegen, die ich kennenlernen durfte, hat sich Reiki als der für mich passende herausgestellt. Ich möchte ihn nicht mehr missen und wünsche mir, daß er Dir ähnlich schöne Erfahrungen schenkt wie mir. Dies ist einer der wichtigsten Gründe für die Entstehung dieses Buches.

Ein anderer ist, mir selber auf dem Weg weiterzuhelfen, indem ich das, was ich mit Reiki erlebt habe, aufschreibe.

Wenn Du so willst, ist dieses Buch eine Art Tagebuch meiner eigenen Entwicklung. Und nun viel Spaß beim Lesen und Hineinfühlen in den Reiki-Weg der heilenden Liebe.

Dein

Walter Lübeck

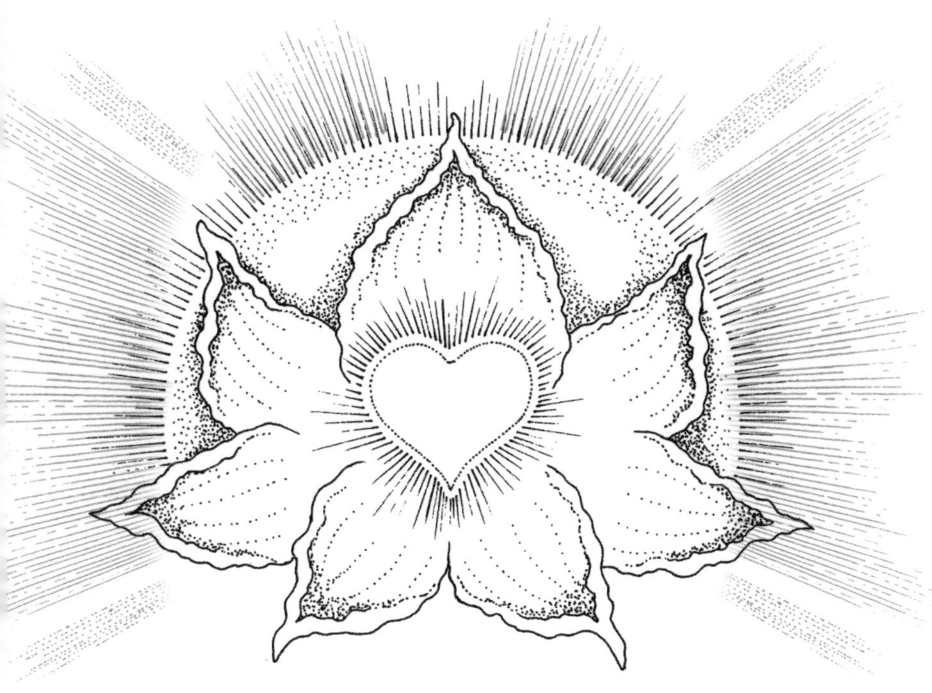

1. Kapitel

Was ist Reiki?

Bevor ich näher auf Reiki als Selbstfindungsweg eingehe, möchte ich Dir noch etwas über die Vergangenheit der Reiki-Bewegung erzählen sowie einige Ergebnisse von wissenschaftlichen Forschungen über diese Energie und ein paar wichtige Erfahrungen mit Reiki wiedergeben. Meiner Ansicht nach lassen sich auf diese Weise die Eigenheiten des Reiki-Weges besser verstehen.

»Historisches« Reiki gibt es seit vielen Tausend Jahren. Buddha und wahrscheinlich auch Jesus heilten damit, und in Tibet und Indien gibt es Anklänge an Reiki in der Geschichte des spirituellen Wissens. Unter Namen wie »Buddha-Hand« und »Medizinbuddhapraxis« gibt es verschiedene Formen des Heilens durch Handauflegen in diesem Kulturraum. Interessant ist dabei, daß zumindest die höheren Kompetenzstufen dieser Methoden per Einweihung durch einen dazu bevollmächtigten Lehrer vermittelt werden. Auch Mantren und Symbole spielen dabei wichtige Rollen als »Werkzeuge«.

Einige Bereiche des 2. Grades und des Meister-Wissens sowie die Bedeutung des japanisch/chinesischen Schriftzeichens für Reiki* legen den Schluß nahe, daß die Kahunas, die Eingeweihten des traditionellen spirituellen Weges Polynesiens, mit einer Form von Reiki gearbeitet haben. Von dort, aber auch von Süd-Indien aus, gibt es Verbindungen zu wesentlich älteren Systemen des spirituell-energetischen Heilens in Zentralasien, Ägypten und dem alten Sumer. Es gibt eine Vielzahl von Indizien und Fakten dafür, daß der Ursprung des energetisch-spirituellen Heilens, wie wir es vom Reikisystem Usuis kennen, in der hochentwickelten Kultur des etwa 10.000 Jahre vor Beginn der neuen Zeitrechnung durch Meteoriteneinschläge in den Fluten des Pazifik untergegangenen Kontinents Lemuria zu finden ist.**

* Vergleiche dazu die ausführliche Erklärung des Reiki-Schriftzeichens in dem entsprechenden Kapitel in: »Das Reiki-Kompendium« von Lübeck/Petter/Rand, Windpferd Verlag.

** Entsprechende weiterführende Literatur findest Du in der Bibliographie am Ende dieses Buches.

Die Übertragung praktischer spiritueller Fähigkeiten durch Einweihungen, die von einem dazu ausgebildeten Menschen gegeben werden, gibt es heute auch noch in anderen spirituellen Systemen. So zum Beispiel im Kriya-Yoga, der Transzendentalen Meditation, der Übertragung von Shaktipad zur Erweckung der Kundalini bei den Yogis und auch bei den Sufis, deren Einweihung »Übertragen von Baraka« genannt wird. Im Christentum sind Taufe und Kommunion Beispiele für Einweihungen.

Die dadurch hervorgerufenen persönlichen Entwicklungen sind sehr unterschiedlich. Der gemeinsame Nenner scheint mir zu sein, daß ein Mensch im Grunde seines Wesens näher zur Schöpferkraft kommen kann. Diese Annäherung läßt sich nicht durch Übungen zur Persönlichkeitsentwicklung und energetischer Reinigung allein erreichen. Sie geschieht durch eine Hilfestellung, eine Gnade der Schöpferkraft, die die Menschen brauchen, um die große Hürde zwischen ihrer individuellen Existenz und dem Ego einerseits und dem All-Einen, der Quelle allen Seins, andererseits dauerhaft zu überbrücken.

Die Einweihungen, die einen Menschen zur Weiterleitung heilender spiritueller Kräfte wie Reiki befähigen, werden sie nun von einem Lehrer gegeben oder nach langem spirituellem Training erlangt, sind also im Grunde ein Geschenk. Im Neuen Testament wird der Sinn der Einweihungen in der Taufe Jesus durch Johannes den Täufer verdeutlicht. Jesus brauchte prinzipiell dieses Ritual nicht. Wie wir alle war er ein Kind der Schöpferkraft und damit mit allen göttlichen Eigenschaften gesegnet. Trotzdem bat er aus freiem Willen um die Gnade der Taufe. Und aus dieser Entscheidung heraus wurde er mit dem Heiligen Geist in Form einer weißen Taube gesegnet – denn er hatte sich frei für seine Göttlichkeit entschieden. Der Heilige Geist ist übrigens ein Symbol für die

*Shechina**, die Göttliche Mutter, die in den christlichen Kirchen in den Hintergrund gedrängt wurde. Ebenso ist das heilige Ritual der Taufe und die weiße Taube seit Jahrtausenden in Ägypten der Großen Göttin Isis zugerechnet worden. In ihrem Namen wurden Menschen im Nilwasser getauft. Die weiße Taube wurde später zu einem heiligen Tier der Gottesmutter Maria. Hier tut sich eine interessante Parallele zu der Übertragung von Shaktipad im hinduistischen Yoga auf – auch Shakti ist ja eine weibliche Gottheit und nur mit Ihrer Hilfe kann ein Mensch auf dem Weg der spirituellen Verwirklichung vorankommen, nur durch ihren Segen kann die Kundalini zum Kronenchakra, zu Shiva (dem männlichen Gott) aufsteigen. Im traditionellen japanischen Reiki, das ich bei Yamaguchi-sensei, einer direkten Meisterschülerin von Dr. Chujiro Hayashi, erlernen durfte, spielt die Verbindung zur heiligen Kraft der großen Göttin Kannon eine wichtige Rolle.

* Ein noch älterer Ausdruck ist: »Ashera«. Dieser ist aus dem babylonischen »Ishtar« abgeleitet.

Das Usui-System des Reiki ist eine Schöpfung Dr. Mikao Usuis. Doch dieser begründete seine spirituelle Heilmethode auf Erfahrungen, die er in Jahrzehnten auf seinem Weg gemacht hatte und auf Wissen, das er sich mit großen Mühen angeeignet hatte. Es ist sein Weg, seine Art der Entscheidung, zur eigenen Göttlichkeit zu finden. Doch niemand ist eine Insel. Auch Usui wurde von anderen ausgebildet und schöpfte aus dem Wissen und der Erfahrung anderer Suchender.

Die Entscheidung, die eigene spirituelle Identität annehmen und verwirklichen zu wollen, muß jeder Mensch allein treffen. Wir sind alle Kinder der Schöpferkraft – aber unser Wille ist frei. Auch dies ist ein Teil der Schöpfung. Wenn Du Dich aus freien Stücken für Deinen Weg zur Schöpferkraft entscheidest, leitest Du damit eine tiefgreifende Transformation Deines Selbst ein. Du schaffst so bewußt Einheit mit dem Universum und der ewigen Quelle der Liebe und des Lichtes. Das Leben ist einerseits danach wie es auch vorher war – und doch wirst Du die feinen tiefgreifenden Veränderungen in Deinem Herzen spüren. Du hast Dich für die Schöpferkraft entschieden. Damit hast Du Dich der Liebe und dem Licht geöffnet. Dies wird Deinen Weg verändern und Dich selbst, Dein verborgenes, einzigartiges Potential zur Blüte bringen. Durch diese eine Entscheidung kommt ein Stück mehr Himmel auf die Erde. Dr. Mikao Usui sagte einmal in einem Interview, daß für ihn das wichtigste, was Reiki zu bieten habe, nicht körperliche Heilung sei, sondern eben dieses Aufblühen des menschlichen Wesens.

Wenn Du den Weg des Herzens gehst, hast Du Dich zugleich für die Liebe und das Licht geöffnet

Die Reiki-Geschichte handelt von der Wiederentdeckung der praktischen Anwendung der Reiki-Kraft in unserer Zeit. Sie handelt von ganz normalen Menschen, ihren Fragen und Sorgen. Keiner der Reiki-Großmeister war ein Heiliger oder Erleuchteter. Aber jeder von ihnen half mit, der Liebe und dem Licht in unserer Zeit mehr Möglichkeiten zur Entfaltung zu geben. Jeder gab, was er konnte, und vermittelte mit seinem Einsatz das Wissen weiter. Ich bin ihnen dankbar dafür, denn ich und viele andere hätten ohne sie heute keinen so leichten und sicheren Zugang zu der Spirituellen Lebensenergie.

Die Geschichte des Usui-Systems des Reiki

Bis etwa Mitte der 90er Jahre waren der Ursprung des Usui-Systems der Natürlichen Heilung (umgangssprachlich: Reiki) und die Biographie seines Begründers Mikao Usui nur in der Form mündlicher Überlieferungen bekannt, die alle auf Hawayo Takata zurückgehen, die Frau, die Reiki in die westliche Welt brachte. Diese mündliche Geschichte entspricht in vielen wichtigen Punkten nicht den Tatsachen. Selbst so zentrale Themen wie die Lebensregeln wurden verändert. So war es bis zu diesem Zeitpunkt praktisch unmöglich, den spirituellen Hintergrund von Reiki und die Inhalte des traditionellen Reiki nach Usui und Hayashi kennenzulernen und an dem Weisheitsschatz dieser großen Heiler teilzuhaben. Durch die Forschungen verschiedener Reiki-Meister, besonders von Arjava Frank Petter, wurde dann die wahre Geschichte entdeckt und veröffentlicht. Viele Einzelheiten sind aus der langen Inschrift des riesigen Monolithen, der an Usuis Grab steht, zu entnehmen und stellen so ursprüngliche Zeugnisse seines Lebens und Wirkens dar. Anderes entstammt den Seminarmanualen Usuis und Hayashis. Diese Neuigkeiten veranlaßten mich schließlich auch zur gründlichen Überarbeitung des vorliegenden Buches. Ich habe mich bewußt sehr eng an die direkt oder indirekt belegbaren Tatsachen gehalten und auf die Einbeziehung von Informationen verzichtet, die den nachweisbaren geschichtlichen Tatsachen völlig widersprechen.

Die Reiki-Geschichte ist heute gut recherchiert und durch viele Fakten belegt

Eine Frage, die mich immer wieder bewegt hat, seit ich Reiki erlernt habe, ist, was für ein Mensch Mikao Usui wohl war. Er hat der Welt ein so großartiges, wunderbares und letztlich selbstloses Geschenk gemacht, für das er viele Jahre seines Lebens eingesetzt hat. Durch die Forschungen zu seiner Biographie und meine Japanreisen an wichtige Stätten seines Lebens durfte ich viel über diesen außergewöhnlichen Menschen erfahren. Als seine Geburtsdaten durch die Angaben der Inschrift auf seinem Grabstein bekannt waren, konnte ich ihm auch mittels einer genaueren astrologischen Analyse näherkommen. Die Astrologie begleitet mich privat und in meiner Arbeit seit vielen Jahren. Immer wieder war und bin ich verblüfft über die genauen Auswertungen des »Woher?« und »Wohin?« und »Wie?«, die diese Methode liefert. Das einzige Problem für die Erstellung seines Geburtshoroskops bildete die Uhrzeit, die nicht in der

Grabinschrift angegeben ist. Um diese zu ermitteln, bestimmte ich die Geburtszeit Usuis nach einer längeren Meditation und einer Reiki-Fernverbindung zu seinem Hohen Selbst, das ja Bestandteil der Reiki-Tradition ist, auf mediale Weise. Dann überprüfte und präzisierte ich die so gewonnenen Angaben durch die in der Astrologie gebräuchlichen Methoden der Geburtszeitkorrektur. Das so gewonnene genaue Geburtshoroskop Usuis gibt detaillierte Aufschlüsse über seine einzigartigen Begabungen, seine Beweggründe und auch über die Begebenheiten Ende März des Jahres 1922, als er ein Satori (Erleuchtungserfahrung) am Ende seines 21tägigen Meditationsretreats auf dem Kuramaberg bei Kyoto hatte. Mikao Usuis Geburtshoroskop mit allen wichtigen Auswertungen der Planetenstände, das Solarhoroskop des Geburtsjahres von 1921 bis 1922 sowie eine Auflistung der Transite im März 1922 sind im Anhang abgedruckt.* Die Erkenntnisse über seine Persönlichkeit sind in den folgenden Text mit eingeflossen.

* Wer gedruckte Computerhoroskope mit umfassenden Auswertungstexten (über 200 A4 Seiten) zu Mikao Usuis Geburtshoroskop, dem Solarhoroskop des Jahres »1921 bis 1922« sowie die Transite mit Auswertungstexten des März 1922 studieren möchte, kann diese beim Verfasser beziehen. E-Mail: info@rainbowreiki.net

Das Leben und Wirken Mikao Usuis

Mikao Usui kam in dem japanischen Dörfchen Taniai in der Präfektur Gifu in der Nähe der Stadt Nagoya am 15. August des Jahres 1865 zur Welt. In einer buddhistischen Klosterschule bekam er eine Ausbildung, was damals keine Besonderheit war, da das Schulsystem Japans zu dieser Zeit zu einem großen Teil auf Klosterschulen begründet war. Bemerkenswert war die schon in seiner Kindheit offensichtliche schnelle Auffassungsgabe und ein unstillbarer Wissensdurst. Er erlernte in jungen Jahren bereits eine japanische Form des Qi Gong in einem zur Tendai-Richtung gehörenden Kloster, das zu den umfangreichen Anlagen des Kurama-Dera, eines heiligen Berges bei Kyoto gehört. Herangereift zum Erwachsenen tat er sich in verschiedenen Berufen um. Er arbeitete gern und gut. Durch seinen beweglichen Verstand, sein starkes Verantwortungsgefühl und seine Zähigkeit in der Verfolgung von Zielen erwarb er sich Anerkennung und Erfolg. Wirklich einlassen auf einen bestimmten Beruf konnte er sich jedoch nicht. Besonders hingezogen fühlte er sich zum Journalismus und zur diplomatischen Tätigkeit. Letztere fand ihren Höhepunkt in seiner Anstellung als Sekretär bei Shinpei Goto, einem Minister für Gesundheit und Wohlfahrt. Mit beiden Berufen verbanden sich viele Reisen im In- und Ausland, die ihm gut gefielen und die er auch privat nutzte, um seine spirituelle Ausbildung fortzuführen. In seiner Zeit gab es durch die Reformen des Meiji-Tenno, der Japan für die Außenwelt und besonders den Westen öffnete, große gesellschaftliche Umwälzungen und auch eine starke Aufbruchsstimmung. Eine Vielzahl großer und kleiner spiritueller Gruppen und Vereinigungen belebte die

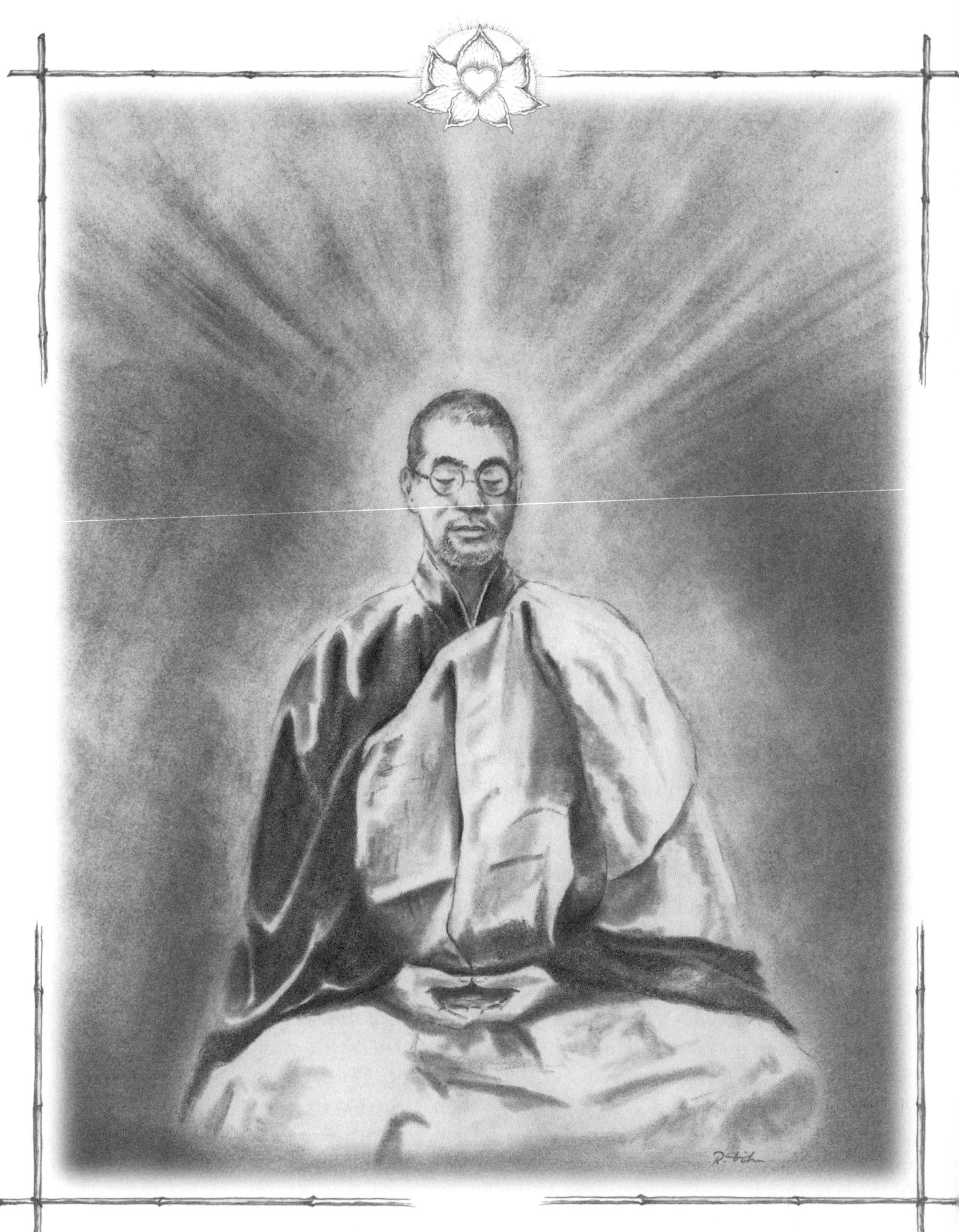

Dr. Mikao Usui bekommt nach 21tägigem Meditieren und Fasten das Geschenk, zum Reiki-Kanal zu werden

spirituelle Szene der Jahrhundertwende in Japan. Besonders wichtige Impulse für seine spirituelle Entwicklung bekam er in der Gruppe *Rei Jyutu Ka*. Durch die guten Kontakte zu hohen Beamten, Angehörigen des Militärs, des Adelsstandes und der Wirtschaft während seiner Zeit als Gotos Sekretär, konnte sich Usui später als Geschäftsmann selbständig machen und hatte einige Zeit auch guten wirtschaftlichen Erfolg. Ab dem Ende des ersten Jahrzehnts bis ungefähr zum Jahre 1914 veränderte sich dies jedoch sehr zum Negativen hin, was Usui in eine große Lebenskrise brachte. Durch seine Entscheidung, sich nun auf die spirituelle Sinnessuche zu konzentrieren, wandte er sich von einer dauernden beruflichen Tätigkeit und wohl auch seiner Familie ab. Er wurde Shintomönch und wanderte heilend und helfend durch Japan. Aus dieser Zeit stammt wahrscheinlich auch die mündlich überlieferte Geschichte über seine Tätigkeit im Bettlerviertel Kyotos, wo er Kranke mit den spirituellen Heilkünsten dieser Religion behandelte. Allerdings stimmt diese Erzählung insofern nicht, weil es in den letzten Jahrhunderten niemals Bettlerviertel gab. Diese widersprechen völlig der japanischen Mentalität. Es gab allerdings Viertel in jeder Stadt, wo Angehörige niederer und armer Kasten, wie die der Ledergerber lebten. Und dort war Usui wahrscheinlich auch tätig. Später wurde er ein buddhistischer Mönch. Zum Verständnis: In Japan sind die Grenzen zwischen einzelnen Religionen viel fließender als in der westlichen Welt. Ein Christ oder gar christlicher Mönch war Usui jedoch nach allen vorliegenden Informationen nie. Auch an der in der mündlichen Überlieferung genannten, in Kyoto gelegenen christlichen Doshisha Universität hat Usui weder studiert noch in irgendeiner Position gearbeitet.

»Reiki« bedeutet: in Verbindung mit der Quelle der Lebenskraft sein

Usui studierte intensiv die alten buddhistischen Schriften und übte sich in den überlieferten Techniken spiritueller Bewußtseinserweiterung und Persönlichkeitsentwicklung. Dabei wurde er aufmerksam auf eine Form der spirituell-energetischen Heilung, zu der es nicht nötig ist, selbst Ki, also Lebensenergie anzusammeln, um sich selbst oder andere heilen zu können.

Doch um Zugang zu dieser außergewöhnlichen Methode zu bekommen, ist eine besondere Meditation nötig. Usui beschloß, sich für diese Übung zu dem heiligen Berg Kurama zu begeben und dort 21 Tage lang fastend und in tiefer Versenkung den Kontakt zu der Quelle der Spirituellen Lebenskraft, auf japanisch: »Reiki«, zu finden. Ein wichtiger Teil seiner Übungen war die auf dem Kuramaberg traditionelle Meditation unter einem kleinen Wasserfall, der noch heute existiert und für so manchen Suchenden tiefe, bewegende Erfahrungen der Geistigen Welt bereithält. Am frühen Morgen des 21. Tages seines Retreats, nach der astrologischen Analyse der Transite über Mikao Usuis Geburtshoroskop war dies höchstwahrscheinlich der 29.3.1922, hatte der Begründer des Reiki-Heilungssystems eine Satorierfahrung. In diesem spirituellen Erlebnis sah er ein hellstrahlendes Licht auf sich zukommen, das ihn in die Stirn traf und ihn für mehrere Stunden in einen veränderten Bewußtseinszustand versetzte. Als er gegen Mittag wieder erwachte, fühlte er sich frisch und kraftvoll. Die Begegnung mit der Quelle des Reiki, dem transzendenten Buddha Dainichi Nyorei, verlieh Usui die Fähigkeit, sich selbst und andere mit der Spirituellen Lebenskraft zu behandeln und in anderen ebenfalls die Kraft, Reiki zu übertragen, zu wecken. Nachdem er wenige Tage an sich selbst und Mitgliedern seiner Familie die neuen Heilkräfte ausprobiert hatte, reiste er nach Tokio, gründete eine Behandlungspraxis in dem Viertel des Kaiserpalastes (Hararajuku) und die bis heute bestehende Usui Nihon Ryoho Reiki Gakkai (Japanische Usui Gesellschaft für die Heilung mit Reiki). Zuerst lehrte Usui Reiki recht informell, ohne die heute bekannten Symbole und Einweihungsrituale. Durch eine jahrzehntelange spirituelle Praxis und die Erleuchtungserfahrung auf dem Kuramaberg war er so stark mit der spirituellen Heilkraft verbunden, daß er allein durch die Ausrichtung eines Bewußtseins vollbringen konnte, wofür heute Symbole und Mantren benutzt werden. Ähnlich verhielt es sich mit den Einweihungen in das zu seiner Zeit in sechs Stufen aufgeteilte Heilungssystem. Diese sechs Grade sind jedoch praktisch identisch mit dem heutigen System der drei Grade. Jede Stufe wurde nur in Teilschritte zerlegt.

Bald wurde Usui sich jedoch bewußt, daß seine Schüler nicht auf die gleiche Weise arbeiten konnten wie er. Und so bezog er die heute bekannten Symbole und Mantren ein und erstellte Rituale für die Einweihung der Schüler in die einzelnen Grade. Feste Bestandteile einer Reiki-Ausbildung waren die Meditation, Übungen zur Entwicklung der Energiewahrnehmung, Lehrgespräche über die fünf Lebensregeln und spirituelle Gedichte, die er von dem von ihm sehr verehrten Meiji-Tenno übernommen hatte.

Heute verbinden uns Symbole, Mantren und Rituale mit jener spirituellen Heilkraft, die Usui durch jahrzehntelange spirituelle Praxis und Erleuchtungserfahrung erlangte

Die Kunde über seine großartige Methode verbreitete sich schnell, seine Gesellschaft und seine Praxis wuchsen schnell. Im Jahre 1923, als Tokio von einem schreckliche Erdbeben verwüstet wurde und Zehntausende starben und verletzt wurden, halfen Usui und seine Schüler mit Reiki, die Not zu lindern. Für seine Verdienste wurde ihm deswegen vom japanischen Kaiser eine Auszeichnung verliehen.

Usuis Praxis vergrößerte sich immer weiter und so mußte er 1925 in größere Räumlichkeiten in dem Stadtteil Nagano. Außerdem begann er durch Japan zu reisen und Seminare zu geben.

Der Begründer des Reikisystems starb durch einen Schlaganfall während einer Einweihung am 9.3.1926 in dem Ort Fukuyama. Während der vier kurzen Jahre hatte er etwa 2000 Schüler und 16 Reiki-Lehrer ausgebildet. Den Begriff »Reiki-Meister« verwendete Usui übrigens nicht. Der Lehrer-Grad wurde von ihm »Shinpiden« (Geheimnisvolle Lehre) genannt.

Seine Schüler begruben ihn auf einem buddhistischen Friedhof im Stadtteil Suginami-Ku in Tokio und errichteten einen riesigen Monolithen neben seinem Grab, in den die wichtigsten Teile seiner Lebensgeschichte eingraviert sind.

Die Nihon Usui Ryoho Reiki Gakkai wurde nach dem Tode ihres Gründers bis heute durch verschiedene Präsidenten weitergeführt. Einen Großmeister des Usui Systems der Heilung mit Reiki gab es nicht und gibt es auch heute nicht. Die Usui Gakkai besteht aus etwa 500 Mitgliedern und öffnet sich nicht der Öffentlichkeit. Sie ist auch nicht an der internationalen Reikibewegung interessiert. Nur eine Handvoll Personen weiß um die Einweihungsrituale. Neue Mitglieder werden sehr selten aufgenommen. Die Angehörigen der Usui Gakkai treffen sich regelmäßig in verschiedenen Städten Japans, um Reiki auszutauschen, zu meditieren und über spirituelle Themen zu diskutieren.

Die von Usui begründete »Nihon Ryoho Reiki Gakkai« wird in Japan noch heute fortgeführt

Dr. Chujiro Hayashi

Nicht alle von Usui ausgebildeten Reiki-Lehrer wollten jedoch bei der sehr konservativen Usui Gakkai bleiben und bildeten eigene Reiki-Schulen. So auch der pensionierte Marineoffizier und Arzt Dr. Chujiro Hayashi. Er eröffnete nahe dem Kaiserlichen Palast in Tokio eine Reiki-Klinik, die er *Shina No Machi* nannte. Dort behandelte er Erkrankungen aller Art mit Reiki. Über seine Erfahrungen fertigte er genaue Aufzeichnungen an.

Jeden Tag standen dort 16 von ihm ausgebildete Reiki-Praktiker bereit, die in einem großen Therapieraum an acht Liegen Heilsitzungen gaben. Die meisten Patienten dieser Klinik kamen aus Kreisen des Adels und der gehobenen Gesellschaft. Dr. Hayashi systematisierte die Reiki-Ausbildung, erforschte optimale Behandlungsformen und fertigte viele Erfahrungsberichte über die Wirkungen von Reiki an.

Er stellte unter anderem einen Plan für die Ganzbehandlung auf und fand heraus, daß Reiki immer automatisch dorthin fließt, wo es benötigt wird. Zu dieser Aussage gibt es einige Mißverständnisse, die ich an dieser Stelle klären möchte. Es ist absolut nicht egal, wo während einer Reiki-Sitzung die Hände des Behandlers aufgelegt werden. Dr. Hayashi hätte andernfalls ja wohl kaum genaue Behandlungstechniken für verschiedene Erkrankungen entwickelt, in seiner Klinik verwendet, gelehrt und in

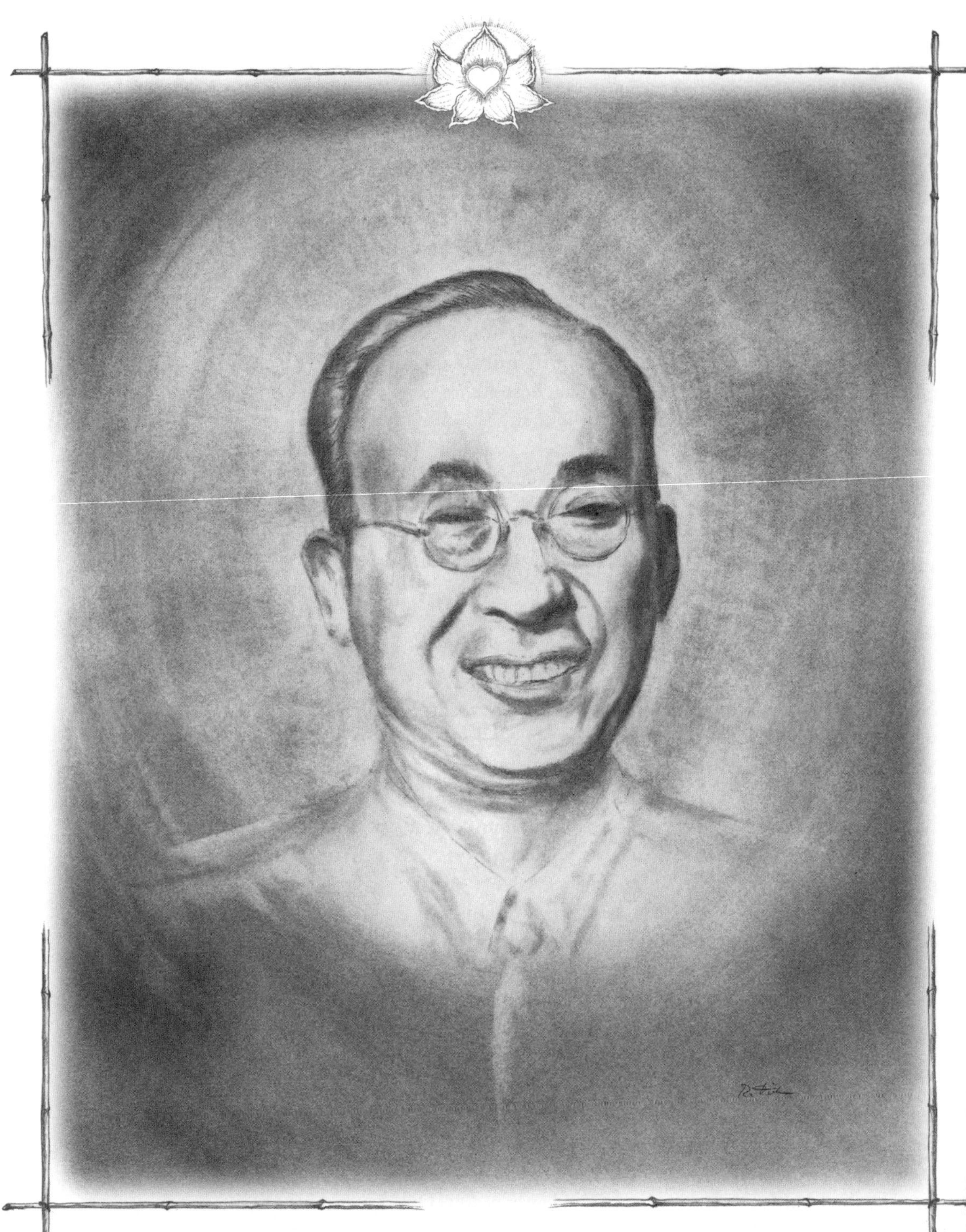

Dr. Chujiro Hayashi brachte Reiki in den Westen

seinem Seminarmanual veröffentlicht.* Reiki wird zwar vom Körper eingezogen, muß aber erst in einem oft sehr langwierigen Prozeß sehr viele Blockaden abbauen, bis es zum Beispiel direkt und innerhalb kurzer Zeit von der Fußsohle zur Leber fließen kann. Aus meinen Forschungen weiß ich, daß häufig erst etwa die großen Gelenke – Hüften, Knie, Knöchel – ausgiebig mit Reiki versorgt werden müssen, bevor die Spirituelle Lebensenergie ihren Weg vom unteren Ende des Körpers zum oberen findet.

* Vergleiche dazu bitte: »Das Reiki-Kompendium«, Lübeck/Petter/Rand, Kapitel 19 »Heiltechniken nach Dr. Chujiro Hayashi«.

Dr. Hayashis Aussage ist so zu verstehen, daß Reiki immer von Zonen mit disharmonischer Struktur angezogen wird und dort seine Wirkung entfaltet. Vollkommen gesundes Gewebe zieht dementsprechend Reiki nicht ein. Außerdem ergibt sich der wohl jedem Reiki-Behandler (mit längerer Praxis) bekannte Effekt, daß Reiki-Hände den Drang haben, zu kranken Körperbereichen zu »wollen« und dort regelrecht »festkleben«. Der Behandler verspürt in diesem Fall eine starke Abneigung oder ähnliches, seine Hände von dieser Stelle zu entfernen. Deswegen heißt es in der Reiki-Ausbildung auch: »Im Zweifelsfall vertraue Deinen Händen!«

Durch die Forschungen von Arjava Petter und William Rand sind uns heute glücklicherweise einige von Dr. Hayashis Unterlagen wieder zugänglich. Sie sind in dem Buch: »Das Reiki-Kompendium«, Windpferd Verlag, veröffentlicht. Über eine von Dr. Hayashis Patientinnen, die US-Amerikanerin Hawayo Takata, gelangte das Usui-System des Reiki schließlich in die westliche Welt. Frau Takata hatte im Alter von 29 Jahren ihren Mann verloren und mußte für ihre beiden kleinen Kinder allein sorgen. Keine leichte Aufgabe für eine Frau und besonders schwierig zu dieser Zeit.

Als Hawayo Takata 35 Jahre alt war, hatte sie alle möglichen Arten von Krankheiten: Blinddarmentzündung, eine gutartige Geschwulst, Gallensteine, und um dem ganzen Leiden die Krone aufzusetzen, auch noch Asthma, so daß sie nicht mit einer Narkose operiert werden konnte. Sie verlor auch an Gewicht und wog schließlich nur noch 97 Pfund. Während der vergangenen Jahre starben viele Verwandte, so daß sie immer weniger Hilfe hatte und Depressionen bekam. Während dieser schweren Zeit hielt nur ihre Liebe zu ihren Kindern sie vom Selbstmord zurück. Frau Takata ging regelmäßig zur Kirche und meditierte, um Hilfe von der Schöpferkraft zu bekommen.

Eines Tages, als sie wirklich nicht mehr wußte, wie sie ihr Leben weiter bewältigen sollte, betete sie nach der Meditation zur Schöpferkraft und sagte ihm, sie wisse nicht mehr weiter, und bat, ihr und ihren kleinen Kindern zu helfen. Sie dachte bei sich, daß die Schöpferkraft ihr bestimmt helfen würde, wenn er ihr Gebet gehört hätte. Da vernahm sie plötzlich eine Stimme, die ihr dreimal sagte, sie solle erst einmal ihre

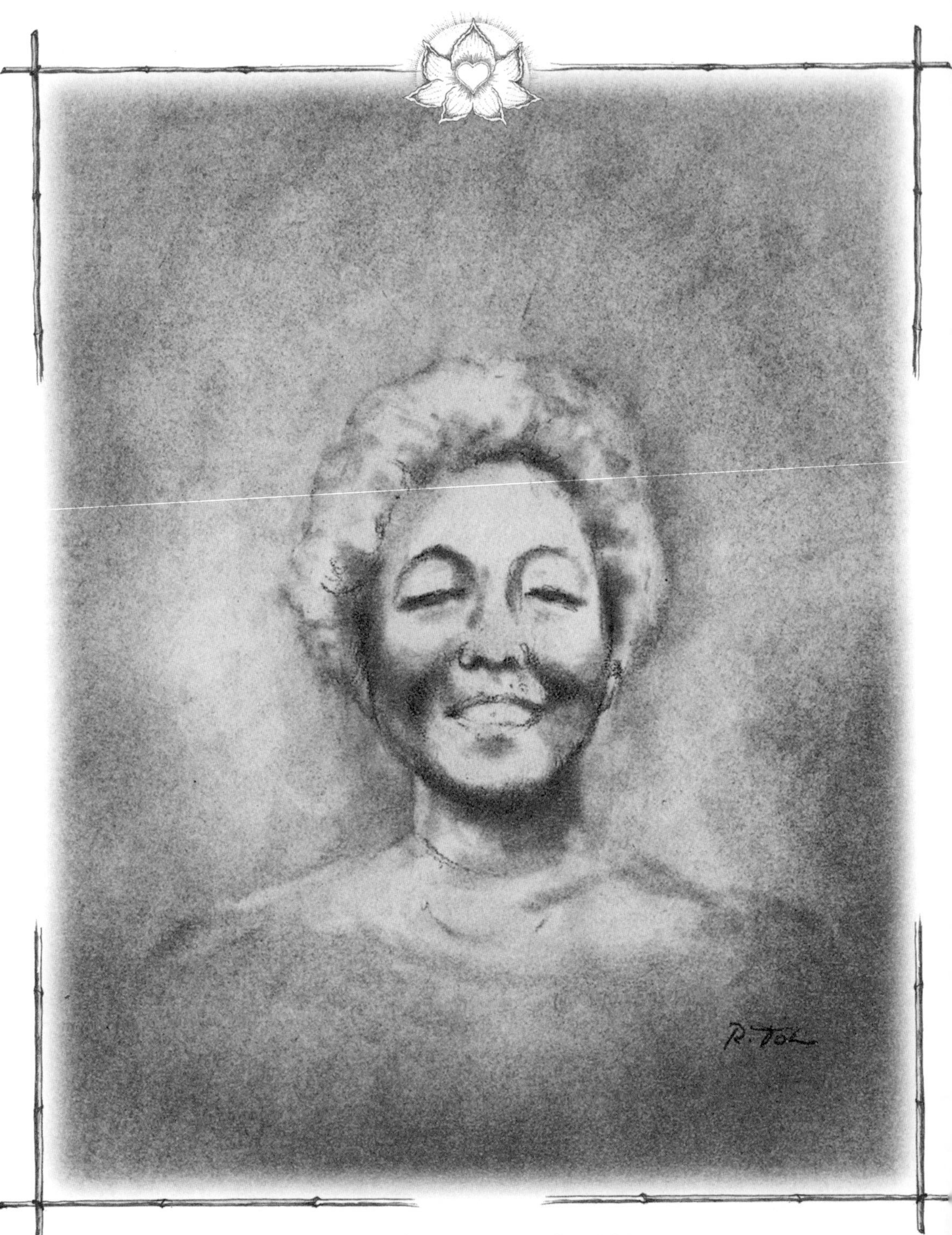

Frau Hawayo Takata, die erste Reiki-Meisterin in den USA

Erkrankungen kurieren. Dadurch würden sich auch alle anderen Probleme lösen.

Drei Wochen später starb eine ihrer Schwestern, und sie übernahm die schwere Aufgabe, ihren Eltern, die zu dieser Zeit zu einem längeren Besuch in Japan im Stammhaus der Familie in Yamaguchi waren, die traurige Nachricht zu überbringen. Ihre beiden Töchter begleiteten sie auf dieser Reise. Bei dieser Gelegenheit wollte sie auch die Asche ihres Mannes zum Ohtani-Tempel in Japan bringen, um ihm die letzte Ehre zu erweisen, und ein Krankenhaus in Tokio, die Maeda Orthopädische Klinik, die einem Freund der Familie gehörte, aufsuchen, um sich behandeln zu lassen. Als der Arzt sie sah, schüttelte er den Kopf und sagte, sie müsse erst wieder mehr zu Kräften kommen, bevor an eine Operation zu denken sei. So blieben Frau Takata und ihre Töchter in dem Hospital. Einige Wochen darauf befand Dr. Maeda sie für operationsfähig und ließ sie auf den Eingriff vorbereiten.

Doch während sie für die Operation vorbereitet wurde, hörte sie wieder die Stimme, die schon auf Hawaii zu ihr gesprochen hatte. Diesmal teilte sie ihr mit, die Operation sei nicht notwendig! Ungläubig kniff sich Frau Takata in den Arm. Aber sie träumte nicht. Erst nachdem ihr die Stimme dreimal dieselbe Botschaft übermittelt hatte, glaubte sie ihr. Sie stand auf und teilte den verwirrten Krankenschwestern mit, daß sie nun doch nicht operiert werden wolle. Begreiflicherweise waren die Frauen sehr erschrocken und holten schnell Dr. Maeda, damit er die Situation klären konnte. Frau Takata erklärte dem besorgten Arzt, sie hätte keine Angst, bei der Operation zu sterben, aber sie wollte gern wissen, ob es nicht noch andere Möglichkeiten für sie gäbe, gesund zu werden. Dr. Maeda überlegte eine Weile und fragte dann, wie lange sie in Japan bleiben wolle. Als er hörte, daß sie einen zweijährigen Aufenthalt geplant hatte, schickte er sie zu seiner Schwester, Frau Shimura, die in seinem Krankenhaus Diätetik-Spezialistin war.

Hawayo Takata erhielt in Hayashis Klinik täglich Reiki sowie eine spezielle Diät – und wurde wieder vollends gesund

Bei dem folgenden Gespräch mit ihr erfuhr Frau Takata von einer wundersamen Heilung durch den Reiki-Meister Chujiro Hayashi, der Frau Shimura aus einem tiefen Koma geholt hatte, nachdem alle ärztliche Kunst schon vergeblich bemüht worden war. Bald darauf wurde Hawayo Takata zu Dr. Hayashis Klinik gebracht. Der Reiki-Meister nahm sich ihrer an und ließ sie während der folgenden sechs Monate täglich viele Stunden lang von zwei eingeweihten Mitarbeitern mit der Spirituellen Lebensenergie behandeln.

Zwischendurch kam sie immer wieder zu Untersuchungen in das Maeda Hospital, um ihre Erholung schulmedizinisch bestätigen zu lassen und etwaige Komplikationen rechtzeitig zu erkennen. Zusätzlich zu den Reiki-Übertragungen bekam sie eine spezielle Diät, die im wesentlichen aus Sonnenblumenkernen, Rote-Bete-Saft, Grapefruits, Mandeln und anderer Frischkost bestand.

Die Sitzungen kamen ihr sehr seltsam vor. Die Assistenten Dr. Hayashis legten ihr schweigsam die Hände auf, und nach kurzer Zeit schon spürte sie eine wohltuende, starke Wärme an den behandelten Stellen. Neugierig untersuchte sie, wenn niemand im Zimmer war, ihr Bett und den Fußboden, konnte aber keine verborgenen Maschinen finden, die diese seltsamen Empfindungen verursacht haben könnten. Eines Tages konnte sie sich nicht mehr zurückhalten und griff einem der Behandler während einer Sitzung in die weiten Ärmel seines traditionellen Kimonos. Der Mann war überrascht, dachte aber, sie brauche Taschentücher und gab ihr welche. Frau Takata wies sie zurück und fragte ganz aufgeregt, wo denn nun die Batterien und das Wärmegerät wären. Die beiden Behandler schauten sich überrascht an und brachen dann in lautes Gelächter aus.

Spirituelle Lebensenergie wird durch Auflegen der Hände in den Körper geleitet

Durch den Lärm aufmerksam geworden, schaute Dr. Hayashi in das Zimmer und erzählte dann der verwunderten Frau als Antwort auf ihre Fragen von Reiki, der Spirituellen Lebensenergie, die durch das Auflegen der Hände in ihren kranken Körper geleitet wurde. Nach diesem wichtigen Ereignis war Hawayo Takatas Interesse an dieser wundervollen Kraft erwacht. Sie unterhielt sich immer wieder mit Dr. Hayashi darüber und teilte ihm ihren Wunsch mit, seine Schülerin zu werden. Dies war ein außergewöhnliches Privileg für jemanden, der nicht in Japan aufgewachsen war; und trotz ihrer Bemühungen wäre sie wohl kaum in einen Reiki-Kurs aufgenommen worden, hätte nicht der berühmte Internist Dr. Maeda, der außerdem auch noch ein Onkel Hayashis war, von Hand ein Empfehlungsschreiben für Takata verfaßt.

Später, nachdem ihre Gesundheit wieder vollends hergestellt war, wurde sie in einem fünftägigen Seminar in den 1. Grad des Usui-Systems der Natürlichen Heilung eingeweiht und in den Grundlagen seiner fachgerechten Anwendung sorgfältig ausgebildet. Dr. Hayashis Unterrichtsprogramm sah folgendermaßen aus: Der erste Tag war der Behandlung des Kopfes und Halses gewidmet, dem Verständnis der dort häufig auftretenden Erkrankungen und ihrer Behandlung mit Reiki. Am zweiten Tag wurde ihr die Behandlung von Brust, Bauch und Unterleib gezeigt und die hier auftretenden Krankheiten durchgenommen. Am dritten Tag war das Hauptthema der Rücken, und am vierten Tage erklärte der Arzt den Einsatz von Reiki bei akuten gesundheitlichen Problemen und Unfällen aller Art. In diesem letzten Teil des Seminars erläuterte Dr. Hayashi auch ausführlich die spirituelle Seite des Usui-Systems der Natürlichen Heilung mit den von Dr. Usui aufgestellten Lebens- und Heilungsregeln.

Besonderen Wert legte der Großmeister auf die Regel, daß jede Erkrankung, sei sie körperlicher oder seelisch-geistiger Art eine Ursache habe, und daß ein Reiki-Praktiker diese Ursache der Disharmonie durch Behandlung mit der Spirituellen Lebensenergie heilen müsse, denn dann würden auch all die vielen hierdurch entstandenen Symptome verschwinden. Als Hilfe bei ihrer praktischen Arbeit mit Reiki gab Dr. Hayashi seinen Schülern eine Liste mit Erkrankungen und deren möglichen Ursachen mit auf den Weg. Hawayo Takata blieb über ein Jahr bei dem Reiki-Arzt und wurde immer weiter von ihm ausgebildet. Dr. Hayashi verlangte von allen seinen Schülern eine etwa einjähriges Praktikum in seiner Klinik, das diese meist nebenberuflich absolvierten. Die Ernsthaftigkeit und das tiefe Interesse der Hawaiianerin für Reiki und Heilung bewogen den Arzt dazu, sie in den 2. Grad, den Praktiker-Grad einzuweihen.

Später kehrte Frau Takata mit dem Geschenk der Heilung nach Hawaii zurück und behandelte dort viele Menschen mit der Reiki-Kraft.

Einige Zeit darauf bekam sie Besuch. Chujiro Hayashi und seine Tochter waren angereist, um sie weiter auszubilden. Während einiger Monate übermittelte der Arzt ihr weitere Kenntnisse über Reiki, hielt Kurse ab und weihte sie dann am 22. Februar 1938 zur Reiki-Meisterin. Bald danach fuhren Vater und Tochter nach Japan zurück.

Immer mehr Menschen hörten von der »Frau mit den heilenden Händen« und wollten die Reiki-Methode erlernen

Hawayo Takata tat in den folgenden Jahren viel, um Reiki auf Hawaii zu verbreiten. Sie gründete ein Reiki-Zentrum, in dem sie mit ihrer Familie lebte, Kranke behandelte und auch dafür aufgeschlossene Menschen in das Usui-System des Reiki einführte. Außerdem reiste sie viel auf den Inseln herum und gab Reiki-Kurse, denn immer mehr Menschen hörten von der Frau mit den heilenden Händen und wollten ihre Methode erlernen.

Zu Beginn des Jahres 1940 bewegte sich Japan immer mehr auf einen Krieg mit den USA zu. Diese Entwicklung brachte Dr. Hayashi in politische Schwierigkeiten. Er war des öfteren in die USA gereist und hatte dort Bekannte und Freunde. Der japanische Geheimdienst vermutete in ihm einen US-amerikanischen Spion. Da er der Adelsschicht angehörte, wurde ihm jedoch nicht ein offizieller Prozeß gemacht, sondern nur eine Nachricht überbracht, daß er in Ungnade sei. Darauf reagierte er, wie es in seinem Stand Tradition war und setzte seinem Leben durch den Freitod ein Ende.

Seine Reiki-Schule wurde durch seine Frau Chie bis Anfang der 60er Jahre fortgeführt.

Frau Takata machte Reiki zu ihrem Lebensinhalt, behandelte und gab Seminare. In den folgenden Jahrzehnten lehrte sie Reiki in den gesamten USA und anderen Ländern und wurde eine berühmte Heilerin. Aus ihrer Reiki-Schule, die sich in vielem von den Auffassungen Usuis und Hayashis unterschied, gingen mindestens 20 Reiki-Lehrerinnen und Lehrer hervor. Da sie schriftliche Aufzeichnungen in den Ausbildungen aller drei Grade verbot, entstanden in der Reiki-Gemeinschaft jedoch viele Unsicherheiten und Mißverständnisse, die erst durch die Forschungen der 90er Jahre endgültig geklärt werden konnten. Nach ihrem Tode 1980 führten ihre Enkelin Phyllis Furumoto und eine enge Freundin und Schülerin, Dr. Barbara Ray, ihre Reiki-Schule fort. Nach einem knappen Jahr der Zusammenarbeit trennten sich die beiden und gründeten eigene Organisationen: Frau Furumoto die Reiki-Alliance und Dr. Ray die A.I.R.A. Viele der von Takata ausgebildeten Reiki-Lehrer wollten jedoch keiner der beiden Organisationen angehören und gingen eigene Wege. Heute wird die Reiki-Gemeinschaft von keiner Organisation dominiert. Es gibt weltweit konservativ geschätzt Hunderte von Reiki-Organisationen unterschiedlichster Größe. Die bei weitem überwiegende Zahl der Reiki Lehrer gehört jedoch keiner Gruppierung an.

Anfang der 90er Jahre gründete ich das Reiki-Do Institut International, in dem ich das von mir entwickelte Rainbow Reiki lehre, eine sehr vielseitige Methode der Energiearbeit und Persönlichkeitsentwicklung mit Reiki, deren Grundlagen das sorgfältig erforschte Reikisystem Mikao Usuis bildet.

Reiki wurde 1938 in den Westen gebracht. Es dauerte mehr als 40 Jahre, bis Reiki dann auch in Europa verbreitet wurde

Anfang der 80er Jahre kam Reiki dann durch Brigitte Müller nach Europa und breitete sich seitdem schnell aus. Heute gibt es in jedem europäischen Land Reiki-Meister. Auch in Osteuropa wurde das Usui-System der Natürlichen Heilung schnell beliebt. Nicht erst seit der Öffnung des Eisernen Vorhanges gibt es dort einheimische Reiki-Meister. Heute besteht ein reger Austausch westlicher und östlicher Reiki-Gruppen und Meister. In dem Katastrophengebiet um den Atomreaktor in Tschernobyl geben Reiki-Meister und Praktiker aus aller Welt Hilfestellung, weihen Behandler ein und geben den Opfern der radioaktiven Verseuchung Reiki. Die dortigen Mediziner haben Reiki wegen seiner einfachen Anwendung und seinen phantastischen Wirkungen schnell schätzen gelernt, bestätigen gern die Erfolge und fördern die Zusammenarbeit. So ist in diesem Fall der Osten ein Vorbild für den Westen.

In der Sowjetunion sind die Schulmediziner nach den Auskünften der dort tätigen Reiki-Meister generell sehr viel offener für feinstoffliche Heilweisen und engagieren sich auch persönlich dafür. Reiki wird dort nicht als Konkurrenz, sondern als willkommene Ergänzung zur Schulmedizin gesehen.

Nach neuen Informationen gibt es sowohl in Japan als auch in Korea eigenständige Reiki-Linien. Nach Korea wurde Reiki durch eine Tochter Dr. Hayashis gebracht, die dorthin heiratete. In Europa und den USA gibt es heute Dutzende kleinerer und mittlerer Reiki-Meister-Organisationen und einige auch für Schüler des 1. und 2. Grades offene Gruppen.

Durch das Internet mit seinen wunderbaren Möglichkeiten der kostengünstigen, vielseitigen und weltweiten Kommunikation ist die Reiki-Gemeinschaft heute in einem rasant anwachsenden Prozeß der Vernetzung begriffen. Meinungen, Forschungsergebnisse und Erfahrungen werden in kurzer Zeit verbreitet und diskutiert, gemeinsame Projekte sind durch Fernbehandlungen mit dem 2. Grad und E-Mail und Internet-Foren zur Selbstverständlichkeit geworden.

Wir sind in ein neues Reiki-Zeitalter eingetreten: die weltweite Zusammenarbeit ist eine intensive Erfahrung

Diese Entwicklung wird meiner Ansicht nach ein neues Zeitalter für Reiki begründen. Ähnlich wie in Wissenschaft und Technik, ist es nun auch im Bereich des Reiki möglich, weltweit zusammenzuarbeiten.

Auf meiner Homepage www.rainbowreiki.net sind Foren zu verschiedenen spirituellen Themen eingerichtet. Vielleicht treffen wir uns ja dort mal zum Erfahrungsaustausch. Ich freue mich darauf!

Wissenschaftliches

Reiki und Wissenschaft? Ist das denn notwendig? Ja, ich glaube manchmal schon! Für mich war es jedenfalls ein »Aha-Erlebnis«, als ich in Paula Horans Reiki-Buch (siehe Bibliographie) zwei Kirlian-Aufnahmen (fotografische Methode zur Sichtbarmachung der Wechselwirkungen zwischen feinstofflicher Aura-Energie und elektromagnetischen Hochspannungsfeldern) ihrer Hände sah. Einmal, ohne Reiki-Kraft, sahen sie ganz normal aus wie bei anderen Menschen auch, und einmal, während einer Fernbehandlung mit dem 2. Grad, waren sie deutlich heller und mit einem breiten Strahlenkreis umgeben.

Meine eigene Suche begann in der verstandesorientierten »Ecke« unserer Gesellschaft, und deswegen gibt mir so ein direkt sichtbarer Nachweis der Reiki-Kraft etwas. Vielleicht brauchst Du ja auch ab und zu etwas »Handfestes«.

Beth Gray, eine Reiki-Meisterin, die noch von Takata-Sensei ausgebildet wurde, hat in Zusammenarbeit mit der Stanford Universität in Kalifornien mittels sehr feiner Meßgeräte herausgefunden, daß die Reiki-Kraft tatsächlich über das Scheitelchakra des jeweiligen Heilers in den Körper eintritt. Und zwar interessanterweise auf der nördlichen

Halbkugel der Erde aus nördlicher Richtung und auf der südlichen Halbkugel aus südlicher Richtung.

Einmal erweckt, strömt sie aus den Händen des Reiki-Kanals aus und setzt sich spiralförmig gegen den Uhrzeigersinn fort. Sie ist also in ganz ähnlicher Form wie die Doppel-Helix der DNS, der menschlichen Erbsubstanz, gestaltet. Ärzte, Heilpraktiker und andere Therapeuten, die mit Reiki arbeiten, haben in den letzten Jahren auch immer wieder überprüfen können, daß Reiki wirkt und daß seine Wirkungen den überlieferten Informationen entsprechen.

Vielleicht gibt es ja irgendwann einmal ein größeres Forschungsprojekt, um die vielen lebensfördernden Wirkungen auch für die Menschen sichtbar zu machen, die ohne empirische Beweise Schwierigkeiten haben, sich auf Reiki einzulassen.

Ist die Reiki-Kraft einmal erweckt, strömt sie aus den Händen des Reiki-Kanals …

Am Beispiel der wissenschaftlichen Erforschung von Yoga und diversen Meditationsmethoden läßt sich sehr gut sehen, daß spirituelle Disziplinen dadurch sehr viel besser und mit weniger Vorbehalten, auch von akademischer Seite her, angenommen werden können.

Im Hinblick auf die Erfordernisse unserer Zeit erscheint es mir sehr wünschenswert, auch Menschen ohne spirituellen Hintergrund Möglichkeiten zu schaffen, die es ihnen leichter machen, sich auf die Reiki-Kraft einzulassen und ein persönliches Verständnis dafür zu entwickeln. Die Spiritualität kommt dann mit den Erfahrungen schon ganz allein.

Erfahrungen mit der Spirituellen Lebensenergie

Wer schon einmal eine Reiki-Behandlung bekommen hat oder selbst in einen Grad eingeweiht ist, macht automatisch bestimmte, ganz persönliche Erfahrungen mit der Reiki-Kraft. Allein die Energiewahrnehmung, die während einer Sitzung bei Behandler und Behandeltem auftritt, ist so eindrucksvoll, daß alles Bücherwissen über lebensenergetische Prozesse dagegen verblaßt. Zu sehen, wie sich Pflanzen, deren Blüten schon traurig nach unten hängen, innerhalb weniger Stunden allein durch Reiki wieder fröhlich aufrichten, ist wie ein Wunder. Es passieren Dinge, die jemandem, der nicht mit Reiki umgeht, unglaublich erscheinen.

So werden leere Autobatterien durch nur 20minütiges Aufladen mit Reiki wieder voll, was sich sogar nachmessen läßt, verlieren aber ihre Kraft schnell, wenn der Reiki-Kanal sich so weit von ihnen entfernt, daß über die Aura kein Kontakt mehr stattfindet.

Schädlinge an Zimmerpflanzen fallen oft schon nach einer einmaligen Reiki-Behandlung über Nacht von der befallenen Pflanze ab, weil sich deren Selbstheilungskräfte durch Reiki wieder entfalten konnten.

Menschen verlieren Schmerzzustände, die sie seit Jahren quälten, können plötzlich wieder andere liebevoll in die Arme schließen, lachen und tanzen oder kurieren mit wenigen Reiki-Anwendungen hartnäckige Verstopfungszustände.

Ein Hund mit einer schweren Nierenentzündung, der von dem behandelnden Tierarzt bereits aufgegeben war, wurde durch Reiki innerhalb von zwei Tagen dauerhaft geheilt. Die Liste ließe sich noch lange fortsetzen, und vielleicht tue ich dies auch irgendwann einmal in einem Buch über Erfahrungen mit Reiki als Anregung für die Entwicklung eigener Anwendungen. Doch so eindrucksvoll diese vielen Berichte sind, die aus dem Kontakt mit Reiki entstehen, sie lassen sich nicht wie ein schulwissenschaftliches Experiment beliebig oft mit genau gleichen Ergebnissen wiederholen.

Reiki heilt nach absolut ganzheitlichen Gesichtspunkten und geht dabei vollständig auf die individuellen Bedürfnisse jedes Menschen ein. So ist jeder Heilungsweg ein anderer, insbesondere bei tiefergehenden Erkrankungen.

Gerade die Betonung der persönlichen Bedürfnisse, das Ausschließen einer direkten Einflußnahme des Reiki-Kanals auf den Heilungsweg und die Heilungsergebnisse machen Reiki meiner Ansicht nach so wichtig und wertvoll. Die grundlegenden Qualitäten von Reiki sind Wahrheit, göttliche, das heißt allumfassende Liebe und Erkenntnis.

Liebe ohne Begrenzungen ist das, was wir brauchen

Liebe ohne Begrenzungen ist das, was wir in dieser Übergangszeit, in der das Zeitalter der Fische noch etwas den Lauf der Welt bestimmt und das Wassermannzeitalter langsam mit einer neuen Energie Einfluß nimmt, brauchen. Auf diese Art kann unsere Gesellschaft endlich in die nun unbedingt nötige Eigenverantwortlichkeit und Individualität hineinwachsen, die ganz automatisch mit der Zeit die starren Machtstrukturen und Massenbewegungen des Fischezeitalters hinwegrevolutionieren wird. Doch bis dahin wird noch viel verschmutztes Wasser in die Ozeane fließen.

Einen Vorgeschmack von der neuen Zeit kann aber jeder, der will, schon jetzt durch Reiki bekommen. Den wenigsten wird dieser Sachverhalt allerdings bewußt sein, wenn sie sich für Reiki zu interessieren beginnen. Die meisten Menschen kommen zu einem Reiki-Seminar aus, oberflächlich gesehen, ganz anderen Gründen. Von dem Weg zu Reiki mit seinen Fragen, Hoffnungen und Ängsten handelt das nächste Kapitel.

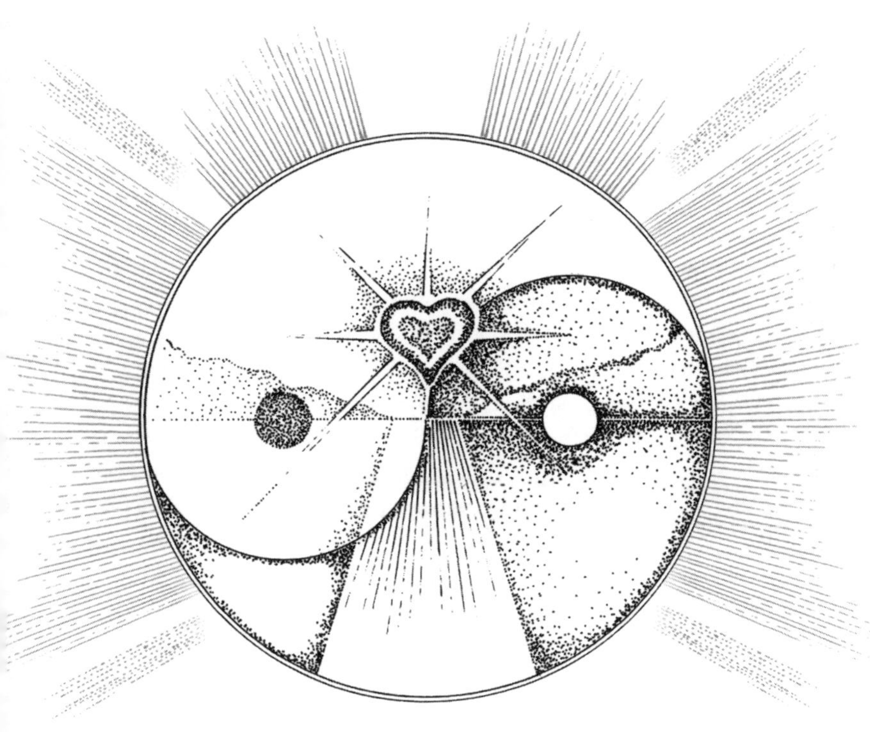

2. Kapitel

Der Weg zu Reiki

Warum kommen Menschen zu Reiki?

Zu Anfang jedes 1.-Grad-Seminars bitte ich die Teilnehmer zu erzählen, warum sie gekommen sind. Welche Hoffnungen und Ängste sie haben. Was sie im Moment bewegt. Immer wieder kommen dabei Erlebnisse mit Reiki zur Sprache, die einen Menschen so berührten, daß er unbedingt mehr wissen, selber die Kraft in den Händen spüren wollte. Da gibt es Erfahrungen mit Reiki-Fernbehandlungen, die spontane Heilungen einleiteten oder veränderte Bewußtseinszustände, ähnlich tiefer Meditation, hervorgerufen haben. Andere wurden anläßlich einer Verletzung mit Reiki versorgt und konnten so direkt erfahren, wie schnell Wunden dadurch heilen können.

Oft kommen auch die Lebenspartner oder enge Freunde eines Menschen, der eine Weile zuvor den 1. Grad bekommen hatte. Sie erzählen verwundert von den Veränderungen, die sie bei ihren Freunden nach der Einweihung bemerkten. Daß sie plötzlich liebevoller, offener und lebendiger geworden seien und einfach glücklicher wirkten.

Einige kommen, weil sie glauben, die Reiki-Einweihung wäre ein großer Schritt nach vorn auf ihrem spirituellen Weg. Manche sind neugierig geworden, weil sie ein Buch über Reiki gelesen haben oder von Bekannten davon hörten. Viele nehmen aufgrund persönlicher Schwierigkeiten im geistig-seelischen oder körperlichen Bereich an einem 1.-Grad-Seminar teil. Sie möchten gern selbst etwas für ihre Gesundheit tun können, Eigenverantwortung übernehmen und sich davor schützen, in Zukunft ernsthaft zu erkranken.

Mehr als 80 Prozent der Kursteilnehmer werden über »Mund-zu-Mund-Propaganda« auf Reiki aufmerksam. Reiki ist also, statistisch gesehen, ein guter Tip unter Freunden. Diese Tatsache finde ich aussagekräftiger als alle Erklärungen über die Wirksamkeit dieser Kraft. Wäre es nicht eine so gute Sache, kämen wohl sehr viel weniger Leute auf die Idee, es ihren Freunden und Lebensgefährten ans Herz zu legen.

Reiki-Einweihungen sind ein hervorragender energetischer Schutz vor ungewolltem Energieverlust

Ich sehe auch immer mehr Ärzte, Heilpraktiker, Physiotherapeuten und Vertreter anderer Heil- und Heilhilfsberufe in den Reiki-Kursen. Ihre Gründe sind ähnlich denen der anderen Teilnehmer, jedoch kommt noch ein wichtiger, wohl typischer Aspekt aus dem Berufsalltag dieser Menschen hinzu: Durch den engen Kontakt mit den vielen Kranken fühlen sich gerade die sensibleren Therapeuten häufig erschöpft und geradezu »ausgesaugt« von ihren Patienten. Kein Wunder, denn kranke Menschen brauchen ja Energie und ziehen sie sich bei dem Kontakt mit ihrem Behandler oft aus dessen offener Aura ab. Natürlich ohne das überhaupt bewußt zu registrieren.

Auch der kräftigste Mensch übersteht viele Begegnungen dieser Art nicht unbelastet. Nun ist es ja gerade eine der hervorragendsten Eigenschaften von Reiki, daß der darin Eingeweihte davor geschützt wird, seine persönliche Energie abzugeben, und statt dessen die unerschöpfliche Spirituelle Lebensenergie für den »Energievampir« bereitstellt. Die kann der Kranke dann in jeder gewünschten Menge ziehen und tut damit dem Reiki-Kanal sogar noch etwas Gutes, weil der auch von dem lebensspendenden Energiesegen profitiert. Meist bekommt der Therapeut den Reiki-Tip von einem Berufskollegen und meldet sich dann – noch sehr skeptisch – zu einem Seminar an in der stillen Hoffnung, daß doch etwas an der seltsamen Sache sei.

Skeptisch kommen so gut wie alle. Denn der gesunde Menschenverstand meldet sich immer wieder mit Zweifeln wie: »Das kann doch nicht so einfach sein. Irgendwo muß es einen Haken geben!«

Die Ängste

An erster Stelle steht wohl die Befürchtung, alles könnte doch nur Lug und Trug sein. Diese Sorge löst sich nach der Erfahrung der ersten Einweihung in der Regel schnell auf. Bei ganz skeptischen, die ihren eigenen Wahrnehmungen und den sichtbaren Ergebnissen nicht trauen mögen, kann es länger dauern. Bei mir ging fast ein Jahr darüber hin, bis endlich auch mein Verstand vor den nicht enden wollenden Beweisen für die Existenz von Reiki kapitulierte.

Dann gibt es die Angst, man könnte einer Sekte, einer Kirche, einem magischen Zirkel oder ähnlich »grausigen« Vereinen verfallen. Da es aber während eines 1.-Grad-Seminars sehr fröhlich und frei zugeht und der Augenblick, wo der Guru angebetet wird, einfach nicht kommt, sich auch niemand weder emotionell noch körperlich entkleiden muß oder soll, wächst mit der Zeit die Sicherheit und das Vertrauen der Teilnehmer.

So mancher, der in einer sehr bürgerlichen Umgebung lebt und arbeitet, hegt die Sorge, daß seine Bekannten und Kollegen glauben, er wäre irrenhausreif, wenn sie von seiner Teilnahme an einem Reiki-Seminar erfahren. Da es immer noch eine Menge sehr begrenzt denkender Leute gibt, ist diese Vorstellung gar nicht so abwegig. In der Praxis ist es aber äußerst selten, denn alle Teilnehmer haben ja eine gemeinsame Erfahrung mit Reiki, und darüber hinaus braucht niemand irgend jemandem mitzuteilen, wie er seine Wochenenden verbringt.

Wir alle haben Ängste vor dem Unbekannten – doch nur die eigene Erfahrung kann hier befreiend wirken

Schade finde ich es, daß viele Institutionen, wie beispielsweise Kirchen, immer noch von geradezu abenteuerlichen Vorstellungen über Reiki ausgehen. Es gibt aber auch angenehme Überraschungen. So wurde ein Mensch, der gerade Reiki-Kanal geworden war, nacheinander von zwei Kollegen angesprochen, die gesehen hatten, daß er nach dem Essen die Hände auf den Bauch legte, ob er vielleicht an einem Reiki-Seminar teilgenommen hätte. Die beiden hatten vor längerer Zeit ebenfalls den 1. Grad bekommen und freuten sich verständlicherweise über den frischgebackenen Reiki-Kollegen.

Manchmal gibt es auch Befürchtungen, die Reiki-Kraft käme von einem Dämon oder würde disharmonische Veränderungen für den Eingeweihten und die Menschen, die er behandelt, mit sich bringen. Diese Ängste werden erst nach einiger Reiki-Praxis gegenstandslos. Wer die Energie und ihre Wirkungen mit wachem Bewußtsein erlebt, überzeugt sich selber. Reden nützt da nichts, sondern ruft nur mehr Abneigung hervor, da der unsichere Mensch sich dann gegen Manipulation schützen möchte, was ja auch vollkommen verständlich ist.

Ängste vor dem Unbekannten trägt ein jeder mit sich herum, und wenn eine Situation auf einen Menschen zukommt, die er nicht kennt und sich nicht erklären kann, werden diese tiefverwurzelten Furchtgefühle wach. Wenn es Dir so geht, laß Dich auf einige Probesitzungen mit Reiki ein. Lerne den entsprechenden Meister vorher in einem persönlichen Gespräch, Telefonat oder bei einem Vortrag kennen, um ein Gefühl für seine Energie zu bekommen. Sprich mit anderen, die von ihm eingeweiht wurden, wenn es möglich ist. Es zählt dabei nicht so sehr, was gesagt wird. Klatsch gibt es auch in der Reiki-Szene. Sei aufmerksam für die Stimmung zwischen den Zeilen, fühle Dich hinein und frage Deinen Bauch und nicht nur Deinen Kopf, ob er sich damit wohl fühlt.

Du brauchst nur einmal in deinem Leben eine 1.-Grad-Einweihung. Mach sie für Dich zu einem Fest und finde die Sicherheit, die Du brauchst, um Dich einzulassen. Das ist Deine Verantwortung. Zum Reiki-Kanal wirst Du auf jeden Fall durch die traditionellen Einweihungen während eines Seminars. Doch Du entscheidest, ob die Hälfte der Zeit vorbeigeht, bis Du Dich einlassen und es genießen kannst, oder ob Du Deinen Standpunkt schon vorher weitgehend findest. Im letzteren Falle wird das 1.-Grad-Seminar für Dich vom ersten bis zum letzten Moment ein rauschendes, sinnliches, ernstes, fröhliches Fest, das Du nie vergessen wirst.

Die Vorbereitung auf den 1. Reiki-Grad

Während der Anmeldungs-Gespräche taucht immer wieder die Frage auf, ob es wichtig sei, vor dem Seminar Reiki-Literatur zu wälzen, bestimmte Übungen zu machen, zu fasten, zu meditieren, sexuell enthaltsam zu leben und so weiter. Natürlich steht es jedem frei, so etwas zu tun, wenn er glaubt, daß es für ihn wichtig sein könnte. Im Hinblick auf das 1.-Grad-Seminar ist es aber nicht notwendig. Die Einweihungen wirken auch, wenn Du mit einem ausgewachsenen Kater »antrittst« oder Dich die letzten zehn Tage vorher nur von Bier, Eisbein und Knödeln ernährt hast. Sicherlich bekommst Du so belastet von den Dingen, die da passieren, nicht so viel mit, aber es wirkt immer!

Die Energie der Einweihung bewirkt auch einen Schub in der persönlichen Entwicklung

Ich finde es allerdings schöner, wenn jeder Teilnehmer sich vorher über einige Dinge klar wird und es seinem Körper durch nicht zu belastende Ernährung ermöglicht, sensibler zu sein. So ein Seminar wird um so bewegender für Dich, je mehr Du wahrnehmen kannst, je bewußter Du bist. Die Energie der Einweihungen bewirkt außer der Öffnung für die Spirituelle Lebenskraft bei jedem Menschen einen Schub in seiner persönlichen Entwicklung. Wie stark er ausfällt, kann durch das bewußte Einlassen auf Reiki und durch die Wahrnehmung der gerade anliegenden persönlichen Lernprozesse beeinflußt werden.

Seitdem ich diese Vorgänge verstanden habe, sende ich jedem Teilnehmer vor dem Seminar ein Merkblatt, um ihn darauf aufmerksam zu machen. Ich gebe den Text hier für Dich wieder. Er ergibt meiner Ansicht nach auch für 2.- und 3.-Grad-Einweihungen einen Sinn. Schau ihn Dir durch und verwende davon, was Du für Dich als passend empfindest.

Hier ist das Merkblatt zur Vorbereitung auf die Einweihungen

»Die Teilnahme an einem traditionellen Reiki-Seminar bedeutet immer einen gewaltigen Anschub Deiner persönlichen Entwicklung. Die durch die Einweihungen und den intensiven Kontakt mit der Spirituellen Energie eingeleiteten lebensenergetischen Prozesse öffnen Dich für neue Erfahrungsmöglichkeiten und schenken Dir einen besseren Zugang zu den liebevollen, lebendigen Anteilen Deiner Persönlichkeit. Brachliegende Talente können aktiviert und bereits gelebte Fähigkeiten ausgebaut werden. Wie tiefgreifend dieser sanfte Evolutionsprozeß ist, bestimmst Du selbst!

Nimm Dir in den Tagen vor dem Seminar regelmäßig etwas Zeit für Dich und mach Dir klar, was Du von Deinem Leben erwartest, wie weit Du diese Erwartungen verwirklicht hast und wofür Du Dich in Zukunft öffnen möchtest. Wünschst Du Dir mehr Liebe und Erfüllung in Deinen Beziehungen, willst Du endlich eine befriedigende berufliche Perspektive für Dich, oder möchtest Du ein gesundheitliches Problem auflösen?

Was auch immer es ist, die Energie der Einweihungen und die Reiki-Sitzungen während des Seminars können eine positive Entwicklung in jeder für Dich wichtigen Hinsicht einleiten. Ein Reiki-Seminar ist trotzdem keine Therapie. Du wirst also nicht im medizinischen Sinne geheilt, wenn Du daran teilnimmst. Aber es kann die Entwicklungs- und Lernprozesse in Dir voranbringen, für die Du Dich öffnen möchtest, und so in einem umfassenden Sinne zu einem glücklicheren und gesünderen Leben beitragen. Erwarte alles und nichts! Mach Dich frei für das, was geschehen wird. Lege Dir keine Begrenzungen für Dein Wachstum auf und öffne das Tor Deines Bewußtseins für die tief in Deinem Herzen verborgenen Wünsche.

Um es noch einmal ganz klar zu sagen: Der eben beschriebene Vorgang hat nichts mit Deiner Öffnung für die Spirituelle Lebensenergie durch die traditionellen Einweihungen zu tun. Reiki-Kanal wirst Du auf jeden Fall, wenn Du von einem Reiki-Meister eingeweiht wirst. Dafür mußt und brauchst Du nichts mehr zu tun, als einfach nur anwesend zu sein.

Nimm Dir während der Seminar-Tage nichts Anstrengendes oder wichtige Termine vor. Gestatte Dir, für Dich da zu sein. Die Einweihungen können tiefgreifende Bewußtwerdungsprozesse auslösen, und es ist gut, Zeit dafür zu haben, alles auch verarbeiten zu können. Du kannst in einen intensiven Kontakt mit Dir kommen – nutze diese Chance für Dich! Aus diesen Gründen solltest Du auch, soweit möglich, auf Alkohol, Nikotin oder andere Drogen während der Seminarzeit verzichten. Sie vermindern die Wahrnehmungsfähigkeit und damit Deine Möglichkeiten, die anstehenden Veränderungen bewußt zu erfahren.«

Soweit der Vorbereitungstext. Bevor ich im nächsten Kapitel in medias res gehe, möchte ich noch auf einen Punkt eingehen, der gerade im Vorfeld des 1. Grades immer wieder angesprochen wird: Das liebe Geld!

Geld und Reiki

»Warum muß Reiki denn so teuer sein?!«, »Die Energie der Schöpferkraft sollte es umsonst geben, Du darfst damit keine Geschäfte machen!«, »Ich finde es unverschämt, für etwas, was eigentlich jedem zusteht, soviel Geld zu nehmen!«, »Das ist eine Menge Geld. Du willst wohl unbedingt in einem Jahr Millionär werden!«.

Diese Sätze sind mitunter von Menschen zu hören, die sich für eine Reikiausbildung interessieren, wenn das Thema »Seminargebühren« zur Sprache kommt. Ich sehe das Thema »Geld und Reiki« so: Wenn Du eine Kühltruhe kaufst, die vielleicht fünf oder sechs Jahre hält, legst Du etwa 500 Euro auf den Tisch, und Dir würde wohl kaum einfallen, mit dem Ladeninhaber eine Diskussion darüber zu führen, ob es sozial ist, soviel Geld für das Gerät zu nehmen, wo es doch jeder gut gebrauchen könnte.

Reiki ist immer einen Energieausgleich wert

Du weißt, daß er und viele andere Leute mit ihrer Arbeit, ihrem persönlichen Einsatz und Erfahrungen, ihrer Zeit und ihrem finanziellen Risiko dazu beitragen, daß Du so einfach und verhältnismäßig günstig ein kompliziertes Gerät wie eine Tiefkühltruhe kaufen kannst. Viele Menschen und ihre Familien leben davon und geben ihrerseits das verdiente Geld wieder in den Energiekreislauf, um sich andere Güter und Dienstleistungen zu beschaffen, die sie für ihre Lebensgestaltung benötigen. Wenn der Ladenbesitzer seine Waren mit 50 % Rabatt verkaufen würde oder sie gar verschenkte, wäre er bald pleite, sein Geschäft geschlossen, seine Familie hungrig, und Du hättest keine Gelegenheit mehr, eine Tiefkühltruhe zu kaufen, wenn Du eine brauchst.

Vielleicht bist Du jetzt empört und denkst: »Wie kann er Reiki mit einer Tiefkühltruhe vergleichen!« Natürlich ist die Reiki-Kraft etwas anderes als eine Maschine. Beide brauchen aber den persönlichen Einsatz, die mühsam erlernten Fähigkeiten, die Zeit und die Mühe von Menschen, um vermittelt zu werden. Die Kursgebühren sind einerseits also da, um den Seminarleiter für seine Leistung zu entlohnen. Andererseits stellen sie die Austauschenergie des Reiki-Schülers dar, der eine im Grunde unbezahlbare Gegenleistung erhält. Natürlich muß die Seminargebühr in einem fairen Verhältnis zur gebotenen Leistung stehen. Mehrtägige Seminare in freundlichen Räumlichkeiten, eine didaktisch sinnvoll gestaltete Ausbildung, ein umfangreiches gedrucktes Seminarhandbuch und ein Lehrer, der selbst eine gründliche Ausbildung genossen hat, sollten meiner Ansicht nach anders entlohnt werden als eine am Nachmittag erteilte Einweihung mit Zertifikat und zwei kopierten Seiten mit Behandlungspositionen, die von jemandem verabreicht wird, der ähnlich »gelernt« hat. Wenn Du Dich dafür interessierst, wie meiner Ansicht nach die Minimumstandards für Reikiausbildungen aussehen sollten, lies bitte Kapitel 9. Da sind entsprechende Checklisten.

Einen objektiv »richtigen« Preis für eine Reikiausbildung gibt es nicht. Der Seminarpreis eines 1. Grades hängt genauso von vielen unterschiedlichen Einflußfaktoren ab, wie jeder andere Preis auch. Es wird zwar oft erzählt, Hawayo Takata hätte die Ausbildungsgebühren an den damaligen durchschnittlichen Wochen-, Monats- und Jahreslohn angelehnt, doch ist diese Ansicht klar widerlegt.*

* Vergleiche dazu: »Das Reiki-Kompendium«, Seite 299 (Hawayo Takatas Seminarwerbung).

Im Wesentlichen geht es um Folgendes:

Warum sollte ein Reiki-Meister seine Zeit verschenken und nicht auch Anspruch auf eine seinem Einsatz entsprechende Gegenleistung haben? Wie kann ein Baum wachsen, Schatten spenden, Sauerstoff herstellen und Früchte tragen, die andere ernähren, ohne Wasser, Kohlendioxid und Nährstoffe aufzunehmen? Hast Du schon einmal eine Pflanze erlebt, die freiwillig »Nullwachstum« propagiert? Es ist leicht, Geld auszugeben. Es gibt so viele schöne Dinge, die wir haben möchten. Wenn wir sie uns nicht alle auf einmal leisten können, kommt oft der Gedanke, sie müßten billiger sein. Doch in der Begrenzung unserer Möglichkeiten liegt eine wichtige Hilfe für uns: Wir müssen uns entscheiden und überlegen, was für uns zur Zeit am wichtigsten ist. Reiki ist nicht unbedingt notwendig für jeden Menschen.

Du kannst glücklich und gesund sein ohne Reiki, Du kannst zur Erleuchtung kommen und anderen Menschen den Weg finden helfen ohne Reiki. Glaube nicht, Du wärst auf irgend etwas ausschließlich angewiesen, um ein sinnerfülltes, schönes Leben zu führen. Wenn Du Reiki in Deinem Leben möchtest, ist das schön, aber dann gib auch dem Menschen, der Dir liebevoll und verantwortungsbewußt dabei zur Seite steht, einen angemessenen Energieausgleich (es muß nicht unbedingt Geld sein).

Aus diesen Gründen ist es auch nicht notwendig, Sozialhilfeempfänger oder Arbeitslose umsonst oder zu ermäßigten Konditionen in einen Reiki-Grad einzuweihen. Auf einen Urlaub oder einen neuen Fernseher zu sparen, ist doch auch ganz normal. Warum nicht auf einen Reiki-Grad?! Wenn Du in Dir den Wunsch verspürst, Reiki-Kanal zu werden, mach Dir klar, daß diese Fähigkeit ein Geschenk ist, das Du nie bezahlen könntest. Der Reiki-Meister, der Dich einweiht, setzt alles, was er kann, ein, um Dir den Zugang zu der Energie zu geben und Dir dabei zu helfen, mit ihr und ihren Wirkungen umzugehen. Er steht Dir auch nach dem Seminar noch zur Seite, wenn Du Fragen hast, und hat sich mühevoll die Fähigkeiten erworben, die er dazu braucht, Dir zu helfen.

Wenn Dir dieser Einsatz nichts oder nur wenig wert ist, besuche ein Seminar zu einem anderen Thema, dessen Wert Du für Dich akzeptieren kannst. Nimmst Du an einem Reiki-Seminar teil und bist von dem Wert nicht überzeugt, betrügst Du Dich selbst. Sei ehrlich und handle konsequent. Damit kommst Du einen großen Schritt auf Deinem Weg voran, egal wofür Du Dich entscheidest. Ein Reiki-Grad sollte niemals etwas sein, was Du »auch noch mitnimmst«.

Dies soll fürs erste als Denkanstoß genügen. Es gibt noch sehr viel mehr zu diesem Thema zu sagen, doch halte ich es für besser, die weiterführenden Gedanken in die folgenden Kapitel über die Reiki-Grade einzubringen, damit es nicht zu abstrakt wird.

Nun bist Du sicher neugierig, worum es beim 1. Grad geht. Welcher Teil des Reiki-Weges sich Dir mit den Einweihungen erschließt und wie Du das Beste für Dich daraus machen kannst. Davon handelt das folgende Kapitel. Blättere um und schau Dir den Einstieg in Reiki, den Weg der heilenden Liebe, an.

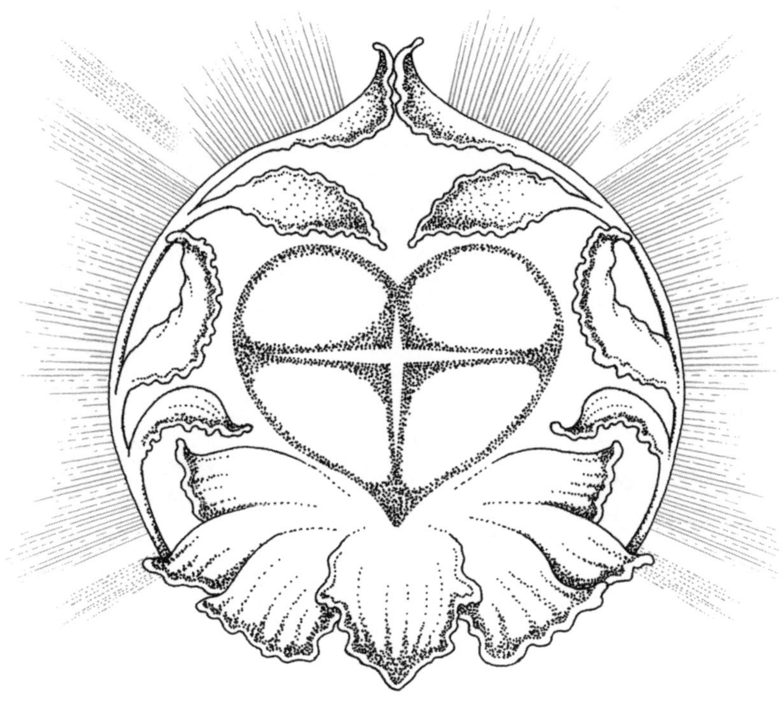

3. Kapitel

Der 1. Reiki-Grad

Um mit der Reiki-Energie zu arbeiten, ist es unbedingt notwendig, von einem Reiki-Meister die vier Einweihungen in den 1. Grad zu bekommen. Dazu gibt es verschiedene Arten von Seminaren, die ich Dir kurz vorstelle, damit Du weißt, was Dich erwartet, falls Du noch keine Einweihung bekommen hast.

Wenn Du schon Reiki-Kanal bist – überlies diesen Abschnitt des Kapitels oder schnupper mal rein, um zu sehen, was es alles an Möglichkeiten gibt, in das Usui-System des Reiki eingeführt zu werden. Vielleicht kennst Du die eine oder andere noch nicht.

Das Seminar

Es gibt verschiedene Arten des 1.-Grad-Seminares. Es kann an einem Abend und zwei weiteren Tagen oder nur an zwei Tagen als Wochenendseminar durchgeführt werden. Wird es als Abendkurs unter der Woche organisiert, sollten vier auf einander folgende Abende eingeplant wer-

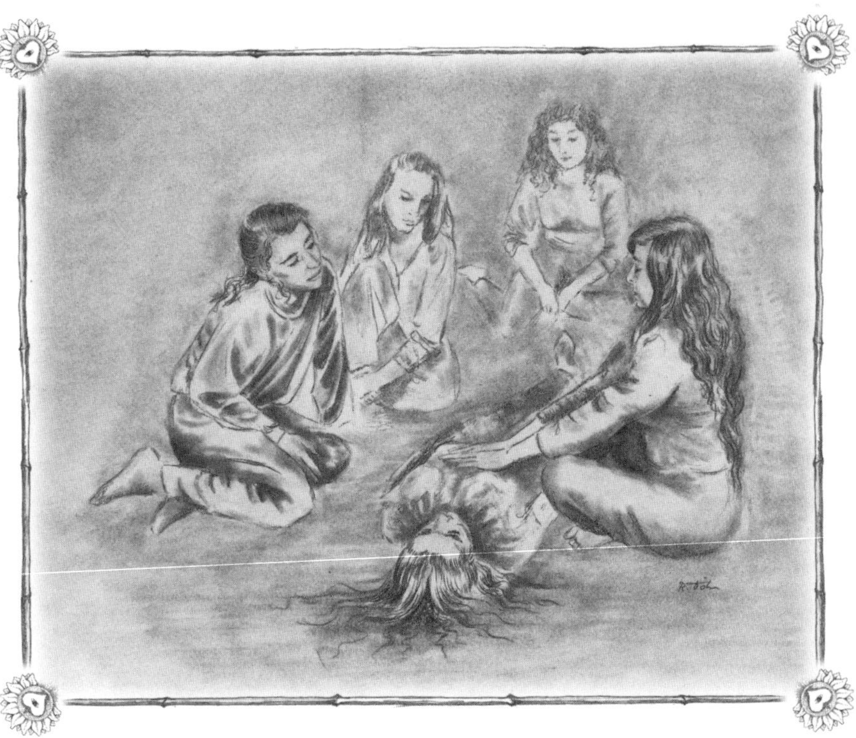

Szene aus einem Reiki-Seminar zum 1. Grad

den. Ist es ein Ferienkurs, kann es auch drei oder vier volle Tage dauern. Es sollte niemals an nur einem Tag mit allen vier Einweihungen abgehalten werden, da jeder Teilnehmer unbedingt Zeit braucht, um die durch den Kontakt mit der Spirituellen Lebensenergie ausgelösten Prozesse zu durchleben. An das Seminar schließt sich eine Zeit von drei bis sechs Wochen an, während der bei jedem Eingeweihten wichtige Wachstumsprozesse ablaufen. Ebenso reinigt sich der Körper häufig auf allen Ebenen in dieser Zeit. Geh während dieser Phase achtsam mit Dir um. Ruhe begünstigt Bewußtwerdungsprozesse.

Aus diesen Gründen halte ich wenig von 2.-Grad-Einweihungen, die direkt oder im Abstand von zwei oder drei Wochen auf ein 1.-Grad-Seminar folgen. Selbstverständlich »funktioniert« dann die Einweihung auch, jedoch kommen die emotionalen und charakterlichen Entwicklungsprozesse zu kurz. Wachstum braucht Zeit. Viel und schnell ist nicht unbedingt mehr, wenn es um das Aufblühen Deiner Seele geht.

Das 1.-Grad-Seminar wird von jedem Reiki-Meister anders gestaltet. Bestimmte Bestandteile, wie die vier Einweihungen, das Erzählen der Reiki-Geschichte und die Einweisung in eine Form der Ganzbehandlung und andere Techniken, Reiki anzuwenden, sind zwar immer gleich, alles andere aber wird entsprechend der Persönlichkeit und den Interessen des jeweiligen Meisters geplant.

Diese Art der Seminargestaltung trägt mit dazu bei, den Ablauf lebendig und spannend zu erhalten. Feste Konzepte behindern die Spontanität des Seminarleiters und damit auch die der Teilnehmer. Oft sind auch die Seminare ein und desselben Meisters etwas unterschiedlich voneinander aufgebaut. Wir ändern uns ständig, und damit wandeln sich die Schwerpunkte unserer Interessen. Auf diese Lebendigkeit einzugehen paßt sehr gut zu der Qualität der Reiki-Energie, die ja individuell wirkt.

Während meiner 1.-Grad-Seminare, die meistens von Freitagabend bis Sonntagnachmittag laufen, beobachte ich immer wieder ein ähnliches Verhalten bei den Kursteilnehmern: Am Freitag ist die Stimmung sehr kopfig und skeptisch. Kritische Fragen werden gestellt, und die Beteiligten reagieren sehr zurückhaltend. Nach der ersten Einweihung sind die Menschen verwirrt, tief bewegt und plötzlich sehr viel mehr bei ihren Gefühlen. Erste Kontakte werden zwischen den Seminarbesuchern geknüpft, Reiki-Behandlungen oder Erfahrungen, die während der Einweihungen gemacht wurden, werden ausgetauscht, und die Atmosphäre wird besinnlicher.

Zum Abschluß der Sitzung rate ich den Teilnehmern, nach jedem Seminartag vor dem Schlafen lauwarm zu duschen, um die gelösten disharmonischen Energien aus der Aura zu spülen; klares Wasser, möglichst ohne Kohlensäure zu trinken, um die durch Reiki angeregten Lebensprozesse zu begünstigen; und nach Möglichkeit keinen Alkohol zu sich zu nehmen, um die Wahrnehmungsfähigkeit nicht zu behindern. Eine tendenziell auf vegetarische Rohkost ausgerichtete Ernährung während der Seminarzeit kann in manchen Fällen die Neuorientierung der körperlichen und geistigen Strukturen unterstützen, ist aber nicht unbedingt notwendig.

Der 1. Grad eröffnet den Einstieg in Reiki – den Weg der heilenden Liebe

Am Samstag sind alle begeistert bei der Sache, und persönliche Fragen kommen zur Sprache. Das Vertrauen ist schon sehr gewachsen. Nach den weiteren Einweihungen lockert sich die Stimmung immer mehr, und gegen Abend verhalten sich alle wie eine große, liebevolle und lebendige Familie.

Am Sonntag herrscht beinahe Partystimmung. Die Teilnehmer sind sehr fröhlich, und auch die, die sonst Schwierigkeiten mit Nähe und liebevollem Umgang haben, können sich öffnen. Zum Schluß ist es wie mit langjährigen guten Freunden. Und tatsächlich entstehen während der 1.-Grad-Seminare auch viele tiefe Freundschaften. Die wohl am häufigsten während des Kurses gestellte Frage lautet:

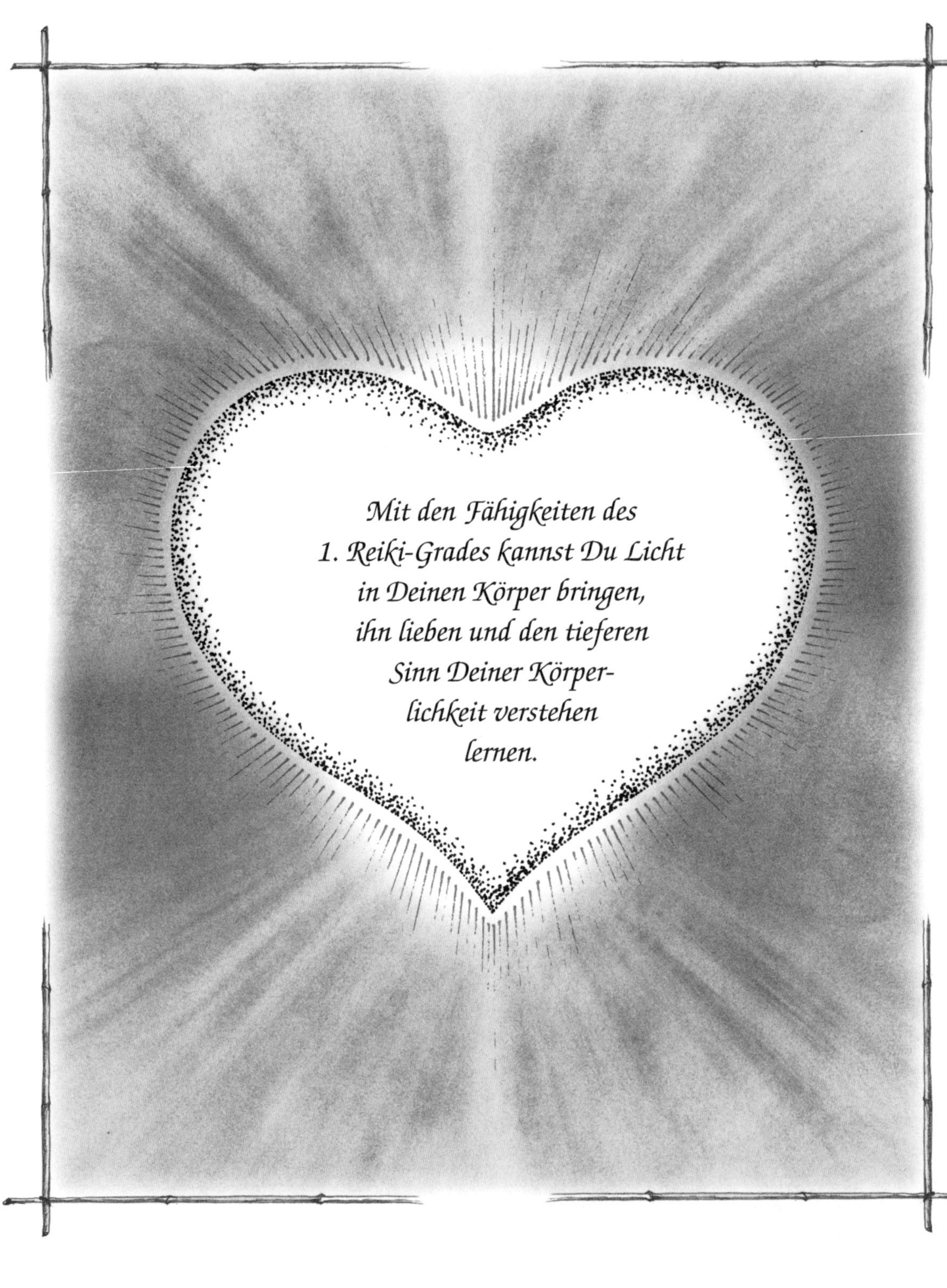
Mit den Fähigkeiten des
1. Reiki-Grades kannst Du Licht
in Deinen Körper bringen,
ihn lieben und den tieferen
Sinn Deiner Körper-
lichkeit verstehen
lernen.

Was passiert während der Einweihungen?

»Warum ist da so ein Geheimnis drum? Warum soll ich die Augen geschlossen halten? Was machst Du da eigentlich mit mir?« Ich finde diese Fragen sehr verständlich. Niemand kann erwarten, daß ein Mensch ein Ritual mit geschlossenen Augen über sich ergehen läßt, das so gewaltige Veränderungen bewirkt wie die Reiki-Einweihung, ohne nicht zumindest einige Fragen auf der Zunge zu haben. Ja – was passiert bei den Einweihungen, und warum sollen dabei die Augen geschlossen bleiben?

Während der Einweihungen wendet ein Reiki-Meister die Symbole und Mantren an (heilige Worte, die bestimmte Energien aktivieren und leiten), die Dr. Usui in den alten Schriftrollen über die Methoden der Heilungen Buddhas fand. Durch seine Meister-Einweihung und das ihm von seinem Meister übergebene Symbol und Mantra ist er befähigt, damit für jeden Menschen eine bleibende Verbindung zur Quelle der Spirituellen Lebensenergie herzustellen.

Zu den Zeichen und Worten gehören weiterhin bestimmte Rituale, die nötig sind, um die Energie in bestimmte Körperbereiche zu leiten, die an der Kanalisierung der Reiki-Kraft beteiligt sind. Alle Techniken sind jedoch absolut nutzlos, sie funktionieren überhaupt nicht, wenn der Ausführende nicht die Meister-Einweihung auf traditionelle Art bekommen hat. Stell Dir als Analogie ein Radio vor. Es läuft nicht ohne Strom. Aus diesem Grund war es für Dr. Usui auch nicht möglich, mit Reiki zu arbeiten, nachdem er die Schriftrollen gefunden hatte. Er wird es sicher probiert haben. Erst nach dreiwöchigem Fasten und Meditieren und durch die Gnade der Schöpferkraft bekam er den Zugang zu der Quelle der Spirituellen Lebensenergie, ohne den alle Techniken nicht anwendbar sind. Für den 1. Grad sind vier Einweihungen notwendig. Jede von ihnen hat eine andere Funktion. Wenn nicht alle Einweihungen an aufeinanderfolgenden Tagen, also maximal vier, gegeben werden, bleibt die Reiki-Kraft nicht, und der Schutz vor Fremdenergien ist ebenfalls nicht wirksam.

Wenn nicht alle vier 1.-Grad-Einweihungen an aufeinanderfolgenden Tagen gegeben werden, bleibt die Reiki-Kraft nicht erhalten, und der Schutz vor Fremdenergien ist ebenfalls unwirksam

Die Wirkung der Reiki-Einweihungen betrifft die Chakren nur indirekt. Sie löst auf einer sehr tiefliegenden energetischen Ebene, dem Bereich des Rassen-Karmas, Schuld-Fixationen auf, die den Menschen von einem direkten Kontakt zur Spirituellen Lebensenergie abhalten. Deswegen sind, bis auf die Erlangung der Reiki-Fähigkeiten, auf die ich weiter unten noch eingehe, die geistigen und körperlichen Auswirkungen der Einweihungen bei jedem Menschen anders.

Zwar werden bestimmte Chakren von den Einstimmungen berührt, sie werden quasi als Tore benutzt. Die wirklichen Veränderungen finden aber auf viel tiefer liegenden Ebenen statt.

Warum die Augen schließen?

Jeder Mensch braucht nur einmal in seinem Leben die Einweihungen in einen Reiki-Grad zu bekommen. Während der Rituale finden umfassende Harmonisierungs-Prozesse in ihm statt. Wenn er die Augen schließt und in sich hineinfühlt, kann er bewußt an diesem einmaligen Prozeß teilnehmen. Folgt er statt dessen den für ihn sowieso undurchschaubaren Bewegungen des Reiki-Meisters und überlegt sich dabei immerzu, was diese oder jene Bewegung wohl bewirkt, ist er nicht bei sich und bekommt kaum etwas von den phantastischen Dingen mit, die in ihm vorgehen. Es ist also im Interesse dessen, der eingeweiht wird, die Augen zu schließen. Außerdem kann natürlich der das Ritual ausführende Meister ungestörter und konzentrierter arbeiten, wenn nicht sechs oder acht Augenpaare gebannt seine Bewegungen beobachten.

Warum ist das Einweihungsritual geheim?

Ich empfinde Reiki-Einweihungszeremonien als etwas sehr Heiliges

Wenn nun sowieso niemand außer einem eingeweihten Reiki-Meister etwas mit dem Ritual anfangen kann, warum wird es dann so geheimgehalten?

Für mich besteht der Grund dafür allein in meinem Respekt vor der Quelle der Reiki-Kraft. Ich möchte nicht, daß irgendwelche Leute, womöglich in wissenschaftlichen Reihenversuchen oder als pseudomagisches Ritual, den Ablauf der Einweihung ausprobieren, weil sie hoffen, es könnte ja doch klappen. Für mich sind die Einweihungszeremonien etwas Heiliges. Ich möchte nicht, daß mit ihnen nutzlos herumgespielt wird. Dafür ist mir Reiki zu wichtig. Eine weitere, häufig gestellte Frage ist:

Welche Kräfte werden durch die 1.-Grad-Einweihung vermittelt?

Im wesentlichen sind dies fünf verschiedene Fähigkeiten:

1. Der Eingeweihte wird ein Kanal für Reiki. Er kann diese Kraft jederzeit auf die Erde holen und durch seine Hände weiterleiten, wenn sie benötigt wird. Dazu braucht er sich nicht zu konzentrieren, bestimmte Übungen zu vollziehen oder seine Lebensgestaltung einzuschränken. Wird Reiki gebraucht, reicht es, die Hände aufzulegen oder über die Aura Kontakt zu dem Empfänger zu haben, um die Kraft fließen zu lassen.

2. Es wird eine Art Schutz errichtet, der verhindert, daß die persönliche Energie des Reiki-Kanals unbewußt mit zu dem Empfänger übertragen wird. Dies verhindert eine Schwächung des Behandlers und bewahrt den Behandelten davor, auf der energetischen Ebene mit den disharmonischen Strukturen des anderen konfrontiert zu werden. Ist dieser Schutz nicht vorhanden, kann es passieren, daß manche Energien des Behandlers in das innere Energiesystem des Empfängers eindringen und bleiben.
3. Der Reiki-Kanal bekommt einen Schutz, der verhindert, daß von dem Behandelten disharmonische Energien zu ihm übertragen werden. So bleibt der Behandler frei von Sympathie-Erkrankungen und ernsthaft störenden Fremdenergien.
4. Die Sensibilität gegenüber feinstofflichen Energien wird gesteigert. Viele Menschen bemerken nach dem 1.-Grad-Seminar ganz neue Wahrnehmungen in ihren Händen, wenn sie sie irgendwo längere Zeit auflegen.
5. Alle diese Fähigkeiten werden für immer tief in der Persönlichkeit des Eingeweihten verankert. Sie lassen sich durch nichts wieder auflösen, weil sie letztlich ein göttliches Geschenk sind.

Jeder, der an den Einweihungen des 1. Grades teilnimmt, erlangt die vorgenannten fünf Fähigkeiten

Aus diesem Grund braucht jeder Mensch nur einmal in seinem Leben die Einstimmungsrituale mitzumachen. Jeder, der an den Einweihungen eines 1. Grad-Kurses teilnimmt, bekommt diese Fähigkeiten. Fehlgeschlagene Einweihungen gibt es nicht, solange sie von einem traditionell ausgebildeten Meister mit den überlieferten Symbolen, Mantren und Ritualen vorgenommen werden. Vielleicht klingt dies in Deinen Ohren etwas anmaßend. Fehler machen doch schließlich alle Menschen. Warum nicht auch Reiki-Meister! Aber es ist nicht der Meister, der letztlich die Einweihung vornimmt. Er stellt nur den Kontakt zu der Quelle der Spirituellen Lebensenergie her und dient als Kanal für die Kraft. Alles andere wird von »oben« bewirkt.

Was Menschen tun, ist fehlerhaft und vergänglich. Ein Bund, der von der Schöpferkraft geschlossen ist, unterliegt jedoch nicht den Gesetzen der materiellen Welt.

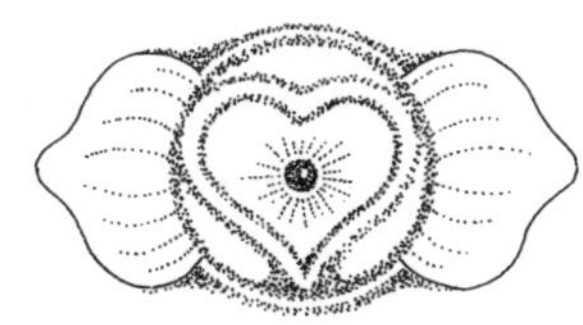

Wie das persönliche Wachstum durch Reiki angeregt wird

Noch etwas geschieht durch den Kontakt mit der Spirituellen Lebensenergie, wenn der Betreffende innerlich bereit dazu ist. Es ist keine besondere Fähigkeit, aber es kann das Leben eines Menschen nachhaltig verändern: die Öffnung des Herzens.

Ein Beispiel dazu: Bevor ich den 1. Grad bekam, fiel es mir sehr schwer, andere Menschen zu umarmen. Wenn in der Therapiegruppe, an der ich teilnahm, jemand traurig wahr, überlegte ich so lange, ob es wohl richtig wäre, ihn zu trösten, bis die Situation vorbei war. Ich hatte Angst vor der Nähe. Zwei Tage nach dem 1. Grad war wieder eine solche Situation und spontan nahm ich meinen Nachbarn in die Arme. Nachher wunderte ich mich selbst über meine spontane Reaktion. Ich hatte mich nicht bewußt darauf vorbereitet. Es lief alles einfach und natürlich ab. Seither habe ich bei anderen immer wieder nach ihrer Teilnahme an einem 1.-Grad-Kurs ähnliche Verhaltensnormalisierungen beobachtet.

Durch den Kontakt mit der Spirituellen Lebensenergie finden tiefgreifende Veränderungen in einem Menschen statt. Der göttliche Funke in ihm bekommt durch die Einweihungen einen beständigen Kontakt zu dem großen göttlichen Licht außerhalb. Jedesmal, wenn Reiki gebraucht wird, strömt es über den Scheitel des Menschen zu seinem Herzen und wird von dort weitergeleitet in die Hände. Das Herzzentrum nimmt dabei immer etwas von der Reiki-Kraft auf, die es übermittelt. Je mehr ein Mensch seine Aufmerksamkeit dort verweilen läßt, desto mehr hat das Herzchakra Gelegenheit, sich zu entwickeln. Denn dorthin, wo das Bewußtsein ist, strömt die Energie leichter. Aus dieser Entwicklung ergeben sich die vielen persönlichen Veränderungen nach einem Reiki-Seminar.

Wenn Reiki gebraucht wird, strömt es vom Scheitel zum Herzen und weiter zu den Händen

Das Herzzentrum organisiert auf allen körperlichen und geistigen Ebenen die Energie der Einheit und hilft damit, Ängste aufzulösen, und begünstigt Bestrebungen, Verstand und Gefühl zusammenarbeiten zu lassen. Es ist wichtig, daß Du diesen Punkt wirklich verstehst. Er erschließt Dir die Wirkungsmechanismen von Reiki auf der geistigen, charakterlichen Ebene: Reiki begünstigt die Entwicklung eines Menschen zu Liebe, Angstfreiheit, Wahrheit und Erkenntnis, aber es ruft sie nicht automatisch hervor, wie die weiter oben beschriebenen fünf Fähigkeiten, die immer durch die Einweihungen des 1. Grades vermittelt werden.

Es hängt also von dem freien Willen eines Menschen ab, ob er den Weg zum Licht mit Reiki gehen will. Er muß sich für diesen Weg interessieren, seine Aufmerksamkeit im direkten und übertragenen Sinne zu seinem Herzen lenken, um die Entwicklung einzuleiten und zu unterhalten. Jede dorthin gerichtete Bestrebung wird dann von der Reiki-Kraft enorm verstärkt. Dieser Vorgang wirkt wie eine Art kosmisches Hebelgesetz.

Wann immer Reiki fließt, nimmt Dein Herzzentrum etwas von dieser Energie auf

Im esoterischen Buddhismus wird der im letzten Absatz umrissene Prozeß als »Kaji« bezeichnet. Wenn jemand Wahrheit und Liebe mit einer praktischen spirituellen Arbeit in die Welt hinausträgt, sendet Dainichi Nyorei, der transzendente Buddha, von dem Reiki zu uns fließt, einen besonderen Segen zu dem Betreffenden, der dessen Buddhanatur erwekken hilft. In einer Seminarreihe mit dem Titel »Dainichi Nyorei Ki-Do« vermittle ich ausführliche Kenntnisse über diese lange vergessene mystische Seite des Reikisystems und gebe Einweihungen in die dazu gehörende Energiearbeit. Denn der oben angesprochene Prozeß kann mit entsprechenden spirituellen Techniken beschleunigt und vertieft werden.

Der Begründer des Reikisystems, Mikao Usui, verwendete in der Ausbildung seiner Schüler die Fünf Reiki Lebensregeln, die er von dem von ihm sehr verehrten Meiji-Tenno übernommen hatte, um den Prozeß, der Kaji bewirkt, hervorzurufen und zu stärken.

Diese Lebensregeln lassen sich den Hauptchakren, spirituellen Energiezentren, die die zentralen Lebensthemen organisieren und repräsentieren, zuordnen:

Wurzelchakra – Aggressionsenergie: Nur heute ärgere Dich nicht.

Sexualchakra – Energie der Lebensfreude: Nur heute sorge Dich nicht.

Solarplexuschakra – Gestaltungsenergie: Nur heute arbeite hart.

Halschakra – Energie des Selbstausdrucks und der Kommunikation: Nur heute sei liebevoll zu Deinen Mitmenschen.

Stirnchakra – Spirituelle Erkenntnisenergie: Nur heute sei dankbar.

Das ***Herzchakra*** wird dabei ausgespart bzw. von allen fünf Regeln angesprochen, denn dort befindet sich ja das Zentrum der einheitfördernden Kraft der Liebe. (Nähere Informationen zu den Chakren und ihren Funktionen findest Du im Anhang.) Die Reiki-Lebensregeln sind die für das geistige Wachstum nötige Ergänzung zur Reiki-Energie. Wenn Du Dich mit ihnen beschäftigst, Erfahrungen mit Deiner Haltung zu den Inhalten sammelst, Dich bemühst, Zugang zu ihren Aussagen zu bekommen, bist Du mit Deiner Aufmerksamkeit bei der Kraft der Liebe auf allen Deinen körperlichen und geistigen Ebenen. Dies ist die Voraussetzung dafür, daß regelmäßige Reiki-Behandlungen Dich auch geistig dem Licht näherbringen.

Eines solltest Du aber auf keinen Fall tun: Die Lebensregeln sklavisch zu befolgen versuchen. Drill hat nichts mit Liebe zu tun. Wenn Du Dich ärgerst, kannst Du den Ärger nicht einfach abschalten. Gefühle sind vorhanden, und Du solltest lediglich Deinen Verstand dazu verwenden, ihnen einen angemessenen, die Harmonie und das Leben fördernden Ausdruck zu ermöglichen.

Als Beispiel: Wenn Du wütend auf einen Kollegen bist, dann schrei Deine Wut während der Heimfahrt im Auto heraus oder donnere zu Hause Kissen an die Wand. Gefühle müssen eine körperliche Ausdrucksmöglichkeit haben, sonst bilden die festgehaltenen Energien mit der Zeit einen behindernden Panzer aus verspannten Muskeln. Die Ursache für Deine Gefühle liegt immer in Dir. Ein anderer löst sie in Dir aus. Er könnte aber nichts auslösen, was nicht schon da ist. Es sind Deine Energien. Lebe sie aus und mache niemand anders dafür verantwortlich. Beschäftige Dich mit dem Sinn der Lebens-Regeln, fühle Dich hinein und gib Dir regelmäßig Reiki. Alles andere passiert automatisch, solange Du Dir keine Zwangsjacke über Deine Gefühle stülpst, die Dein lebendiges Wachstum behindert.

Regelmäßige Selbstbehandlungen mit Reiki aktivieren die Selbstheilungs-Kräfte Deines Körpers

Fassen wir noch einmal zusammen: Regelmäßige Reiki-Behandlungen aktivieren Deine Selbstheilungs- und Selbstreinigungskräfte auf den körperlichen Ebenen. Wenn Du möchtest, daß Deine geistigen Strukturen ebenfalls zur Heilung angeregt werden, beschäftige Dich mit den fünf Lebensregeln oder ähnlichem Gedankengut, um Deine Aufmerksamkeit in eine wachstumsfördernde Richtung zu lenken. Die regelmäßigen Reiki-Sitzungen werden Deine Bestrebungen unterstützen.

Die praktische Arbeit mit den Reiki-Lebensregeln

Vielleicht geht es Dir jetzt so wie mir, als ich die Lebensregeln zum ersten Mal sah. Ich wußte überhaupt nicht, wie ich mich mit ihnen beschäftigen sollte. Mit der Zeit lernte ich dann einige Methoden kennen, die es mir leichter machten, mich auf sie einzulassen. Hier ist eine besonders einfache und wirksame, die Du bei der Arbeit mit allen Regeln verwenden kannst:

Nimm Dir einen Satz vor. Lies den Text laut. Lausche dem Klang Deiner Worte nach. Spüre in Dich hinein und nimm die Gefühle wahr, die durch die Worte ausgelöst werden. Zensiere sie nicht. Nimm nur wahr. Setze Dich in Gedanken neben Dich und schau zu, wie Dein Geist zu der Lebensregel Stellung nimmt. Sich über sie aufregt, sie lustig findet oder genau erklärt, warum sie undurchführbar ist. Wenn Du Dir eine

Weile so zugehört hast und bemerkst, daß nichts Neues mehr kommt, nimm Dir ein Blatt Papier und schreib alles auf. Wieder unzensiert und so, wie es Dir in den Kopf kam. Damit hast Du den Ist-Zustand für Dich festgestellt.

Wenn Du ehrlich mit Dir warst, weißt Du jetzt, inwieweit Du diese Lebensregel annehmen kannst. Natürlich kannst Du Dir auch vorschwindeln, Du kämst damit wunderbar zurecht und die praktische Umsetzung dieses Satzes fände sowieso jeden Tag in Deinem Leben statt. Wenn das so ist, dreh Dich um und schlaf weiter! Es gibt keinen Menschen, der diese Regeln jeden Moment perfekt befolgen kann. Darum geht es auch gar nicht.

Ein Baum strebt mit seinem Wachstum der Sonne entgegen. Erreichen wird er sie hier auf der Erde nie. Vorher stirbt er. So sieht es auch mit den Reiki-Lebensregeln aus. Mach Dir klar, daß es nie soweit kommen wird, daß Du sie wirklich in Deine Persönlichkeit integriert hast. Der Weg ist das Ziel! Die einzige Art und Weise, sie für Dich praktisch verwendbar zu machen, ist die Beschäftigung mit ihrem Sinn, das Sammeln von Erfahrungen durch ihre Anwendung, wenn es Dir möglich ist, und die Bewußtmachung Deines jeweiligen Standpunktes in bezug auf die Regeln.

Durch die Beschäftigung mit den fünf Lebensregeln kannst Du Deine geistigen Strukturen zur Heilung anregen

Genausowenig wie Reiki sollen die fünf Sätze ein Gefängnis für Deine Gefühle sein, sondern Deinem Bewußtsein helfen, freier zu werden. Dies geht nur, indem Du Deine Unzulänglichkeiten kennen und lieben lernst, Dir Deines gefühlsmäßigen Zustandes möglichst oft bewußt wirst und Dir nicht einredest, Du wärst vollkommen oder könntest es jemals hier auf der Erde sein. Neben dieser allgemeinen Übung gibt es auch noch einige spezielle »Trainingsmethoden« zu jeder der fünf Lebensregeln.

Übungen zu den einzelnen Regeln

»Nur heute ärgere Dich nicht!«

Nimm Dir diesen Satz als Tagesmotto und versuche, Dich nicht zu ärgern. Fühlst Du Ärger in Dir aufsteigen, sagst Du Dir: »Ich bin nicht ärgerlich!« und fühlst dabei in Dich hinein, wie es Dir mit dieser Anweisung geht. Sei dabei ehrlich und schummle nicht. Sonst wird die ganze Sache zu einer Farce. Eine normale Reaktion auf dieses »Ärgerverbot« ist, daß Du Dich mit der Zeit darüber ärgerst, Dich nicht mehr ärgern zu dürfen. Oder daß Du den Ärger verdrängst und über »gerechtfertigte kritische Äußerungen« abläßt, die andere zwar verletzen, Dir aber die Möglichkeit lassen, Verstecken mit Deinen Aggressionen zu spielen, weil Du ja einen guten Grund für eine scheinbar sachliche Zurechtweisung vorweisen kannst.

Diese Masche nenne ich für mich die »Managermethode«, weil sie in der Wirtschaft so gern praktiziert wird. Hast Du einen sehr starken Willen, kannst Du den Ärger länger unterdrücken, vielleicht sogar so lange, bis er organische Symptome in Form von anormalen Blutdruckwerten oder Magenproblemen bewirkt. Eine sehr wirksame Fluchttechnik vor Wut, die besonders in der esoterischen Szene verbreitet ist, ist der »Stellvertreterkrieg«. Du suchst Dir irgendwelche »Schwarzen«, »dunkle Mächte«, die »böse Weltregierung«, »Dämonen« oder was sonst noch so an hassenswertem Viehzeug in der Unterwelt rumkreucht und beginnst einen rhetorischen Kampf mit ihnen, indem Du ihnen alle schlimmen Dinge der Welt in die Schuhe schiebst, von der Wirtschaftskrise bis zum nahenden (und von »seriösen« Propheten vorhergesagten) Weltuntergang.

Natürlich kann die Auseindersetzung auch gegenständlicher ablaufen, indem Du glaubst, von »dunklen Mächten« bedroht zu werden und mit Gebeten, Meditationen und Visualisationen (oder was Dir sonst so einfällt) gegen sie zu Deinem, aber besonders zum Wohl der Welt ankämpfen zu müssen. Schau Dich ein bißchen in der Eso-Szene um, dann wirst Du in aller Farbenpracht die abenteuerlichsten Auswüchse dieser Aggressionsverdrängung erblicken.

Solange Du die disharmonischen Elemente außerhalb von Dir suchst und sie in Dir nicht sehen willst, wirst Du mit allen spirituellen Energien, die Dir zur Verfügung stehen, dafür sorgen, in der Außenwelt welche zu schaffen. Nach dem alten spirituellen Gesetz »Wie innen, so außen!« wird Dir um so mehr Dunkles begegnen, je mehr Du in Dir unerlöste disharmonische Strukturen ansammelst, bis Du allein als vermeintlich letzter guter Mohikaner das Licht in der Welt zu verteidigen glaubst.

Mit dieser Regel lernst Du den großen Wert der Selbstverantwortung schätzen

So geht es also nicht. Die Regel ist nicht lebbar! Oder doch? Wie wäre es mit dem folgenden Vorschlag: Du nimmst *»Gerade heute ärgere ich mich nicht!«* als Anlaß, Dir über die Auslöser und Ursachen Deines Ärgers bewußt zu werden. Einen Anfang machst Du bereits, wenn Du die Vorschläge des letzten Absatzes ausprobierst und Deine eigenen Methoden erkundest, mit denen Du Ärger verdrängst, projizierst oder sonstwie aus Deinem Bewußtsein schaffst. Schreib Dir Deine Verhaltensweisen auf und achte bei den nächsten Gelegenheiten darauf, welche von ihnen Du in welcher Form benutzt. Es kann sehr spannend sein, sich auf diese Art beim Versteckspielen zuzuschauen. Du wirst Deine ungeheure Kreativität kennen und (ich hoffe es) lieben lernen, mit der Du Deine Weste nach außen hin rein hältst. Da ist ein ungeheures Potential in Dir. Wenn Du es Dir bewußt machst, seine Stärke erkennst und es als Teil Deiner selbst annimmst, kannst Du es später auch für andere, harmonischere Zwecke

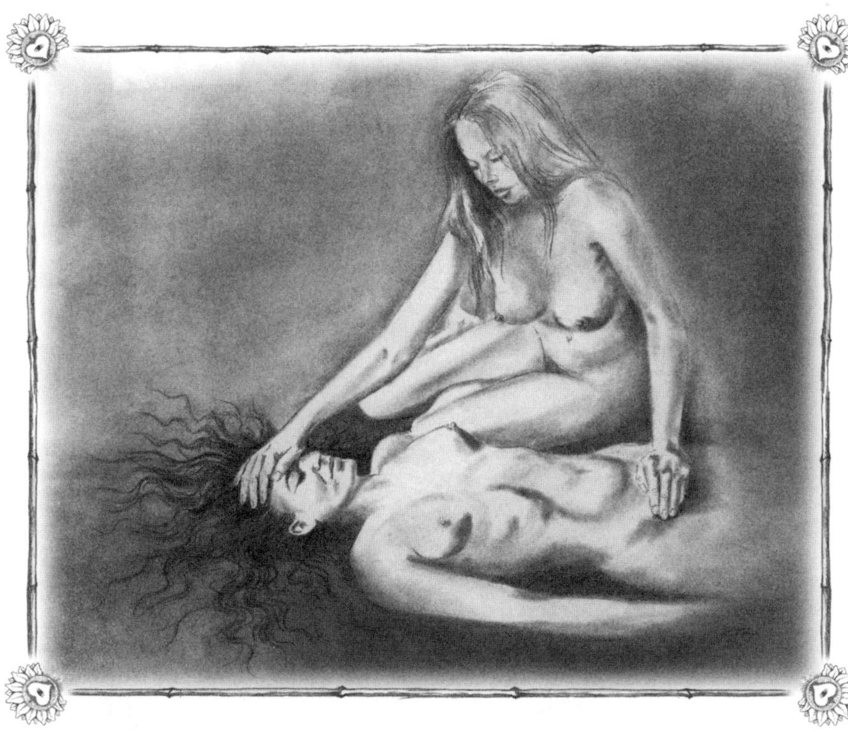

Ausgleich von Stirn- und Wurzelchakra

einsetzen. Vielleicht kannst Du mit der Zeit auch über die Ausweichmanöver lachen. Bei einer Komödie im Fernsehen tust Du das ja auch. Sobald Du dies gelernt hast, hast Du Dir ein großes Stück Freiheit und Liebesfähigkeit erobert. Und als Folge davon wirst Du Dich weniger oft ärgern ...

Eine andere wichtige Erkenntnis kannst Du gewinnen, indem Du überprüfst, warum Du Dich ärgerst. Alle Menschen regen sich jeden Tag über viele, viele Dinge auf, die mit ihnen direkt überhaupt nichts zu tun haben, sie gar nicht betreffen. Irgend etwas daran muß es aber geben, das sie auf die Palme bringt und zu ironischen Kommentaren oder anderen wütenden Reaktionen veranlaßt. Nur in wenigen Fällen hat dieser Sachverhalt wirklich etwas mit dem Wut-Auslöser zu tun.

Da gibt es irgend etwas, das den betreffenden Menschen an einem wunden Punkt trifft. An einer Stelle, die er geschickt vor sich und anderen verbirgt. Wird sie ihm unübersehbar vor Augen geführt, reagiert sein Unterbewußtsein panisch. »Jetzt muß ich unbedingt allen zeigen, daß das auf keinen Fall zu mir gehört! Sonst glauben die, ich wäre auch so, und keiner mag mich mehr!«

Mit jedem wunden Punkt in Dir, den Du kennenlernst und als schützenswert bewußt annimmst, wird Dein Ärger abnehmen. Ärger ist eine Notreaktion. Lerne, Dich mit Deinen Schwächen und dunklen

Flecken auf der Weste anzunehmen, und es wird Dir weniger Schwierigkeiten bereiten, »Gerade heute ärgere Dich nicht!« zu leben. Du wirst Dir damit eine Unmenge an Kraft erschließen, die bisher im Ärger nutzlos verpuffte. Der Weg dorthin ist unendlich lang, aber es lohnt sich, zum Licht zu wachsen. Mit jedem Schritt zur Liebe wird es heller in Dir werden.

»Gerade heute ärgere ich mich nicht«

Spezielle Reiki-Handpositionen zu der Regel

Eine Hand auf der Stirn (3. Auge), die andere auf dem Schambein (Bereich des 1. Chakras) – siehe Abbildung Seite 61 oben.

»Nur heute sorge Dich nicht!«

So wie der Ärger die Energien des Wurzelchakras blockiert, blockiert die Sorge das Sexualchakra, das ich lieber als Lebensfreudechakra bezeichne, denn die Freude und die Beziehungsfähigkeit auf körperlicher Ebene werden hier auf allen Ebenen organisiert. Es gibt eine einfache Übung, die festgehaltene Lebensfreude-Energie wieder in Fluß zu bringen: Lache bewußt etwa 15 Minuten lang, wenn Dich Sorgen niederdrücken.

Zuerst wird es Dir wahrscheinlich sinnlos vorkommen. »Warum soll ich lachen, wenn es mir schlecht geht?« Aber probiere es! Mit der Zeit wird Dein Lachen immer freier werden, und gegen Ende der Übung wirst Du bemerken, daß sich auch geistig einige Strukturen gelockert haben. Du bist wieder bei der Freude, dem natürlichen Zustand aller Lebewesen. Gib Dir vor und nach dieser Übung Reiki auf den Unterleib, die Nieren, den Herz- und Solarplexusbereich und den Hals.

Es ist durchaus möglich, Krankheiten, die nichts anderes sind als eine Stauung im Fluß der Freude, wegzulachen. Lachen ist auch eine gute Abwehr gegen Angst vor schwarz-magischer Beeinflussung. Es ist anstekkend. Wenn jemand in einer gefühlsmäßig verbundenen Gruppe eine Weile lacht, werden die anderen irgendwann mitlachen. Freude breitet sich aus und belebt, was erstarrt war. Dieses Gesetz kannst Du nutzen, um Dich zu beleben. Lachen muß keinen Grund haben. Lache nur um des Lachens willen. Das ist meditatives Lachen. Wenn Dir das zur Zeit nicht möglich ist, lies Comics oder lustige Bücher (siehe Literaturempfehlungen). Schau Dir komische Filme an und triff Dich mit Menschen, um mit ihnen herumzublödeln.

Ich habe immer wieder bemerkt, daß ich für Reiki sehr viel offener bin, wenn ich mir gestatte, meine Fröhlichkeit auszuleben. Verwechsle diese

Art zu lachen nicht mit dem Lachen aus Schadenfreude. Diese Ausprägung ist zwar häufig anzutreffen, aber es ist eben Schadenfreude – Freude, die schadet. Lachen und Freude sind die tiefsten Ausdrucksformen menschlicher Dankbarkeit an unseren Schöpfer. Was kann es Schöneres für die Schöpferkraft geben, als wenn sich seine Kinder an der für sie geschaffenen Welt freuen. Der Sinn der Regel *»Gerade heute sorge Dich nicht!«* ist es, Dir die Kraft der Freude zu demonstrieren; das Leben, das sie bringt.

Wenn Du jetzt sagst: »Ich kann mich nicht freuen, dazu gibt es viel zu viel Schlechtes und Belastendes in der Welt!«, dann mach einmal das folgende Experiment: Nimm Dir einen Urlaubstag oder besser ein Wochenende und mach Dir Deine Sorgen bewußt. Male Dir Deine schlimmsten Befürchtungen so farbig wie möglich aus: Dein Partner betrügt und verläßt Dich. Du wirst entlassen, und niemand will Dich wieder anstellen. Du bekommst kein Geld vom Arbeitsamt, weil der Rausschmiß Deine Schuld war. Die Nachbarn und Freunde verlassen Dich und verweigern Dir sogar den Gruß auf der Straße. Krieg kommt, Hungersnot und Reaktorkatastrophen, Krankheit und Weltuntergang brechen über Dich herein. Nichts kann diese Ereignisse aufhalten! Du bist zu unendlichem Leid verurteilt und von der Schöpferkraft und allen guten Mächten verlassen. Wie geht es Dir damit?

Fühle in Dich hinein, weine, wenn Du kannst, jammere und klage. Spüre die Agonie, die Starre, die die Sorgen in Dir bewirken. Mit diesen Vorstellungen bewegst Du Dich gefühlsmäßig, energetisch in Richtung Tod. Dieses Gefühl breitet sich auch in Deiner Umgebung aus, denn alle Gefühle, nicht nur die positiven, sind ansteckend. Mach Dir diesen Zusammenhang klar! Dann schau aus dem Fenster hinaus, nimm Deine Umgebung wahr. Ist Deine Situation jetzt wirklich so katastrophal? Wohl kaum! Es sind nur Deine Gedanken, die die Brille Deiner Sinne einfärben – rosarot oder grau, und Du entscheidest, wie es sein soll. Du entscheidest, ob von Dir fröhliche, belebende Schwingungen ausgehen oder Energien, die auch bei anderen Erstarrung bewirken können! Wenn es wirklich einen aktuellen Anlaß zur Sorge gibt, geh in die Sorge mit all deiner Bewußtheit hinein, hole alle Deine Katastrophenideen an das Licht. Weine und jammere, laß Deine Ängste und Sorgen aus Dir herausströmen. Danach bist Du wieder frei für die Freude des Lebens.

Mit dieser Regel wirst Du die unermeßliche Kraft von Freude kennenlernen

Stille Trauer bringt Krankheit, ausgelebte Trauer ist wie ein Großreinemachen, schütte das Wischwasser zum Schluß weg und sieh Dir an, wie toll alles nun glänzt, nachdem die Schmutzschicht abgewaschen ist. Wie alle Gefühle machst Du die Trauer zum Gift, wenn Du sie unterdrückst. Sie wird zum Lebenselixier, wenn Du sie als einen wichtigen Teil von Dir annimmst.

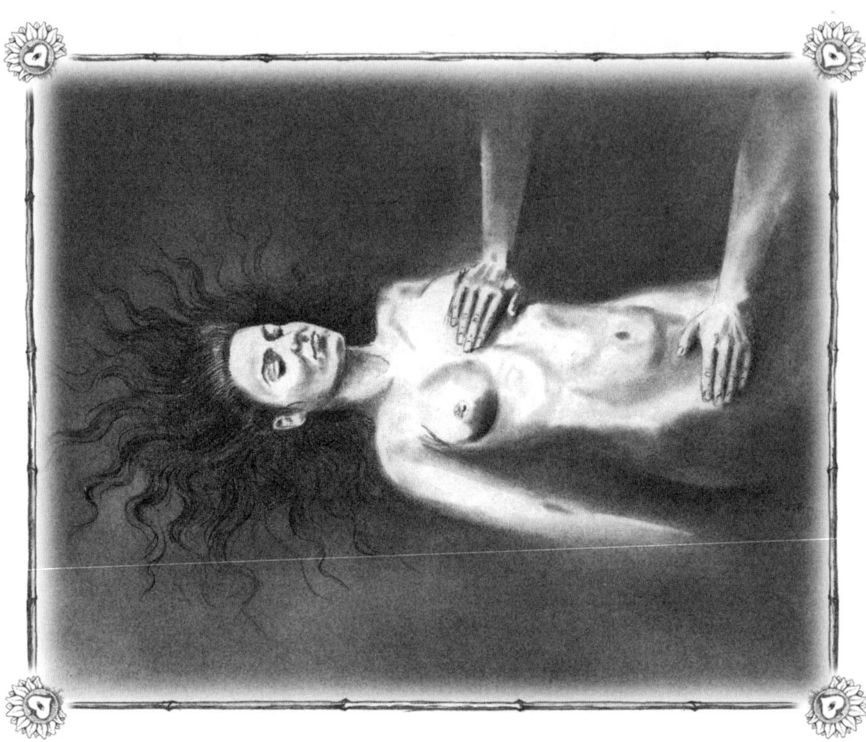

Ausgleich von Herz- und Wurzelchakra

»Gerade heute sorge ich mich nicht«

Spezielle Reiki-Handpositionen zu dieser Regel

Eine Hand auf dem Herzchakra, die andere knapp oberhalb des Schambeins (siehe Abbildung oben).

»Nur heute arbeite hart«

Dieser vielleicht in einer Freizeitgesellschaft recht provozierende Satz soll nicht dazu ermuntern, zum »Workaholic« zu werden. Es geht hier nicht darum, keine Zeit mehr für sich und seine Lieben zu haben. Absolut nicht! Mit dieser Lebensregel soll Arbeit so gestaltet und verstanden werden, daß sie zum persönlichen Lebensweg, zum individuellen Sein des Betreffenden, seinen Stärken und Schwächen sinnvoll paßt. Natürlich ist es dazu notwendig, sehr bewußt und engagiert mit der Auswahl eines Berufes und einer Arbeitsstelle umzugehen. Wer sich selbst nicht kennt und anerkennt (!), wird keine passende Arbeitssituation finden, weil er keine Ahnung hat, wonach er eigentlich suchen müßte. Oder es werden Faktoren wie soziales Prestige, Einkommen und Karrierechancen in den Vordergrund gestellt. Zwar sind diese Faktoren wichtig und sollten Berücksich-

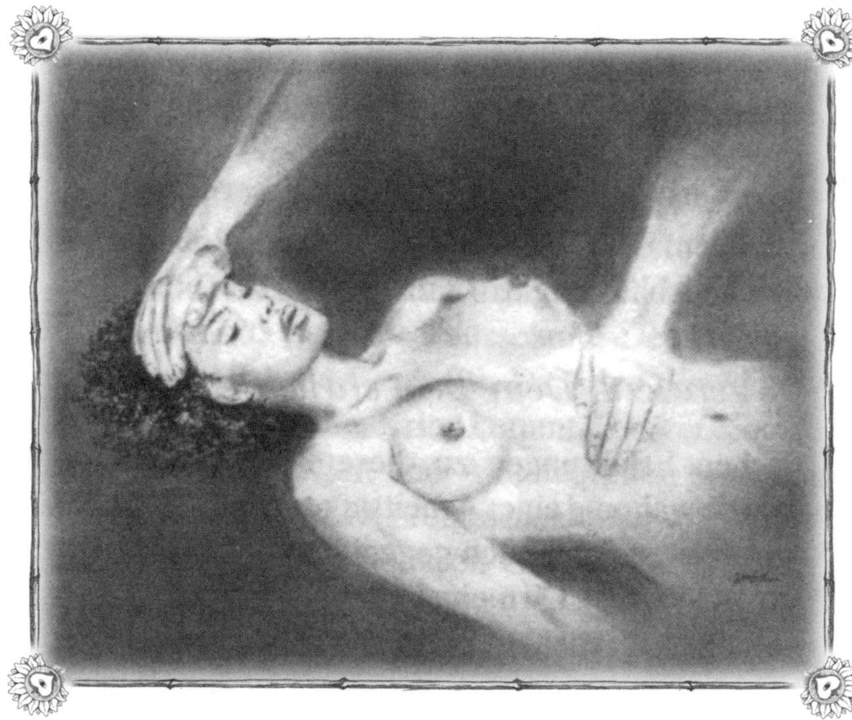

Ausgleich von Stirn- und Solarplexuschakra

tigung finden, aber die wesentlichen spirituellen Wahlkriterien sind: die Eignung einer Arbeitssituation hinsichtlich der Entfaltung des persönlichen Potentials und die konstruktive soziale Struktur.

So beginnt die Verwirklichung der persönlichen Berufung in einer Arbeitssituation, sei es angestellt oder selbständig, mit Selbsterkenntnis, Selbsterfahrung und Selbstbewußtsein. Je besser Du Dich selbst verstehst und respektierst, was Du bist, desto mehr wird Deine Arbeit mit Deiner Berufung übereinstimmen. Wer mit dem Ausüben seiner Berufung seinen Lebensunterhalt bestreitet, wird sehr gerne tätig sein, weil das, was er tut, ihm Freude bereitet und sinnvoll ist. Kreativität, die immer aus der Begeisterung und Hingabe heraus entsteht, wird die Flexibilität und den Erfolg steigern. Wer seine Arbeit sehr mag, ist auch belastbarer und kann mit Streß besser umgehen.

Mit dieser Regel lernst Du Deine Verwirklichungsmöglichkeiten durch Arbeit kennen

Findest Du es utopisch, so mit Arbeit umzugehen? Nun, warum sollte so eine schöne Utopie nicht verwirklicht werden? Wert wäre sie es doch wohl – oder? Stell Dir mal vor, die meisten Menschen würden sehr gerne hart arbeiten, weil ihnen die Arbeit so viel Spaß macht, daß sie es als Belohnung empfinden, tun zu dürfen, was sie ernährt. Wäre das nicht eine schöne Welt?

Falls Dir dieser Traum gefällt, nun, dann gehe Deinen Weg! Komm zu Dir und beende die Selbstverleugnung. Wenn Du Dich wirklich dafür entschieden hast, im Licht zu leben und aufmerksam um Dich schaust, wirst Du feststellen, daß es ganz viele gute Hilfsangebote und helfende Hände um Dich herum gibt, die Dir dabei gerne helfen, Dein Bestes in die Welt zu geben und sie damit zu verbessern. Und sei sicher: Arbeitssüchtig wirst Du auf diese Weise bestimmt nicht! Denn Sucht entstammt dem Unglück und der Sinnlosigkeit, nicht der Freude und der Verwirklichung der persönlichen Bestimmung!

»Gerade heute arbeite ich hart«

Spezielle Reiki-Handpositionen zu dieser Regel

Stirn und Solarplexus; Stirn (3. Auge) und Solarplexus; siehe Abbildung Seite 65.

»Nur heute sei liebevoll zu Deinen Mitmenschen«

Diese Lebensregel baut auf den Erfahrungen und der Bewußtseinsbildung auf, die Du bei der Beschäftigung mit der letzten Regel gewonnen hast. Wenn Du ehrlicher zu Dir bist und zu Deinen Schwächen stehst, sie nach und nach lieben lernst, ermöglicht Dir dieser Fortschritt nach dem Gesetz »Wie innen, so außen!« mit den Wesen in Deiner Umgebung, die Dich in allen Deinen Wesenszügen widerspiegeln, liebevoller umzugehen. Es ist sehr spannend, diese Regel im Alltag auszuprobieren.

Sei mal einige Stunden lang richtig nett zu den Leuten, denen Du begegnest. Nicht nur, wenn sie auch nett sind. Ganz ohne Vorbedingung und sogar, wenn sie sich Dir gegenüber wie richtige »Stinkstiefel« benehmen. Du wirst erstaunt sein, wie verwirrt und unsicher Deine Mitmenschen auf diesen ungewohnten Umgangston reagieren. Schreibe danach bei der nächsten Gelegenheit die Gefühle auf, die bei Dir bemerkbar geworden sind. Geht es Dir gut mit Deiner Freundlichkeit, fühlst Du Dich unsicher, ausgeliefert? Oder vielleicht sogar sicherer als sonst? Sammle auch mit dem anderen Extrem Erfahrungen. Gestatte Dir für ein paar Stunden richtig unausstehlich zu sein. Natürlich ist es wichtig, vorher die passende Umgebung für diese Übung auszusuchen. Sonst mußt Du Dich hinterher mit den Reaktionen Deiner Mitmenschen auseinandersetzen, die dieses Spiel verständlicherweise gar nicht lustig fanden.

Optimal lassen sich solche Spiele in einer Selbsterfahrungsgruppe durchführen. Es ist ein geschützter Raum, in dem Du innerhalb sehr weiter Grenzen ausprobieren kannst, wie Du Dich mit einem neuen Verhaltensmuster fühlst. Alle sind dabei für Dich da, und Du brauchst Dir keine

Sorgen über unliebsame Konsequenzen zu machen. Vielleicht kennst Du ja einige Reiki-Freunde, die Lust hätten, mit Dir zusammen eine Selbsterfahrungsgruppe zu gründen, um besser mit den Lebensregeln umgehen zu lernen. Ergreif die Initiative und sprich sie an. Du schaffst Dir damit phantastische Lernmöglichkeiten und hilfst gleichzeitig anderen zu wachsen.

Als weitere Möglichkeit, mit dieser Lebensregel zu trainieren, kannst Du Dir aufschreiben, was Du eigentlich unter »nett sein« und »nicht nett sein« verstehst. Mach das so konkret wie möglich und sprich den Text später mit einem guten Freund oder Deinem Lebensgefährten durch. Oft verstehen andere Menschen ganz andere Dinge darunter. Das hilft Dir, Deine Sichtweise zu relativieren. Es gibt ja nicht nur Deine Brille, durch die die Welt betrachtet wird. Wenn Dein »Mitspieler« Dir dann auch noch einige Situationen beschreibt, in denen er Dich als besonders nett oder besonders mies erlebt hat, kannst Du noch mehr wichtige Informationen zu diesem Thema bekommen.

Mit dieser Regel lernst Du Trennungen zu überwinden und Deinen Mitmenschen in Liebe und mit Respekt zu begegnen

Ein letzter Tip: Leg Dir ein Notizbuch an und schreibe regelmäßig auf, wem Du gern was an Nettigkeiten gesagt oder für ihn getan hättest. Nimm Dir zum nächstmöglichen Zeitpunkt vor, dies nachzuholen und schaff Dir ganz bewußt die Gelegenheit dazu. Ja, und was machst Du mit den »unnetten« Wünschen gegenüber Deinen Mitmenschen, die Du

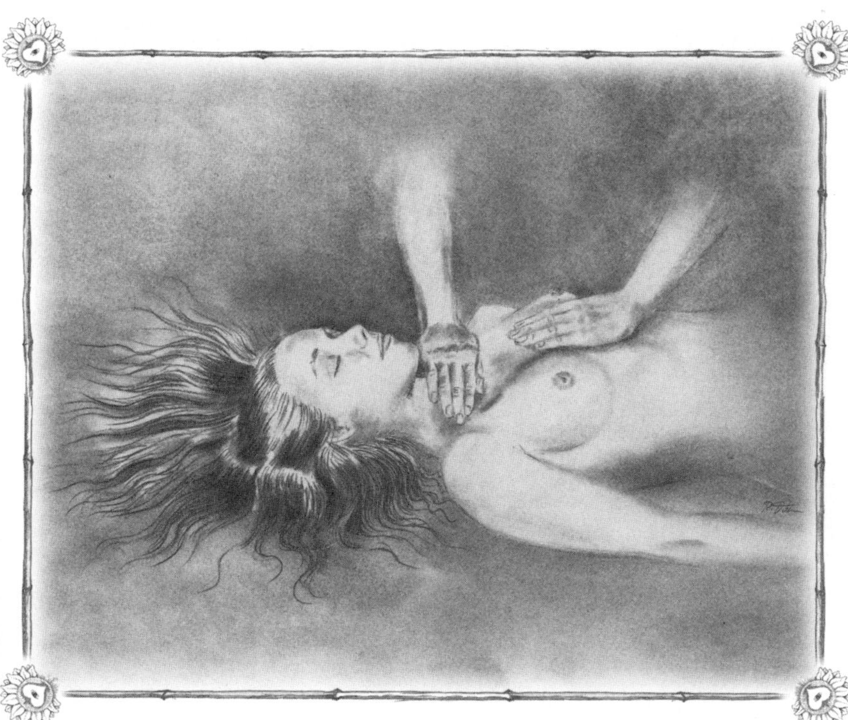

Ausgleich von Herz- und Halschakra

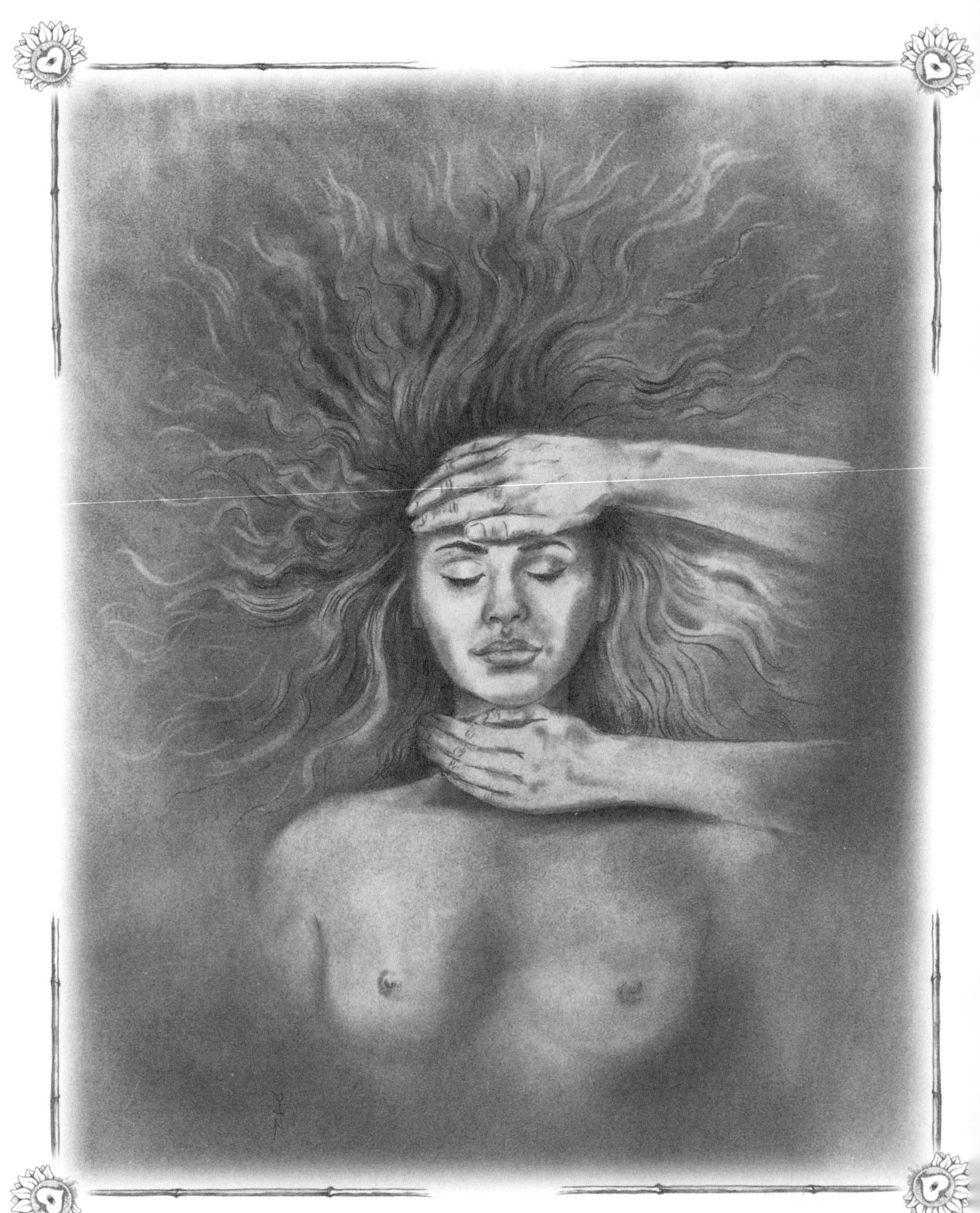

Ausgleich von Hals- und Stirnchakra

ihnen nicht mitteilen konntest? Nun, schaff Dir einen Punching-Ball an und kleb ein Foto des lieben Mitbürgers, dem Du gern mal Deine Meinung sagen würdest, darauf, wenn Du mit ihm trainierst. Nachher wirst Du Dich wunderbar entspannt fühlen und wieder in der Lage sein, wirklich nett und liebevoll mit Deinem Nachbarn umzugehen. Schimpf ihn lautstark aus, wenn Du allein im Auto bist oder schmeiß zu Hause Kissen an die Wand und sag alles das zu ihm, was Du Deinem »Freund« immer schon gern mal gesagt hättest.

Dir fallen bestimmt noch mehr Möglichkeiten ein, um Dich abzureagieren, ohne anderen zu schaden – sei kreativ! Staust Du die Aggressionen nur in Dir auf, ohne sie auszuleben, wird das Ganze sonst bald zu einer Farce. Wenn Du magst, schau Dir dazu noch einmal die erste Lebensregel an.

Spezielle Reiki-Handpositionen zu dieser Regel

Eine Hand auf dem Herzen, die andere vor dem Hals (Abbildung Seite 67); eine Hand auf dem Hals, die andere im Nacken oder beide Hände wie bei der fünften Kopfposition der Ganzbehandlung V-förmig vor dem Hals; eine Hand vor dem Hals, die andere auf dem 3. Auge (Abbildung Seite 68); eine Hand vor dem Hals, die andere knapp

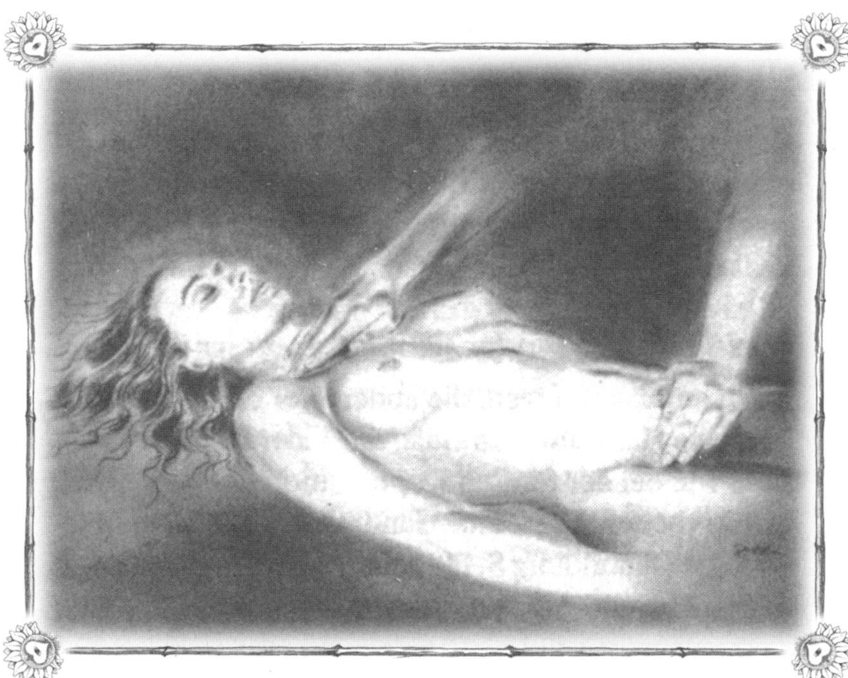

Ausgleich von Hals- und Wurzelchakra

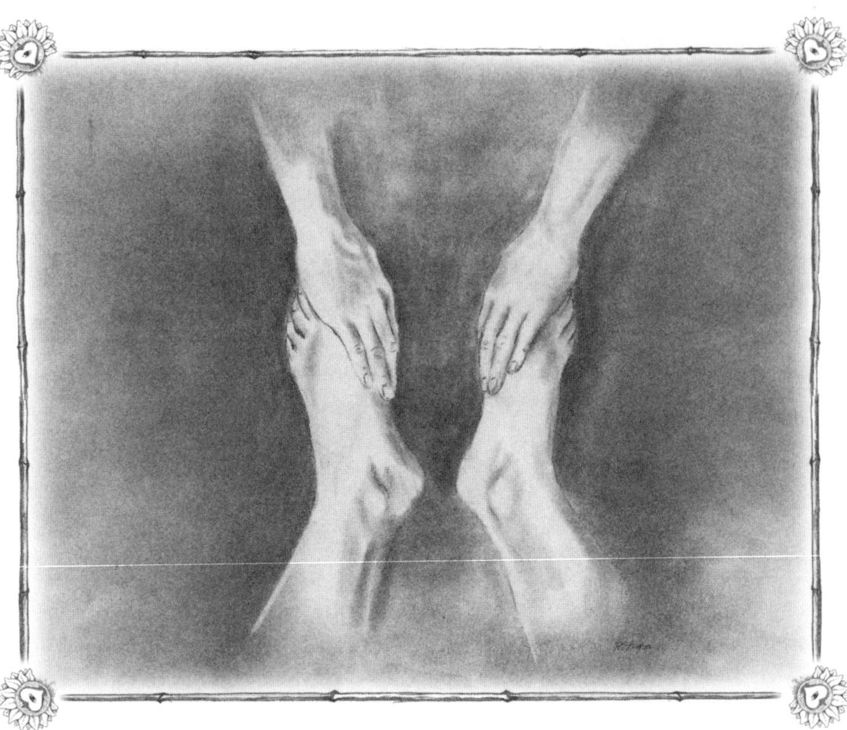

Harmonisierung des Halschakras über die Fußreflexzonen

»Gerade heute bin ich liebevoll zu meinen Mitmenschen«

oberhalb des Schambeins in Höhe des 2. Chakras (Abbildung Seite 69 oben). Beide Hände seitlich der Ballen der großen Zehen an den Fußinnenseiten bis zur Fußmitte (siehe Abbildung oben).

»Nur heute sei dankbar«

Dies ist vielleicht die schwierigste Regel. Sie verlangt nichts Geringeres von Dir, als für alles das, was Du hast, bekommst, bist, lernen kannst usw., dankbar zu sein. Die Voraussetzung für einen Einstieg in die Praxis mit dieser Regel sind Erfahrungen und Bewußtseinsbildung mit den vier ersten Regeln. Du befindest Dich jetzt im Energiebereich des 3. Auges, und Deine Lernaufgabe ist es, Machtansprüche loszulassen und Vertrauen und Dankbarkeit zu entwickeln. Es geht darum, Dir Deiner tiefen Verbundenheit mit allem Leben bewußt zu werden. Wie geht das?

Fangen wir mit dem einfachsten an. Mach wieder einmal eine Liste. Diesmal notiere all die Dinge, für die Du dankbar sein kannst. Also alles, was nicht selbstverständlich für Dich da ist. Was ohne etwas Glück nicht für Dich da wäre. Was Du »unverdient« geschenkt bekommen hast, was Dir »zugefallen« ist.

Spüre, nachdem Du die Liste erstellt hast, in Dich hinein. Bist Du nun dankbar dafür? Oder fragst Du Dich, wie das eigentlich geht, dankbar sein? Nun, Du bist schon recht fortgeschritten im Dankbar-sein-Üben, wenn Du die oben erwähnte Liste aufgestellt hast. Der erste Schritt dazu ist, Dir bewußt zu machen, was Du alles von der Welt geschenkt bekommst, ohne es Dir erleistet zu haben. Wenn Du dann merkst, wieviel das ist (vielleicht wird Dir irgendwann auch klar, daß es *alles* ist), was Du immerzu geschenkt bekommst, und Du Dir denkst, »Hey, super, so viele Geschenke für mich!«, bist Du dankbar.

Verwechsle bitte Dankbarkeit nicht mit Austausch nach dem Prinzip der Gegenleistung. Vielleicht hast Du schon einmal zu hören bekommen: »Dafür könntest Du ja wenigstens ein bißchen dankbar sein!« Gemeint war, wenn der andere Dir ins Gedächtnis ruft, daß Du »in seiner Schuld stehst«, kann er Dich leichter dazu bringen zu tun, was er will. Darum geht es bei diesem Satz absolut nicht. Die Befolgung der Regel dient allein dazu, Dir etwas Gutes zu tun, Dein Wachstum zu beschleunigen. Führe die vorhin beschriebene Übung regelmäßig aus, und Du merkst mit der Zeit, daß das Universum, die Weltseele, die Schöpferkraft, wie auch immer Du ihn/sie nennst, für Dich da ist, Dich trägt, nährt und schützt. Du brauchst nur die Dinge anzunehmen, die Dir zugeschoben werden.

Um die Entwicklung des dazu nötigen Urvertrauens geht es bei dieser Regel. Je mehr Du Dir der Geschenke der Welt an Dich bewußt wirst, desto sicherer wirst Du werden. Sollte es Dir schwerfallen, die Geschenke zu sehen – hier sind einige Beispiele: Die Luft, die Du atmest; die Erde, die Dich trägt; das Licht der Sonne; der Regen; Tag und Nacht; Deine Wohnung; Deine Freunde; das Brot; das Wasser; das Geld, von dem Du Deinen Lebensunterhalt bestreitest; ... Es gibt so viele Geschenke für Dich!

Mit dieser Regel wirst Du Dein Urvertrauen wiederentdecken – um das anzunehmen, was Dir zugedacht ist

Doch vielleicht geht es Dir manchmal wie mir – einige Dinge, die zu mir kommen, betrachte ich nicht als Geschenke oder will sie nicht haben, denke womöglich: »Was soll ich denn mit dem Quatsch!« Und damit sind wir schon bei der nächsten Übung.

Notiere Dir regelmäßig nach den Dingen, die Du als Geschenke erkannt hast, die Sachen, von denen Du nicht weißt, was Du mit ihnen anfangen sollst. Du merkst vielleicht schon, die Angelegenheit läuft auf ein Tagebuch hinaus. Tatsächlich kommst Du damit am besten voran. Es hilft Dir, einen Überblick über Deine Entwicklung zu bekommen und mit der Zeit den roten Faden Deines Lebens zu finden.

Wenn Du weißt, worum es bei Dir gerade geht, kannst Du Dir leichter bewußt machen, wo das Universum Dir wieder einmal einen wichtigen Ball zugespielt hat. Eine tolle Ergänzung dazu bieten Orakelmethoden, wie das I Ging, mit dem ich selbst gern und oft arbeite, aber genauso Tarot oder Runen. Das Pendel ist dafür nicht geeignet. Bedingt brauchbar für diesen Zweck sind Numerologie und Astrologie (beide setzen viel Erfahrung und eine Menge Sachkenntnis voraus). Noch einmal – Dankbarkeit zu lernen ist keine Unterwerfungsübung, sondern dient dazu, Dein Bewußtsein zu erweitern, Dich für Deinen Weg und die diesbezüglichen Hilfen des Universums an Dich zu öffnen.

Eine abschließende Übung, die allerdings mitunter recht anstrengend sein kann, geht so: Wenn Dich jemand beleidigt, angreift, abwertend von Dir spricht oder Dich sonstwie verletzt, bedanke Dich bei ihm! Es wird Dir sicher schwer fallen, aber Du gewinnst viel, wenn Du Erfahrungen damit sammelst. Setz Dich später in einer ruhigen Minute wieder mit Deinem Tagebuch hin und notiere, wie es Dir damit geht. Welche Gefühle Dir bewußt wurden.

Der Sinn dieser Übung geht sehr tief. Auf der spirituellen Ebene lieben uns diejenigen am meisten, die uns am schwersten verletzen! Warte einen Moment, bevor Du weiterliest. Laß den Satz auf Dich wirken. Lies ihn vielleicht noch einmal. Er ist sehr wichtig. Einige Absätze weiter oben erzählte ich Dir etwas über die Spiegelbildfunktion Deiner Umwelt, die Dir hilft, die Aspekte Deiner Persönlichkeit zu sehen, die Du am besten vor Deinen Mitmenschen und oft sogar vor Dir selber verbirgst. Es ist nur natürlich, daß gerade diese Dinge Dich am meisten verletzen, wenn sie an das Licht der Öffentlichkeit gezerrt werden. Lerne, Deine Mitmenschen für dieses wunderbare Geschenk zu lieben. Beginne damit, Dir diese Funktion immer wieder bewußt zu machen, wenn Dich etwas verletzt. Beschäftige Dich dann mit den wunden Punkten in Dir. Mache Dir ihren Sinn und, wenn es geht, ihre Ursachen klar. Nimm Dich ernst mit Deiner Verwundbarkeit. Von da an ist es nicht mehr so weit zu etwas mehr Liebe für Deine wunden Stellen.

Ein Beispiel dazu: Du triffst einen guten Freund und gibst ihm die Hand – Du spürst plötzlich starke Schmerzen dabei im Unterarm. Du hast eine Sehnenscheidenentzündung. Sicher wirst Du Deinem Freund jetzt nicht böse sein. Er kann ja nichts dafür, daß Dein Arm schmerzt. In der nächsten Zeit wirst Du ihn schonen, einen Stützverband anlegen und eine gute Arznei verwenden, um ihn zu heilen. Wenn Du Dir wichtig bist, überlegst Du gleichzeitig, wie es dazu gekommen ist, daß Dein Arm erkrankte. Wenn Du es weißt, wirst Du in Zukunft wahrscheinlich dafür sorgen wollen, daß diese Situation nicht mehr auftritt. Gehe genauso mit Deinen seelischen Wunden um, und Du bist auf dem Wege der Heilung. Ich habe die Erfahrung gemacht, daß durch die Beschäftigung mit meiner Verwundbarkeit plötzlich die schmerzhaften Angriffe von außen nachließen. Vielleicht geht es Dir ähnlich.

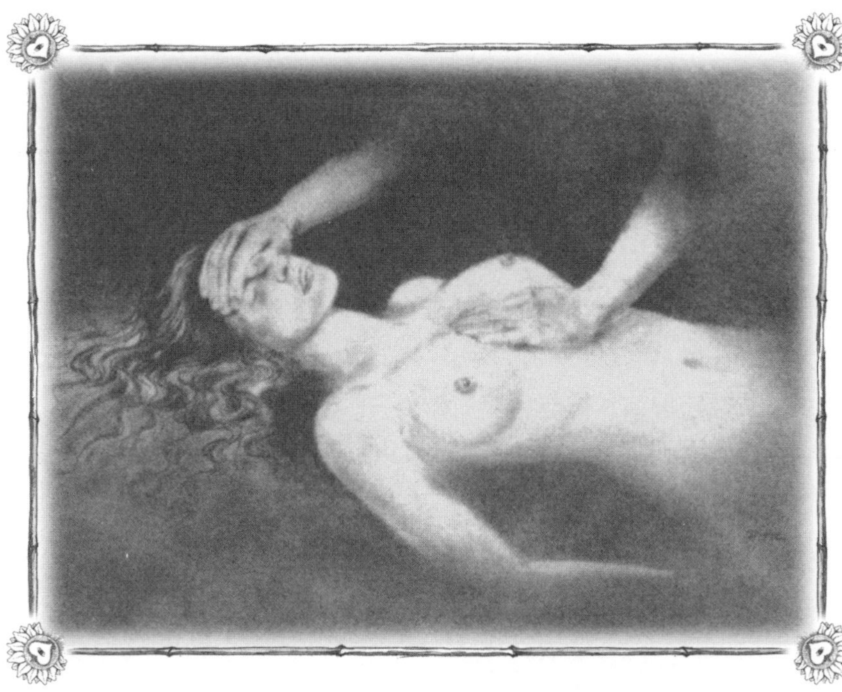

Ausgleich von Stirn- und Herzchakra

Spezielle Reiki-Handpositionen zu dieser Regel

Eine Hand auf der Stirn (3. Auge), die andere am Hinterkopf auf der Medulla (Abbildung Seite 74). Eine Hand auf dem 3. Auge, die andere auf dem Herzen (siehe Abbildung oben).

»Gerade heute bin ich dankbar für die vielen Segnungen«

Die Reiki-Meditation der Dankbarkeit

Eine Reiki-Meditation zum Thema *Dankbarkeit* geht so: Setze Dich bequem auf einen Stuhl, die Füße ruhen mit der ganzen Sohle auf dem Boden. Deine Hände legst Du mit den Handflächen vor dem Herzen zusammen. Deine Haltung sollte aufrecht sein, der Kopf gerade auf dem Hals ruhen. Jetzt schließe Deine Augen und richte Deine Aufmerksamkeit zuerst auf Dein Herz, verweile dort, bis Du diesen Körperbereich gut spürst, dann richte Deine Aufmerksamkeit auf Dein 3. Auge. Bete jetzt ein Vaterunser. Sage die Worte leise und langsam oder denke sie auch nur, die Wirkung ist die gleiche. Dann sage:

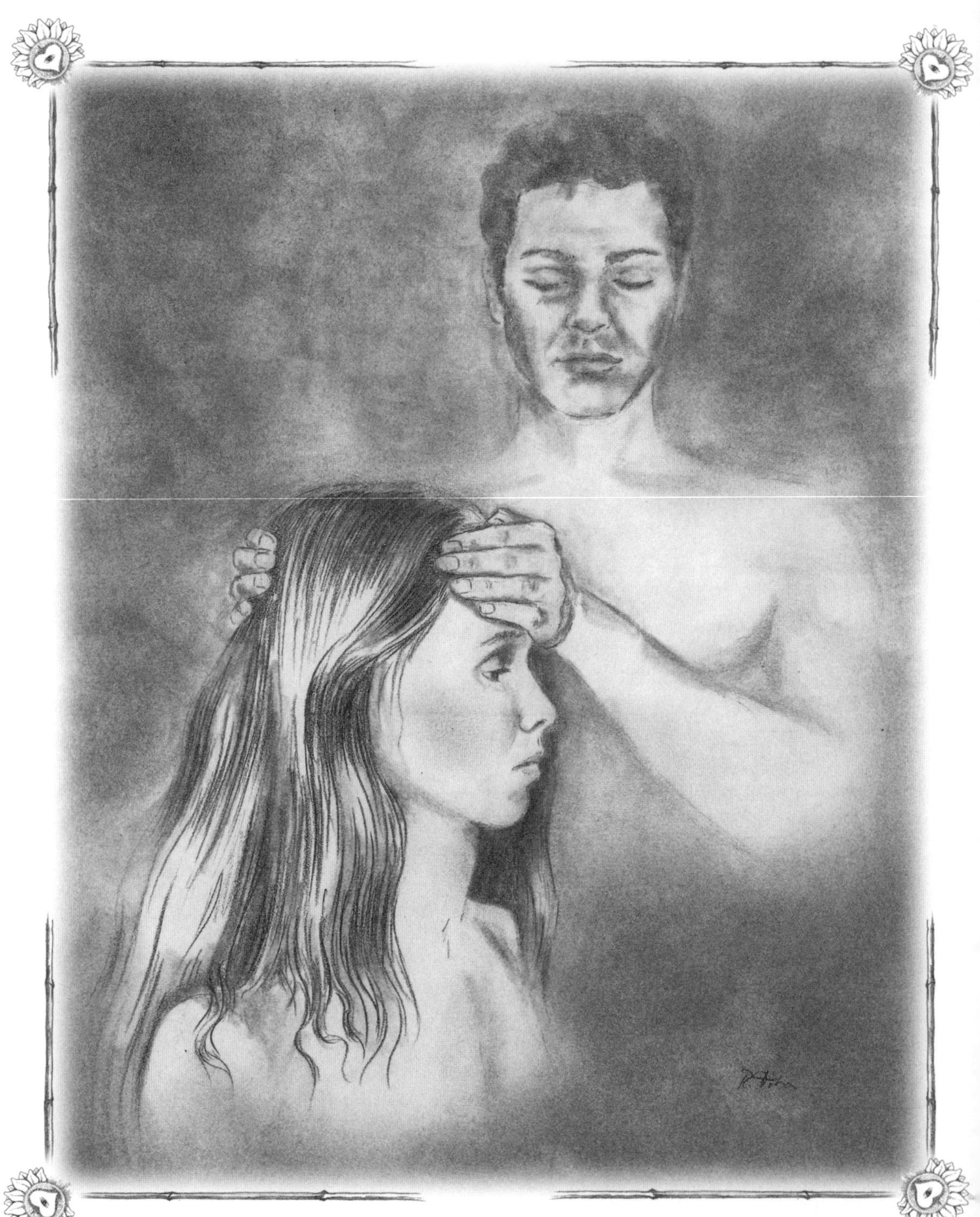

Gezielte Chakraarbeit am Stirnchakra

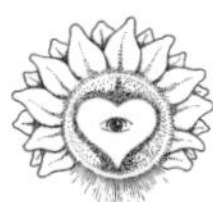

»Himmlischer Vater (oder »Schöpferkraft«), ich danke Dir von Herzen für all die Segnungen und Geschenke, die Du mir jeden Tag zur Verfügung stellst. Ich danke Dir auch für alles, was ich übersehe oder für gering erachte, weil ich seinen Sinn nicht verstehe. Bitte hilf mir dabei, mich für Deine Segnungen zu öffnen und sie nach Deinem Willen auch an andere weiterzuleiten.« Jetzt spüre zu Deinem Atem hin. Folge ihm, wie er ein- und ausgeht. Es atmet Dich. Verweile einige Minuten bei Deinem Atem. Dann steh auf, hebe Deine Hände zur Stirn, verneige Dich und sage: »Danke!«

Laß die Hände wieder zu Deinem Herzen sinken. Fühle noch einen Moment in Dich hinein. Nimm einen tiefen Atemzug und öffne Deine Augen wieder.

Die Übung ist jetzt beendet. Du kannst diesen Text auch auf Kassette sprechen. Das hat den Vorteil, daß Du Dir die Worte und den Ablauf nicht einprägen mußt. Für die Wirkung dieser Meditation ist es nicht wichtig, Dich zu konzentrieren! Konzentration ist eine Verkrampfung der Sinne. Hier geht es um Loslassen, um Aufmerksamkeit ohne Einfluß des Willens.

Um Deine Aufmerksamkeit zu lenken, gibt es einen einfachen Trick. Tippe mit einem Finger leicht auf die Mitte Deiner Brust. Jetzt nimmst Du diesen Bereich deutlich wahr. Darum geht es. Dasselbe kannst Du später mit dem 3. Auge tun, um Dein Bewußtsein dorthin zu lenken.

So, das war die letzte »Trainingsanweisung« zu den Lebensregeln Dr. Usuis. Bitte lege Dir nicht die Pflicht auf, mit allen klar zu kommen, bevor Du den 2. Grad oder den 3. Grad machst. Für die Ergründung und Umsetzung dieser fünf einfachen Sätze reicht ein ganzes Leben nicht. Ich finde es sinnvoll, sich vor dem 2. Grad über die Regeln eigene Gedanken zu machen. Vielleicht beginnst Du auch schon damit, Erfahrungen im Alltag mit ihnen zu sammeln. Mehr ist nicht nötig. Laß Dir Zeit. Rom wurde auch nicht an einem Tag erbaut. Die 2. Regel *»Gerade heute sorge Dich nicht!«* soll Dir auch sagen, daß Du Dir nicht den Kopf zerbrechen sollst, ob Du »reif« für etwas bist. Die reifen Früchte fallen auch von allein vom Ast. Gehe einfach den Weg. Lebe Reiki-Do.

Entwicklungsanreize, die Dir die Anwendung der Fähigkeiten des 1. Grades bieten

Die Methoden zur Reiki-Anwendung, die Du im 1.-Grad-Seminar lernst, können Dir helfen, eine Menge Dinge über Dich zu erfahren. Als erstes wäre da die Ganzbehandlung. Diese Form der Reiki-Anwendung ist zwar die zeitaufwendigste, gleichzeitig aber auch die intensivste und ganzheitlichste. Sie bezieht alle Körperbereiche mit ein und stellt sicher, daß sie in einer körper-energetisch sinnvollen Reihenfolge angesprochen werden. Die Positionen ergänzen sich also nicht nur, sondern bauen auch aufeinander auf. Wenn Du Details über die Vorgehensweise wissen möchtest, schlag noch einmal im »Reiki-Handbuch« nach. Da ist alles genau dargestellt. Hier möchte ich jetzt auf einen anderen Aspekt dieser Behandlungsmethode eingehen.

Kannst Du Dich eigentlich an irgendeinen Anlaß erinnern, an dem Du Dich ähnlich intensiv und lange auf Deinen Körper eingelassen hast wie bei der Ganzbehandlung? Ich mußte diese Frage für die Zeit vor meinem 1. Grad mit »Nein« beantworten. In unserer Gesellschaft ist es unüblich, sich so intensiv mit seinem Körper zu beschäftigen. Männer sind dabei noch mehr benachteiligt als Frauen, die sich im allgemeinen wenigstens zu kosmetischen Zwecken mehr mit ihrem Körper beschäftigen. Wenn Du Dir selbst Reiki gibst, läßt Du Dich, außer im Falle einer akuten Erkrankung, vollkommen zweckfrei auf Deinen Körper ein. Du lernst Dich aus einer ganz neuen Perspektive, der körperlichen, sinnlichen, kennen. Die Ganzbehandlung ist einer der tantrischen Aspekte von Reiki-Do.

Mit der Zeit bemerkst Du, daß jeder Körperbereich ein anderes Energiegefühl in Deinen Händen bewirkt. Du spürst Deine Blockaden und Deine Offenheit, Deine Reaktionen auf die lebensfördernde Reiki-Kraft von Mal zu Mal besser und differenzierter. Vielleicht kannst Du Dich schnell auf diese neue Dimension der Nähe zu Dir einlassen, vielleicht löst sie auch erst einmal tiefverborgene Ängste in Dir, die nach und nach in den Bereich Deiner Wahrnehmung aufsteigen. Egal, wie Du reagierst, Du bekommst ein anderes, ganzheitlicheres Verhältnis zu Dir.

Die Energien Deines Körpers bewußt wahrnehmen lernen

Im Gegensatz zu meditativen Übungen oder Sport lernst Du, Dich sinnlich auf körperliche Nähe einzulassen. Hawayo Takata, die vorletzte Reiki-Großmeisterin riet deswegen ihren Schülern, sich nach der Einweihung in den 1. Grad zunächst einige Wochen lang selbst intensiv Reiki zu geben, um sich auf diese neue Weise kennenzulernen.

Es kann Dir während dieser Zeit sehr helfen, wenn Du regelmäßig Tagebuch führst. Das Schreiben fördert das Nachdenken und Bewußtwerden. Der 1. Grad führt Dich also zuerst wieder zum Kontakt zu Deinem Körper, löst in ihm Entspannungs-, Reinigungs- und Selbsthei-

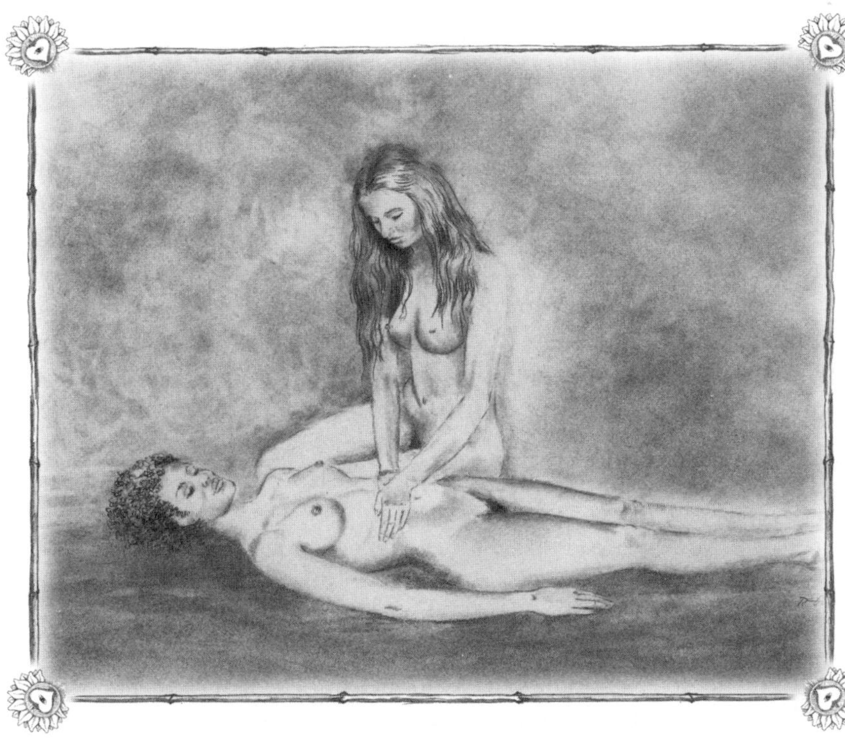

Der 1. Grad – die Schönheit der Nähe annehmen lernen

lungsprozesse aus und schafft Dir damit neue Energien und die körperliche Freiheit, Dich auf die spirituellen Reinigungs- und Wachstumsprozesse einzulassen.

Es kann sein, daß Du entdeckst, wie schwer es Dir im Moment fällt, Dir nahe zu sein. Du merkst das vielleicht über Deine Unlust, Dir selbst regelmäßig Reiki zu geben, und Deinen Wunsch, von anderen gern welches zu bekommen. Du findest bestimmt auch Ausreden, wie: »Ich habe nicht jeden Tag soviel Zeit für mich!« Nun, für Deinen Hund mußt Du jeden Tag mindestens 1 – 2 Stunden Zeit haben, um mit ihm zu spielen oder »Gassi zu gehen«. Dein Partner braucht Dich bestimmt mehr als eine Stunde pro Tag, ebenso Deine Kinder, wenn Du welche haben solltest. Bist Du Dir weniger Zeit wert? Wenn Du glaubst, Reiki sei nur für die anderen wichtig, Du kommst ganz gut allein zurecht, denke an das Gebot: »Liebe Deinen Nächsten wie Dich selbst!« Es sind ausdrücklich beide erwähnt.

Sollte es Dir über längere Zeit schwerfallen, Deine eigene Nähe zu ertragen, prüfe sorgfältig nach, inwieweit Dich diese Blockade behindert. Werden dadurch ernstere Schwierigkeiten in anderen Lebensbereichen ausgelöst oder belastet Dich diese Struktur, suche die Hilfe eines Therapeuten Deines Vertrauens. Reiki wird Dir bei der Aufarbeitung

Deiner Schwierigkeiten eine wertvolle Hilfe sein. Nach der Näheerfahrung mit Dir kommt der nächste Schritt: Du wirst irgendwann beginnen, anderen Menschen Reiki zu geben.

Jetzt lernst Du körperliche, sinnliche Nähe zu anderen außerhalb von erotischen oder sportlichen Kontakten kennen. Wann hast Du vor Deiner Reiki-Einweihung einmal jemand anderen über eine Stunde lang nur ruhig und absichtslos berührt? Diese intensiven Näheerfahrungen zu anderen werden wiederum in Dir mehr Bewußtsein schaffen. Achte sorgfältig auf Deine Gefühle dabei, nimm sie ernst! Auch wenn das bedeutet, einmal eine Sitzung abzusagen, nicht zu einem Reiki-Treffen zu gehen, weil Dir die Nähe im Moment zuviel wird. Wenn Du Dir jetzt den Abstand nimmst, den Du brauchst, wirst Du um so schneller wieder Nähe zulassen können. Mit der Zeit wird sich Nähe für Dich anders anfühlen.

Vielleicht entdeckst Du, daß Dein Ärger verraucht und Du selbst ganz entspannt wirst, wenn Du Reiki gibst. Oder Du lernst die Schönheit der Ruhe während der Reiki-Sitzungen schätzen und kannst Dich endlich auf Meditationen einlassen. Es gibt sehr viel dabei zu entdecken – leg los!

Du wirst anderen Menschen sehr nahekommen – doch es wird sich anders und neu für Dich anfühlen

Eine wichtige Erfahrung kannst Du auch mit Deinem Partner machen. Oft ist es so, daß sich Partner gegenseitig nicht gern Reiki geben oder behaupten, es fließe nicht, wenn sie sich austauschen. Wenn sie mit anderen Reiki-Freunden eine Sitzung machen, geht alles ganz toll, und es gefällt ihnen. Wie kommt das? Nun, Reiki wird immer vom Empfänger eingezogen. Wenn der eine unbewußte Näheangst vor dem anderen hat, wird er keine Energie ziehen und sich, beeinflußt von seinem Unbewußten, viele Möglichkeiten einfallen lassen, dem Kontakt zu entgehen. Diese Konstellation ist auf der unterbewußten Ebene bei vielen Paaren vorhanden.

Wenn Du diesen Sachverhalt bei Dir und Deinem Gefährten bemerkst, nimm auf jeden Fall die Näheängste zwischen Euch beiden ernst. Glaube nicht, sie wären nur bei dem anderen oder nur bei Dir. Beziehungen sind keine Einbahnstraßen! Rede mit Deinem Partner offen über diese Problemstruktur. Versucht, eine Weile regelmäßige, aber nur kurze Reiki-Sitzungen auszutauschen. Die Länge legt dabei nicht die Uhr fest. Jeder fühlt während der Sitzung in sich hinein, und wenn er aufsteigende Unlustgefühle bemerkt, beendet er sofort, aber ruhig, die Sitzung.

Dauert diese Schwierigkeit an, solltet Ihr abklären, ob sich die Näheängste auch in anderen Bereichen Eurer Beziehung auswirken, und gegebenenfalls zusammen die Hilfe eines Therapeuten suchen. Reiki kann Euch dann während einer etwaigen Therapie helfen, schneller und tiefer zueinander zu finden.

Eine weitere Dimension der Nähe erschließt sich Dir, wenn Du Dich mit anderen Reiki-Freunden triffst und von der ganzen Gruppe Reiki bekommst. Probiere diese Erfahrung zumindest einmal aus und setze Dich mit den dabei frei werdenden Energien ernsthaft auseinander. Du kannst dabei viel über Dich lernen. Vielleicht geht es Dir aber auch ganz anders: Du findest es einfach toll, so in Reiki-Energie gebadet zu werden, und reihst es in Deinem Gedächtnis unter den »Sahnetörtchen-Erlebnissen« ein.

Ein wesentliches Thema des 1. Grades ist also Nähe. Zu Dir und zu anderen. Je mehr Du Reiki gibst, desto feiner wird dabei Deine Energiewahrnehmung werden und Dir damit auf der feinstofflichen Ebene ganz neue Eindrücke erschließen. Viele Menschen entwickeln so ihre sensitiven Talente. Gönne Dir diese Entwicklung ebenfalls! Du wirst sie mit der Zeit schätzen lernen.

Machtansprüche aufgeben

Bevor ich mir oder anderen länger Reiki gebe, schließe ich für einen Moment die Augen, nehme meine Hände wie zum Gebet vor der Brust zusammen, hebe sie zur Stirn und verbeuge mich. Dabei bitte ich leise oder in Gedanken darum, Reiki-Kanal sein zu dürfen. Diese Bitte und die Übung sind absolut nicht notwendig für den Fluß der Reiki-Kraft, aber sie helfen mir, Machtansprüche loszulassen und mich auf die Sitzung einzustimmen.

Ich drücke damit meine Achtung vor dem Menschen aus, dem ich gleich Reiki geben werde. Das ist mir wichtig, um mir ins Bewußtsein zu rufen, daß er nicht weniger liebenswert, wertvoll und richtig ist, als ich, nur weil seine Schwachstellen zur Zeit offensichtlicher sind als meine.

Ich weiß nicht, wie es Dir damit geht, ich finde es toll und beeindrukkend, daß Reiki durch meine Hände fließt, wann immer es zur Förderung von Lebensprozessen benötigt wird. Die Ergebnisse sind oft sofort spürbar und häufig auch vorhersehbar. Dies hat mich noch vor gar nicht so langer Zeit immer wieder dazu gebracht zu denken: »Ich brauche ja nur die Hände aufzulegen, dann passiert das und das!« Es liegt aber nicht in meiner Macht vorherzusagen, wie Reiki wirkt. Ich bin »nur« Reiki-Kanal.

Die Energie hilft jedem Menschen, sich zu entwickeln, wie es für ihn paßt. Auch wenn mir sein Weg nicht gefällt. Sicherlich sollte ich mein Bestes tun, um Reiki zu ihm fließen zu lassen. Das Weitere kann und soll ich aber nicht beeinflussen. Mit der Verbeugung und der Bitte rufe ich mir diesen Sachverhalt in mein Bewußtsein, und irgendwann wird es für mich selbstverständlich, daß der Lauf der Welt nicht von meinen Vorstellungen abhängt. Ein letzter Sinn dieser Übung liegt für mich in

Nimm eine Haltung voller Achtung und Respekt gegenüber anderen ein – und es wird kein Stärker oder Schwächer mehr geben

der Entwicklung von Dankbarkeit für die Reiki-Energie, die mir immer zur Verfügung steht, wenn ich sie brauche.

Egal, was ich denke, wie ich mich verhalte, was ich kann oder wie ich mich fühle – die Schöpferkraft schickt mir die Kraft. Für dieses unschätzbare Geschenk danke ich ihm und freue mich an seinen lebensfördernden Wirkungen. Vielleicht siehst Du in diesem kleinen Ritual auch einen Sinn. Dann tu Dir den Gefallen und bau es in Deinen Umgang mit Reiki ein. Es wird Dir sehr helfen, wenn Du es ernst nimmst. Für andere kann es ein wichtiger Denkanstoß sein, wenn sie Deine Art, mit ihnen und Reiki umzugehen, bemerken.

Die ewigen Gesetze des Energieaustauschs

Eine weitere wichtige Erfahrung kommt mit dem bewußten Austausch von Leistungen, Energien auf Dich zu. Während des 1.-Grad-Seminars hörst Du, daß Du Dir Gedanken darüber machen solltest, was und wieviel Du als Gegenleistung für längere Reiki-Sitzungen forderst. Es geht dabei nicht darum, jedesmal, wenn Du ein paar Minuten die Hände auflegst, um jemandem beispielsweise Streß zu nehmen, gleich die Hand aufzuhalten. Wenn Du aber regelmäßig für einen Menschen Ganzbehandlungen gibst, dann überlege, was Dir Deine Zeit, Deine Aufmerksamkeit und Dein persönlicher Einsatz wert sind. Die Reiki-Kraft ist frei, sie steht in unbegrenzter Menge zur Verfügung. Deine Lebensspanne ist begrenzt, und Du mußt für Deinen Lebensunterhalt und Deine Lernerfahrungen auch entsprechende Gegenleistungen an andere erbringen. Das trägt zum allgemeinen Wachstum bei, denn jede materielle Leistung wird durch Deine persönliche Energie, die während eines Austausches frei wird, sehr viel wertvoller.

Als Beispiel: Ein Bild von Dali hat einen Materialwert von vielleicht 100 Euro. Trotzdem wird es für viele Tausend Euro verkauft und ist damit nicht zu teuer. Denn der Künstler hat die stofflichen Bestandteile so zusammengestellt, daß sie anderen Menschen erweiterte Betrachtungsweisen der Welt ermöglichen und tiefe Erkenntnisprozesse auslösen können. Natürlich ist dieser Fall ein Extrem, grundsätzlich trifft er auf andere Wertschöpfungssituationen aber auch zu. Bezahlt wird im Grunde niemals der Materialwert, sondern die dahinterstehende Idee, die persönliche, kreative Energie. Je einzigartiger diese Idee ist, desto teurer wird das Objekt, denn viele Leute können diese seltene Qualität als Ergänzung ihrer eigenen Persönlichkeit gebrauchen.

Wenn also eine Leistung erbracht und angemessen mit einer Gegenleistung bezahlt wird, fließen im Idealfall eine Menge kreativer Energien.

Da jede dieser Energiequalitäten den Empfänger um einen wichtigen Baustein ergänzt und damit seine Gesamtpersönlichkeit auf ein höheres Entwicklungsniveau hebt, trägt jeder faire Austausch von Energie zum Wachstum aller Beteiligten bei.

Was ist nun aber ein fairer Austausch? Diese Frage hat mich lange beschäftigt, und ich habe eine schlüssige Antwort für mich in einem aus der Chakrenlehre abgeleiteten Modell gefunden. Bei einem optimalen Waren- oder Dienstleistungsaustausch, aber auch bei jedem anderen Energiefluß zwischen verschiedenen Menschen sollten vier Ebenen berührt werden:

1. ***Die materielle Stufe.*** Das heißt, es muß bei dem Geschäft für beide eine Steigerung ihres materiellen Wohlstandes oder ihrer Fähigkeiten, sich diesen zu verschaffen, stattfinden. Das materielle Wohlbefinden stellt die Wurzeln Deines Lebens dar. Wenn Du verhungerst, kannst Du weder lernen noch lieben. Du verschwindest einfach von dieser Existenzebene. Somit stellt eine befriedigende Situation auf dieser Stufe das Fundament für alle anderen dar.

2. ***Die emotionelle Stufe.*** Hier geht es um den Austausch von Gefühlen. Nähe, Wärme, Liebe, Freude, aber auch Trauer und Wut usw. braucht jedes Wesen, um sein Leben auf der tiefsten Ebene als sinnvoll zu empfinden. In der Wichtigkeit kommt diese Stufe gleich nach der materiellen. Ein befriedigender Austausch auf dieser Ebene verhilft den Beteiligten zu einem glücklicheren Seinszustand. Durch Gefühlsaustausch nehmen Menschen am Fluß des Lebens, am ewigen Prozeß des Werdens und Vergehens teil.

Bei jedem Energiefluß zwischen Menschen sollten die nebenstehenden vier Ebenen berührt werden

3. ***Die Erkenntnisstufe.*** Wird bei einem »Geschäft« bei den beteiligten Partnern ein erweiterter Bewußtseinszustand bewirkt, trägt dieser Prozeß dazu bei, ihnen neue Perspektiven der Schöpfung zu erschließen und damit zugänglich zu machen. Es ist ein Stück Bewußtsein zu dem Puzzlespiel hinzugekommen, das wir Zeit unseres Lebens zusammenzusetzen lernen. Erkennen bedeutet, mit dem Verstand Zusammenhänge zu erfassen. Durch das Lesen dieses Buches kann z. B. so ein Prozeß ausgelöst werden.

4. ***Die Stufe der Einheit.*** Wenn sich auch hier ein Austausch vollzieht, haben beide durch den Prozeß des Austausches die Wahrnehmung der Einheit hervorgerufen. Die 4. Stufe läßt sich nur erreichen, wenn alle anderen Ebenen ebenfalls befriedigend berücksichtigt wurden. Diese Stufe läßt sich schlecht erklären, aber gut nachfühlen: Stell Dir vor, Du stehst mit Deinem geliebten Partner vor dem Traualtar. Der Pfarrer hat gerade die abschließenden Worte der Zeremonie gespro-

chen. Du schaust Deinem Partner in die Augen, bevor die Ringe getauscht werden. Jetzt spüre hin – so fühlt sich Einheit an.

Hier ein Beispiel für den Energiefluß zwischen zwei Menschen

Dieses Modell ist naturgemäß recht abstrakt. Laß mich Dir das Ganze noch einmal an einem Beispiel im Zusammenhang erklären: Du gibst einem Bekannten Reiki. Er lädt Dich dafür zum Essen ein. Du hast mit Deiner Leistung dafür gesorgt, daß er entspannter und damit produktiver mit seinem Alltag umgehen kann, er erspart Dir das Einkaufen, Kochen und Servieren. Hier ist der Austausch auf der 1. Stufe (materiell). Während der Behandlung kann Dein Bekannter seine Anspannung immer mehr loslassen und fühlt sich wohl, weil Du Dich um ihn kümmerst. Ähnlich gut geht es Dir, wenn er für Dich kocht und Du richtig umsorgt wirst. Dies ist die 2. Stufe (emotional). Durch die Behandlung und seine Bewirtung habt Ihr beide verstanden, daß es sich in einer Gemeinschaft, in der der eine für den anderen da ist, besser leben läßt als allein und einsam. Hier befindet Ihr Euch auf der 3. Stufe (Erkenntnis). Vielleicht fühlt Ihr Euch durch diesen Prozeß auf geheimnisvolle Weise verbundener. Vor der Reiki-Sitzung und der anschließenden Einladung wart Ihr gute Bekannte. Nun bemerkt Ihr plötzlich eine tiefe Vertrautheit und ein wortloses Einverständnis, wenn Ihr Euch begegnet. Das macht Euch glücklich, und Ihr habt die Nähe des anderen gern. Ihr seid Freunde geworden. Jetzt habt Ihr den Austausch auch auf der 4. Stufe (Einheit) vollzogen.

Spiele dieses Modell mit verschiedenen Dir bekannten Situationen durch. Es ist gleich, ob Du eine Ehe oder einen Hosenkauf durch diese Brille betrachtest, es funktioniert immer. Wenn Du in Deinem Gedächtnis kramst und einige Erlebnisse unter diesem Aspekt anschaust, wirst Du feststellen, daß Du jedesmal recht zufrieden warst, wenn bei einem Austausch mindestens drei Ebenen berührt wurden, und daß »Geschäfte« mit weniger als zwei berührten Austauschstufen in Dir tiefe Unzufriedenheit hervorriefen. Danach sehntest Du Dich wahrscheinlich nach einer Situation, in der die zu kurz gekommenen Stufen ebenfalls berührt werden konnten, um das Defizit auszugleichen. Bedenke diese Erfahrungen bei kommenden Situationen, in denen Du Energie austauschst, und achte darauf, daß möglichst viele Ebenen berührt werden. So trägst Du bewußt zum Wachstum aller bei. Ich finde es ganz spannend, ab und zu einmal zu notieren, bei welchem Anlaß welche

Stufen berührt worden sind. Das stärkt mit der Zeit Deine Fähigkeit, ein besseres intuitives Verständnis vom Energieaustausch zu bekommen. Du wirst Dich nicht mehr selber übers Ohr hauen, weil Du Dir einredest, aus irgendeinem moralinsauren Grund für eine Leistung keine Gegenleistung beanspruchen zu dürfen oder jemand anderen für einen schlechten Menschen zu halten, weil er auf einer Gegenleistung für seinen Einsatz besteht.

Die Entscheidung für den 2. Grad

Nach etwa zwei bis drei Monaten Erfahrung mit dem 1. Grad kannst Du Dich zu einem 2.-Grad-Seminar anmelden. Soviel Zeit solltest Du Dir aber wirklich lassen und nicht von Meister zu Meister rennen, um einen zu finden, der Dich gleich eine Woche später einweiht.

Hast Du in den zwei bis drei Monaten keine oder nur wenige Möglichkeiten wahrgenommen, mit der Reiki-Kraft umzugehen, überlege Dir noch einmal genau, warum Du jetzt den 2. Grad machen möchtest – willst Du ihn auch nicht anwenden? Oder möchtest Du noch einen Schein mehr haben? Willst Du mitreden können – oder warum? Sei ehrlich zu Dir. Möglicherweise sparst Du eine Menge Geld dabei.

Der 2. Grad ist etwas sehr Schönes, Wichtiges, Heiliges. »Nur mal so« solltest Du ihn nicht machen. Dafür ist er nicht gedacht. Warum Menschen den 2. Grad machen, welche Hoffnungen und Ängste sie damit verbinden und welche Möglichkeiten zum persönlichen Wachstum er Dir bietet, steht im nächsten Kapitel. Es wird mit Sicherheit ganz anders, als Du jetzt denkst. Oder liest Du vielleicht wie ich gern von hinten nach vorn und weißt schon alles? In dem Fall wünsche ich Dir viel Spaß beim 2. Kapitel!

Zusammenfassung 1. Reiki-Grad:

- Nähe zu Dir herzustellen
- Nähe zu anderen zuzulassen
- den tieferen Sinn von Beziehungen zu verstehen
- die fünf Reiki-Lebensregeln anzuwenden und ihren tieferen Sinn für die Heilung Deines Körpers und Deines Geistes zu entdecken
- Deine Sensibilität zu entwickeln und damit die Möglichkeit zu bekommen, die Welt sinnlicher und lebendiger wahrzunehmen
- Machtansprüche aufzugeben

- Deine Lebensgestaltung auf Vertrauen in eine höhere Kraft zu gründen
- Einheit zu erfahren
- die ewigen Gesetze des Energieaustausches zu verstehen
- das Verständnis des tieferen Sinnes von Erkrankungen und anderen Schwächen Deiner Persönlichkeit anzunehmen und zu lieben
- Die Nähe der Schöpferkraft zu spüren
- Deine Gefühle zu akzeptieren
- Liebe zu leben.

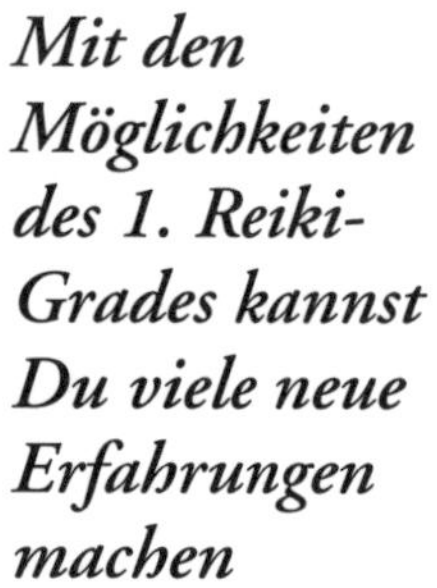
Mit den Möglichkeiten des 1. Reiki-Grades kannst Du viele neue Erfahrungen machen

Einige Merksätze zum Umgang mit dem 1. Reiki-Grad

Gib immer Reiki, wenn Du Lust dazu hast. Gib nie Reiki, nur weil Du glaubst, Du müßtest es tun.

Versuche so oft wie möglich Deine Gefühle während einer Reiki-Sitzung wahrzunehmen.

Beschäftige Dich mit den fünf Lebensregeln, finde Deinen Standpunkt dazu, experimentiere mit ihnen.

Sag Dir jeden Morgen nach dem Aufstehen: »Ich lebe nicht auf dieser Welt, um perfekt zu sein, sondern um durch Annehmen meiner Schwächen lieben zu lernen!«

Gönne Dir bewußt erlebte Nähe zu Dir und zu anderen. Experimentiere mit Reiki. Laß Deiner Kreativität freien Lauf. Der Umgang mit Reiki kann ein wundervolles Abenteuer für Dich sein.

Reiki löst Verspannungen, indem es blockierte Energien wieder fließen läßt. Wenn Du während oder nach einer Reiki-Sitzung ängstlich, traurig, fröhlich oder glücklich wirst, weißt Du, welche Energie Du festgehalten hattest, und kannst überlegen, warum Du dies getan hast und ob Du immer noch dazu neigst, diese Kraft zu blockieren, wenn sie aktiv wird.

Wenn Du Dir regelmäßig Reiki gibst, hast Du die Kraft zum Wachstum. Wo und wie es auf der geistigen Ebene stattfindet, entscheidest Du, indem Du Deine Aufmerksamkeit auf einen Bereich Deines Charakters lenkst.

Dein persönliches Übungsprogramm für den 1. Reiki-Grad

1. Gönne Dir zumindest einmal pro Woche eine Reiki-Ganzbehandlung.
2. Gönne Dir jeden Tag zumindest einen Chakren-Ausgleich.
3. Gib Deinem Essen und den Getränken, die Du zu Dir nimmst, einen Moment Reiki bevor Du sie verzehrst.
4. Nimm Dir jede Woche eine der Reiki-Lebensregeln und übe Dich darin, konstruktiver, flexibler und kreativer mit dem entsprechenden Thema umzugehen.
5. Entwickle die Fähigkeit, mit Deinen Händen Energien wahrzunehmen, indem Du zumindest einmal pro Tag etwa zwei bis drei Minuten Deine Hände mit den Handtellern zueinander in etwa 15 cm Entfernung plazierst und sie dann immer wieder langsam und aufmerksam etwas zueinander und dann wieder voneinander weg bewegst. Notiere kurz, was Du gespürt hast.
6. Nimm Dir jeden Tag zumindest einmal einige Minuten Zeit und spüre mit Deinen Händen die energetische Ausstrahlung einer Pflanze, eines Tieres, eines anderen Menschen, eines beliebigen Gegenstandes oder eines Heilsteins. Halte dazu Deine Handteller in Richtung des Objektes oder des Wesens in einem Abstand von etwa 10 bis 15 cm. Nähere Deine Hände nun mehrere Male langsam und aufmerksam etwas an und entferne sie dann wieder. Notiere kurz, was Du gespürt hast.
7. Sage mehrmals, während Du Dir an irgendeiner Stelle Deines Körpers Reiki gibt, daß Du Dich liebst, daß Du es schön findest, einen Körper zu haben oder irgend etwas anderes Positives über Dich. Achte darauf, ob sich eine andere Energiewahrnehmung einstellt.
8. Führe die im vorigen Punkt erklärte Übung mit einem anderen Menschen, einem Gegenstand, einer Pflanze, einem Tier oder einem Heilstein durch, indem Du etwas Nettes, Positives über denjenigen sagst, den Du behandelst.
9. Führe die im vorigen Punkt erklärte Übung aus, aber denke diesmal nur etwas Nettes oder Liebevolles. Achte darauf, wie sich die Energieflüsse unter Deinen Händen ändern.

Lies Dir dieses Programm immer wieder durch – und laß Dich davon zum Üben inspirieren

10. Fülle zwei Gläser mit Trinkwasser. Behandle eines etwa zwei Minuten mit Reiki. Probiere aus beiden Gläsern. Welchen Unterschied stellst Du fest?

11. Wiederhole die letzte Übung mit beliebigen anderen Getränken.

12. Behandle eine Zimmerpflanze vier bis sechs Wochen lang jeden Tag einige Minuten mit Reiki. Wie entwickelt sie sich? Was spürst Du, wenn Du sie behandelst?

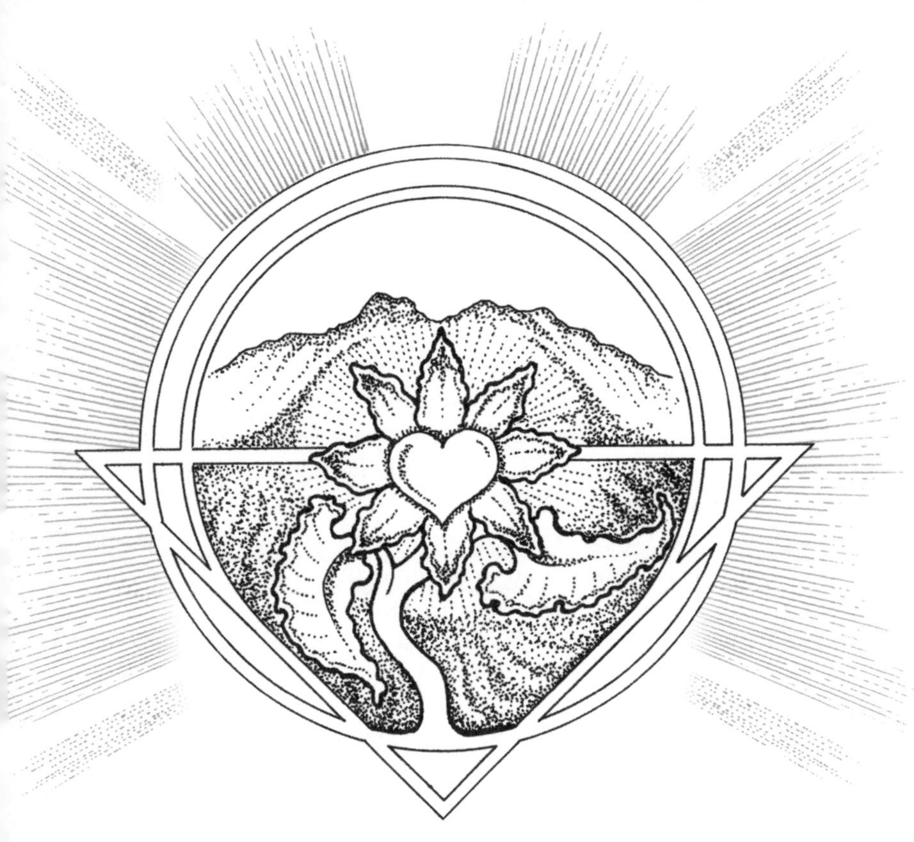

4. Kapitel

Der 2. Reiki-Grad

Warum kommen Menschen zu einem 2.-Grad-Seminar?

Oft ist der Auslöser für die Anmeldung zu diesem Seminar ein besonders beeindruckendes Erlebnis mit Reiki.

Für mich war es die Heilung einer akuten Unterleibsentzündung bei einer jungen Frau, die praktisch über Nacht durch die etwa 30minütige Fernbehandlung einer Reiki-Meisterin bewirkt wurde. Einen Tag vorher hatten eine Blutsenkung und eine Tastuntersuchung noch die Symptome einer schweren Entzündung gezeigt. Am nächsten Tag sollte im Krankenhaus eine Operation stattfinden. Doch durch die halbstündige Fernbehandlung am vorherigen Abend waren bis zum Arzttermin alle subjektiven und objektiven Anzeichen der Erkrankung verschwunden und sind seitdem auch nicht mehr aufgetaucht. Nach diesem eindrucksvollen Beweis der Heilkraft einer Reikifernbehandlung mit dem 2. Grad stand für mich fest, daß ich baldmöglichst an einem entsprechenden Seminar teilnehmen würde.

Andere Menschen spüren das starke Verlangen, mehr mit Reiki tun zu können, als mit der Kontaktbehandlung möglich ist. Manche wollen sich in ihrer geistigen Entwicklung durch die Einweihung und die Mentalbehandlungstechnik des 2. Grades voranbringen, und einige sind einfach ungeheuer neugierig, wie und ob das mit der Fernbehandlung wirklich funktioniert.

Ein wichtiger Grund, aus dem heraus viele Therapeuten, die professionell mit Reiki arbeiten, zu dem Seminar kommen, ist die enorme Beschleunigung der Behandlung und die Möglichkeit, viele Menschen gleichzeitig mit der Spirituellen Lebensenergie wirksam zu versorgen.

Die Ängste

Da jeder, der sich zum 2. Grad anmeldet, schon an einem 1.-Grad-Seminar teilgenommen hat, sind die meisten Befürchtungen bereits zerstreut. Es bleibt allerdings oft noch die Sorge, es könnte doch ein Schwindel mit dem 2. Grad sein, da die wenigen Ankündigungen des Reiki-Meisters zum Abschluß des 1.-Grad-Seminars so unglaubliche Dinge beinhalten, daß der »gesunde Menschenverstand« da nicht mehr mitkommt. Das muß er aber auch nicht, denn Reiki funktioniert ja – der Schöpferkraft sei Dank – nicht über den Verstand.

Eine verhältnismäßig oft auftauchende Besorgnis bezieht sich auf die Mentalheilungstechnik des 2. Grades. Mit dieser lassen sich unter anderem destruktive Gewohnheiten, zwanghafte Verhaltensweisen, überschießende Emotionen, Ängste und geistig-emotionale Blockaden harmonisieren. Näheres über diese faszinierende Sache erfährst Du einige Seiten weiter. Da bei der Mentalheilung auch Affirmationen (konstruktive Sätze) eingegeben werden können, befürchten manche Menschen, man könne andere damit gegen ihren Willen oder an ihrem Bewußtsein vorbei irgendwie hypnotisieren oder programmieren. Dies entspricht nicht den Tatsachen. Andernfalls würde ich mich auch weigern, eine solche Technik öffentlich weiterzugeben. Die Mentalheilung kann nur, sowohl mit als auch ohne Affirmationen, Blockierungen lösen, festgefahrene Ansichten und Gefühle wieder änderbar machen und sinnlose Verhaltensweisen für sinnvolle Neuorientierungen öffnen. Die Mentalheilung kann in keiner Weise eine bestimmte, von dem Behandler gewünschte, Ansicht, Verhaltensweise oder ein Gefühl hervorrufen.

Die Techniken des 2. Grades sind effektiv und auch für Laien sicher anzuwenden. Reiki kann direkt sowieso keinen Schaden anrichten. Die wenigen Vorsichtsmaßregeln erfährst Du in dem 2.-Grad-Seminar, wie zum Beispiel, einen Klienten nicht mit einer Fernbehandlung zu versorgen, während er oder sie ein Kraftfahrzeug steuert, weil es durch Reiki durchaus zu spontanen Entspannungszuständen kommen kann. Die sind ja an sich auch wünschenswert. Nur eben nicht beim Autofahren.

Falls Du Dich in Bezug auf bestimmte Themen des 2. Grades oder Reiki im allgemeinen unsicher fühlst, besprich Deine Bedenken mit einem erfahrenen Reiki-Meister, um sie zu klären. Außerdem kannst Du so was auch zum Beispiel in dem Rainbow-Reiki-Forum meiner Homepage www.rainbowreiki.net mit anderen Reikifreunden – und oft auch mit mir – diskutieren.

Das Seminar

Es gibt meist dreiteilige Abendkurse, Wochenendseminare von minimal einem Abend und einem Tag bis zu einem Abend und zwei vollen Tagen, aber auch Ferienkurse, die über mehrere Tage gehen. Die zeitliche und teilweise die inhaltliche Gestaltung der Seminare werden wie beim 1. Grad von den Reiki-Meistern sehr unterschiedlich gehandhabt.

Das hat für die Teilnehmer den Vorteil, daß ihr Meister auch viel Spaß während des Kurses hat und so für ein lebendiges und spannendes Programm sorgen kann. Langweilig wird es immer, wenn Standardprozeduren abgespult werden. Das wirst Du bei Reiki-Seminaren allerdings kaum erleben.

Während des Seminars bekommt jeder Teilnehmer eine Einweihung, die die Symbole und Mantren des 2. Grades fest in ihm verankert und gleichzeitig dafür sorgt, daß sie aktiviert und damit überhaupt für ihn nutzbar werden. Ohne dieses energetische Ritual wirken die Zeichen und Worte nicht. Im Gegensatz zu den Einweihungen des 1. Grades wird diesmal weniger der Emotionalkörper, also die Ebene der Gefühle, der Ängste und Hoffnungen, berührt. Es ist jetzt nicht mehr nötig, die tiefen karmischen Schichten der Persönlichkeit mit göttlichem Licht in Berührung zu bringen, da die Verbindung schon besteht.

Ohne das Einweihungsritual des 2. Grades wirken die Symbole und Mantren nicht

Jetzt geht es darum, auf der Mentalebene disharmonische Strukturen abzubauen, die den Menschen daran hindern, sein volles Potential an Fähigkeiten zu nutzen, die durch diese Verbindung geschaffen worden sind. So wird unter anderem das 3. Auge, das Stirnchakra, aktiviert. Bessere Wahrnehmungsfähigkeiten im feinstofflichen Bereich, bei manchen sogar spontane Hellsichtigkeit, eine Verstärkung der Intuition und mehr Interesse an der Selbstverwirklichung, am eigenen Weg werden dadurch ausgelöst. Die wesentlichen energetischen Veränderungen spielen sich also beim 2. Grad auf der Mental-Ebene ab. Was diese Ebene ist und welche Aufgaben sie hat, erkläre ich später noch genauer.

Die Einweihung wird meist ziemlich zu Anfang des Kurses gegeben, weil ohne sie ja nicht mit den Techniken gearbeitet werden kann. Als nächstes werden die Symbole und Mantren an die Teilnehmer übergeben und auswendig gelernt. Es dauert einige Stunden, bis sich alle diese Werkzeuge angeeignet haben.

Danach werden die Methoden vermittelt, mit denen sie richtig zu benutzen sind, und es wird auch gleich an praktischen Beispielen geübt. Du merkst schon, dieses Seminar ist ganz anders als der Kurs zum 1. Grad. Beim Einstiegsseminar hatte der Bauch am meisten zu tun, jetzt wird überwiegend der Kopf beschäftigt. Ja – und das war's auch schon mit dem 2.-Grad-Seminar. »Oh, mehr nicht?« denkst Du? Ich bin der festen Überzeugung, daß der 2. Grad sowohl mehr Veränderungen für jeden Menschen bewirken kann als auch viel mehr an Möglichkeiten zur Nutzung der Reiki-Kraft bietet als der 1. Grad. Vielleicht wirst Du diese Überzeugung nach dem nächsten Abschnitt, in dem ich Dir erzähle, was Du alles mit dem 2. Grad anstellen kannst, teilen.

Die Werkzeuge des 2. Reiki-Grades

Die grundsätzlichen Mittel des 2. Grades beinhalten:

1. Kraftverstärkung

Eine Möglichkeit, mehr Reiki-Energie zur Verfügung zu stellen, als Du normalerweise maximal weitergeben kannst (Kraftverstärkung). Das Gesetz »Der Empfänger bestimmt, wieviel und wo er Reiki einziehen will!« wird dadurch nicht außer Kraft gesetzt. Bei jeder Anwendung wird die zur Verfügung stehende Reiki-Energie um das 10- bis 15fache* gesteigert. Da sich beliebig viele Anwendungen aneinandersetzen lassen, ist theoretisch die Steigerung des Reiki-Kraftflusses nach oben unbegrenzt. Wendest Du diese Technik an, reduzieren sich die Behandlungszeiten sowohl bei der Kontakt- als auch bei der Fernbehandlung drastisch. Bei der Kontaktbehandlung läßt sich die Zeit auf etwa zwei Minuten pro Position verringern. Noch weniger bringt in der Praxis hier nichts, weil im direkten körperli-

* Das ist nur ein Schätzwert.

chen Kontakt einfach eine gewisse Zeit des Einlassens auf eine Berührung nötig ist. Bei einer Fernbehandlung mit dem 2. Grad ist aber eine Verkürzung der Zeit für eine Ganzbehandlung auf 10 bis 20 Minuten durchaus realistisch. In diesem Fall ist der Kontakt rein feinstofflich-energetisch und außerdem ist der Ablauf der Behandlung wesentlich anders als bei der Kontakt-Ganzbehandlung, so daß die Wirkungen des Kraftverstärkungszeichens voll zur Geltung kommen.

Mit dem 2. Reiki-Grad werden die Grenzen des Energieflusses aufgehoben – er befreit von vielen Beschränkungen

Die Wirkung kann bei so einer Fernbehandlung noch sehr viel intensiver sein als bei einer 90minütigen Ganzbehandlung mit den Mitteln des 1. Grades. Gerade für professionell arbeitende Reiki-Therapeuten eröffnen sich damit neue Perspektiven. Denn ein wesentlicher Grund, der zum Beispiel einen Heilpraktiker daran hindern kann, mehr Reiki in seiner Praxis anzuwenden, ist der verhältnismäßig hohe Zeitaufwand. Aber auch die »Nicht-Profis« können diese Technik gut gebrauchen. Zum Beispiel, wenn sie sich selbst oder ihren Verwandten Reiki geben. Das Essen läßt sich auf diese Weise sehr viel schneller mit Reiki aufladen, und Edelsteine (siehe auch unter »Reiki und Kristalle« im Reiki-Handbuch, Seite 143) lassen sich so leichter und schneller energetisch reinigen und mit Reiki aufladen. Ebenso können Kosmetika und Trinkwasser in kurzer Zeit durch die Einwirkung der Reiki-Kraft veredelt werden.

Zusammenfassung: Du kannst alles, was mit dem 1. Grad geht, mit der 2.-Grad-Technik schneller und intensiver machen, weil die Grenzen des Energieflusses aufgehoben werden. Diese Möglichkeit ist eine konsequente Weiterentwicklung der Auseinandersetzung mit dem Thema: »Zeit für Dich«, das zu den persönlichen Lernerfahrungen des 1. Grades gehört. Nachdem diese Erfahrungen während der Zeit mit dem 1. Grad im wesentlichen gemacht und verarbeitet worden sind, ist es für die persönliche Entwicklung nicht mehr unbedingt notwendig, soviel Zeit mit Erfahrungen von Nähe zu verbringen. Natürlich kannst und solltest Du Zeit für Nähe bei Reiki-Anwendungen haben, wenn Du der Ansicht bist, es sei gerade für Dich wichtig. Aber die automatische Einschränkung durch die Begrenzung der Stärke der Reiki-Kraft existiert nicht mehr.

Der 2. Grad befreit Dich von vielen Beschränkungen. Und das nicht nur im Hinblick auf die Behandlungszeit!

2. Fernbehandlung

Es handelt sich um eine Technik, mit der Du alles, was lebt, erreichen, mit Reiki versorgen und mit ihm Informationen austauschen kannst (Fernbehandlung). Damit kannst Du im Grunde zu allem, was es gibt, eine Verbindung herstellen, denn im tieferen Sinne ist *nichts* auf dieser Existenzebene unbelebt. Alles wurde ja aus und von Gott, der Quelle aller Lebendigkeit, geschaffen!

Diese Methode entbindet Dich in bezug auf Reiki von den Grenzen des Raumes und, wie Du weiter unten sehen wirst, auch von den Grenzen des Zeitablaufes. Du brauchst nur den Namen und ein Bild oder einen persönlichen Eindruck, wie den Klang der Stimme des Empfängers. Du kannst zum Beispiel in Hamburg gemütlich in Deiner Wohnung im Sessel sitzen, während Dein Freund, der Reiki bekommen soll, gerade im brasilianischen Urwald zeltet. Die Energieübertragung wird, bis auf die körperliche Nähe, genauso stark, oft sogar noch wirkungsvoller sein, als wenn Ihr beide räumlich zusammen wärt. Eine weitere Möglichkeit, die Dir diese Technik bietet, ist die gleichzeitige Behandlung vieler Menschen mit Reiki. In derselben Zeit, die Du für eine Fernbehandlung benötigst, kannst Du 10, 20, 30 oder mehr Freunde zusammen mit reichlich Reiki versorgen. Dieser Aspekt der Möglichkeiten des 2. Grades befreit Dich von den Begrenzungen des räumlichen Kontaktes.

Das Erlebnis der Fernbehandlung erweitert Dein Bewußtsein – die Grenzen von Raum und Zeit entpuppen sich als reine Illusion

Du bist nicht mehr auf die Nähe einer Person angewiesen, um ihr Reiki zu geben. Auch hier wieder eine Aufhebung der nach den durchlebten Erfahrungen des 1. Grades nicht mehr notwendigen Beschränkungen. Vorher war gerade die körperliche Nähe und das Einlassen auf den körperlichen Kontakt zu anderen sehr wichtig. Jetzt geht es um das Einlassen auf den mentalen Kontakt. Wenn diese Wachstumschancen genutzt wurden, ist es nicht mehr unbedingt erforderlich, die Grenzen beizubehalten. Würden sie weiterbestehen, wären wirklich neue Erfahrungen nicht möglich. Das Erlebnis der Fernbehandlungen erweitert auch das Bewußtsein. Dein Verstand kommt nicht umhin zu erkennen, daß der Raum im tieferen Sinne nur eine Illusion ist. Du erlebst, daß die Beschränkungen, die Du bisher für unüberwindbar gehalten hast, in Wirklichkeit nicht existieren. Denke mal über die sich daraus ergebenden Konsequenzen nach, und Du wirst zu dem Schluß kommen, daß Science-Fiction-Literatur durchaus nicht unbedingt »Fiktionen«, also Märchen, beinhaltet. Doch es gibt noch mehr.

Mit einer besonderen Anwendung der Fernbehandlung kannst Du soweit wie Du willst in die Vergangenheit oder die Zukunft reichen und in bestimmte Situationen Reiki direkt oder über die Mentalheilungsmethode geben. So ist es möglich, in eine prägende Situation Deiner Kindheit Reiki zu geben und ihre Auswirkungen damit zu harmonisieren.

Warst Du einmal ernsthaft krank und trägst heute noch schwer an den Auswirkungen? »Ach ja«, denkst Du, »hätte ich doch damals schon gekonnt, was ich jetzt kann!« Mit dem 2. Grad kannst Du! Baue einen

Kontakt zu Dir auf, als Du krank warst und sende regelmäßig längere Zeit Reiki zu Dir. Die Auswirkungen sind oft unglaublich.

Ebenso kannst Du mit der Zukunft verfahren. Du weißt, daß Du am nächsten Tag lange und intensiv arbeiten mußt. Jetzt geht es Dir gut, aber morgen ...! Wende die 2.-Grad-Methode auf eine bestimme Art an und gib Dir jetzt Reiki, das Dich morgen zu einer bestimmten Uhrzeit erreichen soll. Du meinst, ich spinne? Ich kann es Dir jetzt nicht beweisen, aber Du kannst es selbst erleben, wenn Du den 2. Grad hast, oder andere Leute fragen, die mit dem 2. Grad auf diese Art zu arbeiten gelernt haben.

So, die Begrenzung des Zeitablaufes ist jetzt ebenfalls gefallen. Gibt es etwa noch mehr? Oh ja! Als ich vorhin erzählte, daß Du alles mit der Fernbehandlung erreichen kannst, meinte ich das auch so. Nun sind da viele Dinge, die Du erreichen könntest, aber wo wird es interessant für Dich? Ich gebe zum Beispiel gern meinem Hohen Selbst und meinem Inneren Kind Reiki. Manchmal tue ich dies auch für andere. Warum?

Um Dir dies zu erklären, muß ich etwas ausholen. Jeder Mensch hat drei unterschiedliche Anteile (archetypische Teilpersönlichkeiten), die einerseits engstens mit ihm verbunden sind, andererseits durchaus eigenständige Verhaltensweisen und unterschiedliche Funktionen und Möglichkeiten haben.

Fangen wir bei dem bewußten Anteil an. Er wird auch das *Mittlere Selbst* genannt. Er kann denken, rechnen, logische Schlüsse ziehen, sich überlegen, warum dies und das zu jenem Ergebnis geführt hat oder führen wird. Hier werden bewußt und unbewußt alle Informationen, die über die fünf »herkömmlichen« Sinne zu einem Menschen gelangen, ausgewertet.

Das Mittlere Selbst ist Deine persönliche Datenverarbeitungs-Software (die Logistik), aber es verfügt über keinen Datenspeicher (Gedächtnis)

Das *Mittlere Selbst* verfügt nicht über ein Gedächtnis oder über Gefühle. Es hat keine außersinnlichen Wahrnehmungen und kein Gewissen (dies hängt auch mit dem Gedächtnis zusammen, da es über Erfahrungen gebildet wird).

Das Speichern von der vom *Mittleren Selbst* ausgewerteten Information besorgt das *Innere Kind.* Es ist auch die Quelle der Gefühle, hier entstehen die Moral, die Ethik, das Gewissen.

Wird die Fähigkeit des Mittleren Selbst, Informationen zu sortieren, überfordert, zum Beispiel durch zu viele wichtige Eindrücke, die gleichzeitig wahrgenommen werden, bekommt das Innere Kind die Informationen ungeordnet und sortiert sie dann nach seinen Möglichkeiten, die aber nicht die Fähigkeit der logischen Auswertung beinhalten, im Gedächtnisspeicher ein.

So entstehen viele Ängste, Schuldgefühle und dogmatisierte Moralvorstellungen. Besonders oft kommen solche Situationen im Kindesalter vor, da in dieser Entwicklungsperiode das Mittlere Selbst noch nicht so viele

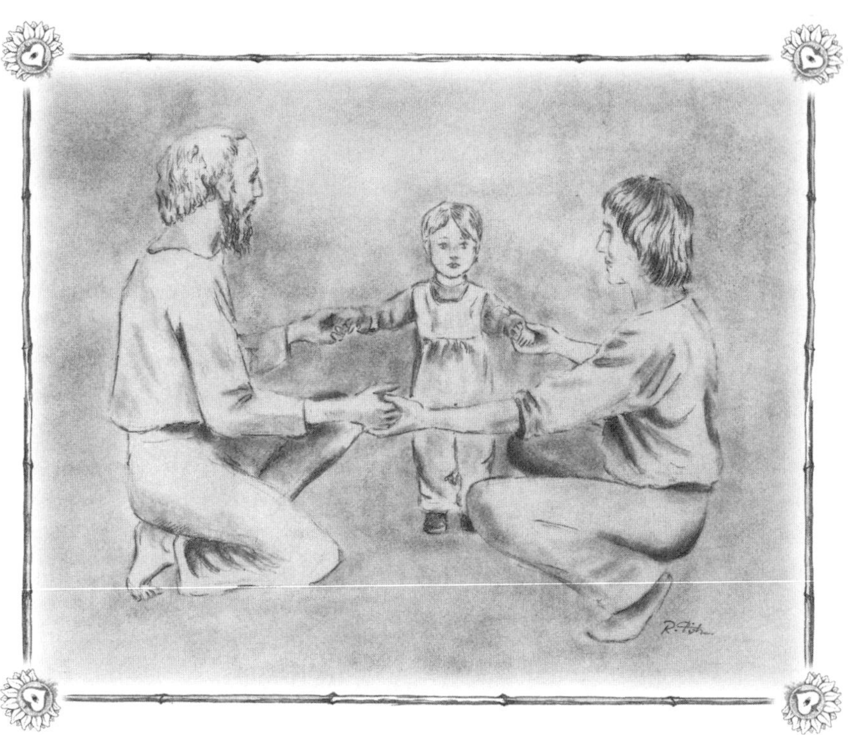

Die Gemeinschaft der drei archetypischen Persönlichkeitsanteile des Menschen: Hohes Selbst – Inneres Kind – Mittleres Selbst

Möglichkeiten der Informationsverwertung hat wie beim Erwachsenen. Es wird schnell einmal überfordert. Deshalb liegen die Wurzeln der meisten psychischen Problemstrukturen in der Kindheit. Doch auch später können bei Unfällen, seelischen Schocks oder ständiger geistiger Überarbeitung solche ungeordneten Erinnerungen angesammelt werden. Auch die Instinkte und die außersinnlichen Wahrnehmungen sind im Inneren Kind beheimatet. Ebenso ist hier die Quelle der persönlichen, unter anderem für alle Formen von magischer Arbeit nutzbaren Energie.

Das Innere Kind ist Dein persönlicher Datenspeicher und Filter zugleich. Seine emotionale Bewertung entscheidet, was überhaupt aufgenommen und wie es codiert wird

Die persönliche Lebensenergie (Ki), wird ständig über die Nahrung und die eingeatmete Luft ergänzt. Sie ist nicht identisch mit Reiki, der überpersönlichen Spirituellen Lebensenergie. Das Innere Kind kann durch seine außersinnlichen Fähigkeiten, wie Telepathie, eine direkte Verbindung zum *Hohen Selbst* herstellen. Das Mittlere Selbst kann dies nicht. Es ist viel zu sehr von den logischen, begreifbaren Strukturen geprägt, als daß es sich solche nicht-kausalen Phänomene vorstellen und sie damit in den Bereich des Möglichen einbeziehen könnte.

Aus diesem Grunde haben »Verstandesmenschen« solche Schwierigkeiten, wenn es um Gefühle, spirituelle Dinge und nicht-logische Zusammenhänge geht. Sie akzeptieren ihr Inneres Kind nicht, das ihnen somit auch nicht bei dem Verständnis dieser Erscheinungen helfen kann. Das Innere Kind denkt nicht logisch wie das Mittlere Selbst. Seine Art, die

Dinge zu betrachten und sich mit ihnen auseinanderzusetzen, ist geprägt von Gefühlsenergien, Bildern, Klängen, Gerüchen, Reizen und Symbolen.

Auf dieser Ebene werden Zusammenhänge nicht durch Logik, sondern akausal, zum Beispiel durch Zeitgleichheit, bestimmte ähnliche Merkmale oder andere sympathische Beziehungen hergestellt. Da hier auch die Magie zu Hause ist, verstehst Du jetzt vielleicht, warum magische Rituale nicht auf logischen, sondern auf sympathischen Zusammenhängen beruhen. Denke zum Beispiel an die Voodoo-Püppchen der Schwarzen Magie, aber auch an die Hühnerfedern und die kleinen Heilungsgedichte beim Warzen- und Gürtelrose-Besprechen.

Das Innere Kind ist durch Pomp, theatralische Geschehnisse und dergleichen leicht zu beeindrucken. Es spielt gern und ist neugierig. Im allgemeinen bemüht es sich, Dir zu helfen, außer wenn Du es verärgert hast. Zum Beispiel, indem Du es als dumm, albern oder böse beschimpft hast. Wenn Du es aber ernst nimmst und ihm hilfst, die Welt besser zu verstehen, wird es mit der Zeit zusätzlich zu seiner ureigenen Art des Verstehens die des Mittleren Selbst erlernen. Und Du wirst durch die Beschäftigung mit Deinem Inneren Kind auch die kindliche Weltsicht kennen und lieben lernen, als Ergänzung zu der nüchternen, logischen Art, die Du ja schon beherrschst.

»Werdet wie die Kinder!« sagte Jesus und meinte damit, daß es sehr wichtig für uns ist, uns mit unserem Inneren Kind anzufreunden, es achten und lieben zu lernen. Die Fähigkeit zu pendeln wird übrigens auch über das Innere Kind bewirkt. Das Pendel ist sozusagen das Anzeigeinstrument, mit dem die Eindrücke, die das Innere Kind über seine feinstofflichen Sinnesorgane bekommt, für das Mittlere Selbst verständlich übermittelt werden. Alle diese Informationen gehen aber vor der Übermittlung durch die Filter der Ängste, Hoffnungen und Schuldgefühle des Inneren Kindes. Aus diesem Grunde eignet sich das Pendel nicht unbedingt zu Orakelzwecken, zur Orientierung auf dem Lebensweg oder zur Erlangung von Informationen über spirituelle Zusammenhänge. Dafür sind Orakel, wie Runen, I Ging oder Tarot sehr viel besser geeignet. Sie werden direkt durch das jeweilige Hohe Selbst gesteuert und enthalten deshalb im ganzheitlichen Sinne richtige Informationen und Beurteilungen von Zusammenhängen.

Das Hohe Selbst ist der göttliche Anteil des Menschen. Nur unser Inneres Kind kann einen direkten Kontakt zum Hohen Selbst herstellen

Das Hohe Selbst ist der göttliche Anteil des Menschen. Es weiß um den selbstgewählten Lebensplan und kennt die früheren Leben. Das Hohe Selbst ist nicht wie die anderen beiden Selbst-Anteile an Raum und Zeit gebunden. Es hilft den beiden gern bei ihrer Entwicklung, wenn diese es ausdrücklich wünschen und ihm Energie zur Verfügung stellen, ohne die es auf der materiellen Ebene nicht wirken kann. Dieser Vorgang wird gemeinhin als »Beten« bezeichnet.

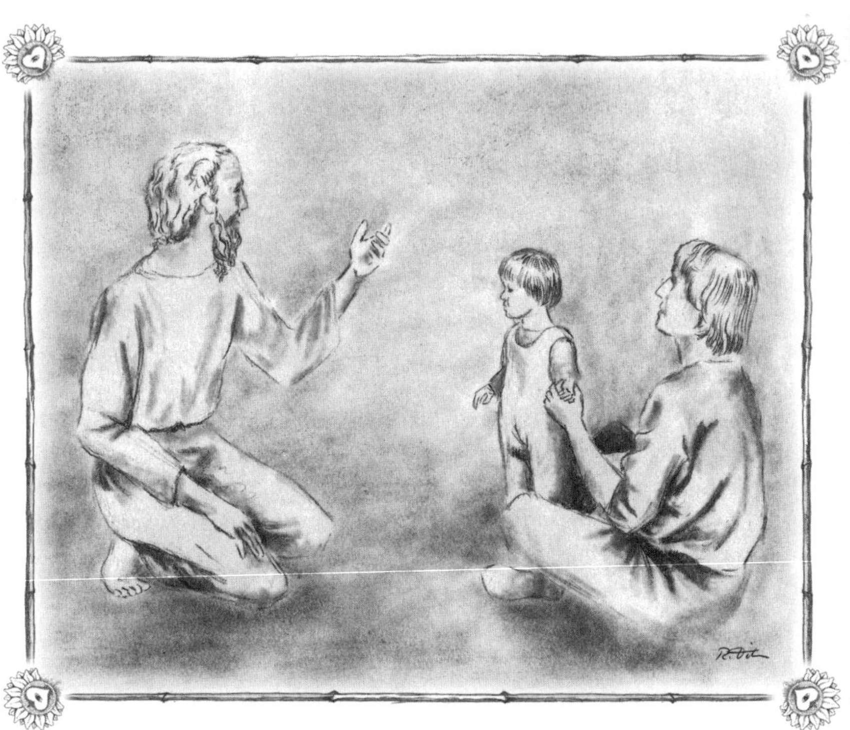

Das Hohe Selbst unterstützt das Mittlere Selbst und das Innere Kind in ihren Wachstumsprozessen, wenn sie es wünschen

Nun weißt Du sicher auch, daß nicht jedes Gebet erfüllt wird. Woran liegt das? Um ein Gebet des Mittleren Selbst zum Hohen Selbst weiterzuleiten, ist die Mitarbeit des Inneren Kindes nötig. Wenn dieser Anteil sich zu schuldig, zu böse, zu unwürdig für einen Kontakt mit der Schöpferkraft hält oder die Bitte als »unmoralisch« oder nicht statthaft betrachtet, wird es die Zusammenarbeit verweigern und die nötige Verbindung nicht herstellen. Die Wertung des Inneren Kindes beruht dabei nicht auf logischen Zusammenhängen, sondern ist, wie oben beschrieben, an erlernten Moralvorstellungen orientiert, die zum Beispiel von den Eltern übernommen wurden. Stellt es die Verbindung her, ohne zu wissen, wie es dem Hohen Selbst Energie senden soll, damit dieses die Realisierung des Gebetes bewirken kann, wird immer noch nichts aus der Sache. »Ganz schön kompliziert!« stöhnst Du? Ich glaube nicht. Laß diese Informationen eine Weile in Dir arbeiten, dann wirst Du merken, daß es ungewohnt, aber eigentlich nicht kompliziert ist.

Ein Beispiel für diese Zusammenhänge sind die Fähigkeiten mancher Geistheiler. Solange sie kein Geld für ihre Bemühungen beanspruchen, können sie heilen, ihr Inneres Kind glaubt dann, daß es rein genug für die kosmische Kraft ist. Wenn ein solcher Heiler trotzdem mal Geld fordert, denkt sein Inneres Kind, dies sei unmoralisch und entspräche nicht dem göttlichen Willen. Deshalb traut es sich nicht mehr, das Hohe

Selbst um die heilende Energie zu bitten. Der Geistheiler kann nicht mehr heilen, bis er seine »Verfehlung« sühnt und wieder ohne Energieaustausch weitermacht. Andere Heiler, die diese moralische Struktur nicht in sich tragen, sind durchaus in der Lage, auch höhere Geldsummen für ihre Leistungen anzunehmen und zugleich wunderbare Heilungen zu bewirken. Es ist also alles eine Sache der erworbenen Charakterstruktur. Manche bezeichnen dies auch als Karma.

Der Kontakt mit dem Hohen Selbst ist sehr wichtig für Dich. Er kann Dir helfen, mit schwierigen Situationen im ganzheitlichen Sinne vernünftig umzugehen. Du wirst mehr mit Menschen und Situationen zusammenkommen, die zu Dir passen und die Dir helfen können zu lernen, was für Dich wichtig ist. Du bekommst durch den regelmäßigen Kontakt mit Deinem Hohen Selbst die nötige Sicherheit zur Steuerung Deines Lebensbootes, und dies hilft Dir, die Persönlichkeitsanteile des Inneren Kindes und des Mittleren Selbst zu entwickeln. Diese Entwicklung stimmt Deine Gesamtpersönlichkeit immer mehr auf die energetische Ebene des Hohen Selbst ein.

Dein Kontakt zum Hohen Selbst ist wichtig für Dich, denn es kann Dir helfen, schwierigen Situationen mit der Weisheit des Herzens zu begegnen

Diese freiwillige Einstimmung ist der eigentliche Sinn des menschlichen Lebens. Auf herkömmlichem Wege ist es recht langwierig und umständlich, zu einem wirklichen Kontakt mit dem Hohen Selbst zu kommen. Das meiste, was viele Menschen erfahren, wenn sie diese Verbindung suchen, ist ein intensiver Kontakt mit dem Inneren Kind und seiner farbenprächtigen Bilderwelt. Und das ist ja auch ganz in Ordnung, denn vor der Verbindung mit der Schöpferkraft sollte ein Mensch erst einmal die Verbindung zu sich selbst aufnehmen. Ein Baum benötigt zunächst die Verbindung zur Erde, wenn er zum Licht wachsen will.

Auf dem Reiki-Weg findet die wesentliche Klärung der Ebene des Inneren Kindes mit den Möglichkeiten des 1. Grades statt. Aber auch später gibt es noch viele Gelegenheiten, mit ihm zu spielen und zu lernen.

Einen gangbaren Weg, über die Klärung des Verhältnisses zum Inneren Kind und seiner Schuldgefühle zum Hohen Selbst zu kommen, bietet die HUNA-Lehre nach Max F. Long (siehe Bibliographie). Von dieser aus praktischen Erfahrungen gewachsenen Lehre habe ich für das Verständnis der 2.-Grad-Arbeit wesentliche Informationen übernommen.

Die HUNA-Theorie paßt so gut zu der Reiki-Praxis, als wäre das eine für das andere geschaffen. Meiner Ansicht nach haben beide weit zurück in der Geschichte einen gemeinsamen Ursprung. Wie dem auch sei, Du kannst jedenfalls ausgezeichnete Ergebnisse erzielen, wenn Du die 2.-Grad-Werkzeuge benutzt und dabei die HUNA-Erkenntnisse berücksichtigst.

Mittels der 2.-Grad-Fähigkeiten lassen sich sowohl das Innere Kind als auch das Hohe Selbst direkt erreichen. Du kannst mit ihnen Informationen austauschen, Wege der Zusammenarbeit vorschlagen und disku-

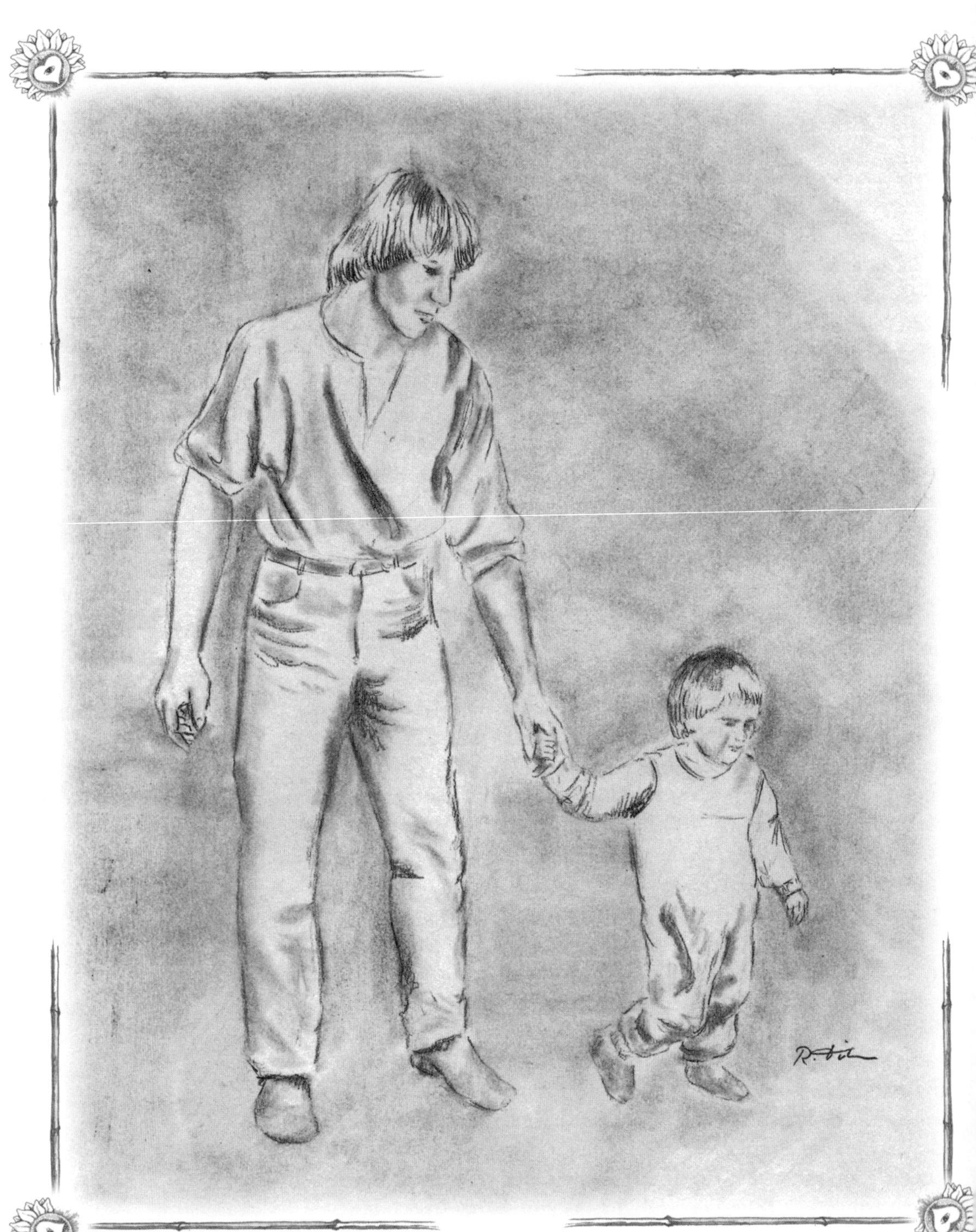

Wenn das Mittlere Selbst und das Innere Kind eines Menschen lernen, sich anzunehmen ...

tieren und Energie durch Deine Reiki-Fähigkeiten mobilisieren, um Dir und anderen das Leben zu erleichtern.

Wenn Du mit dem Inneren Kind in Kontakt trittst, wird die Verständigung in erster Linie über Symbole, Farben, Bilder, Gefühle und dergleichen ablaufen. Du kannst zu Deinem Inneren Kind nicht unbedingt gleich mit Worten reden. Es ist leicht zu beeindrucken, verspielt, gern gefällig, aber auch schnell eingeschnappt oder gelangweilt, wenn ihm etwas gegen den Strich geht. Erkunde mit ihm zusammen Deine Ängste und Hoffnungen, hilf ihm, Dinge, die es verwirren oder in ihm Schuldgefühle hervorbringen, anders zu sehen, und laß Dir von ihm helfen, wieder mehr zu spielen, lebendiger zu sein, Deiner Neugier zu folgen und Deine Gefühle ernst zu nehmen. Mit der Zeit werdet Ihr beide immer besser miteinander klarkommen und Euch gegenseitig unterstützen. Dein Inneres Kind wird Dir viel lebendige Kraft geben, die Du nach den Maßgaben Deines Hohen Selbst einsetzen kannst, um Dein Leben im ganzheitlichen Sinne vernünftig zu gestalten.

Wenn Mittleres Selbst und Inneres Kind lernen, karmisch zusammenzuarbeiten, sind sie ein richtiges »Power-Team«!

Der Reiki-Kontakt mit Deinem Hohen Selbst wird noch etwas exotischer sein als der vorherige zu Deinem Inneren Kind.

Der Reiki-Kontakt mit Deinem Hohen Selbst wird Deinen Körper und Deinen Geist in einen harmonischen Wachstumsprozeß leiten

Während der ersten Meditationen mit Deinem Hohen Selbst wirst Du wahrscheinlich wenig konkrete Eindrücke bekommen. Erwarte diese auch nicht. Mach Dich frei für das, was passieren wird. Nach jeder Sitzung, die anfangs einmal pro Woche 10 Minuten nicht übersteigen sollte, wirst Du – je nach Deiner Erwartungshaltung – recht verwirrt, enttäuscht oder auch tief beeindruckt sein – ohne eigentlich genau zu wissen, warum. Grüble nicht darüber nach. Laß den Kontakt immer wieder geschehen! Im Laufe der Zeit werden sowohl Dein Körper als auch Dein Geist in einen tiefgreifenden harmonischen Wachstumsprozeß geraten.

Wenn Du diesen Prozeß bemerkst, kannst Du einen Schritt weitergehen. Gib Deinem Hohen Selbst einige Minuten Reiki und teile ihm mit, daß es diese Energie nach seinem Willen verwenden kann. Bitte Dein Hohes Selbst dann um Hilfe bei einer Angelegenheit, die Dir wichtig ist und die Du gern im ganzheitlichen Sinne vernünftig erledigen möchtest. Teile ihm mit, daß es Dir wichtig ist, diese Sache so zu regeln, daß es allen Beteiligten zum Vorteil gereicht (das ist sehr wichtig!). Gib ihm danach noch einmal einige Minuten Reiki, damit es auf der materiellen Ebene wirken kann, und sage ihm, es möge sich bei Dir bemerkbar machen, wenn es mehr Reiki-Kraft zur Erledigung dieser Angelegenheit oder einer anderen Sache benötigt.

Deine Bitten müssen sich nicht auf spirituelle Wünsche beschränken. Auch Gebete, die materielle Ziele betreffen, sind durchaus statthaft,

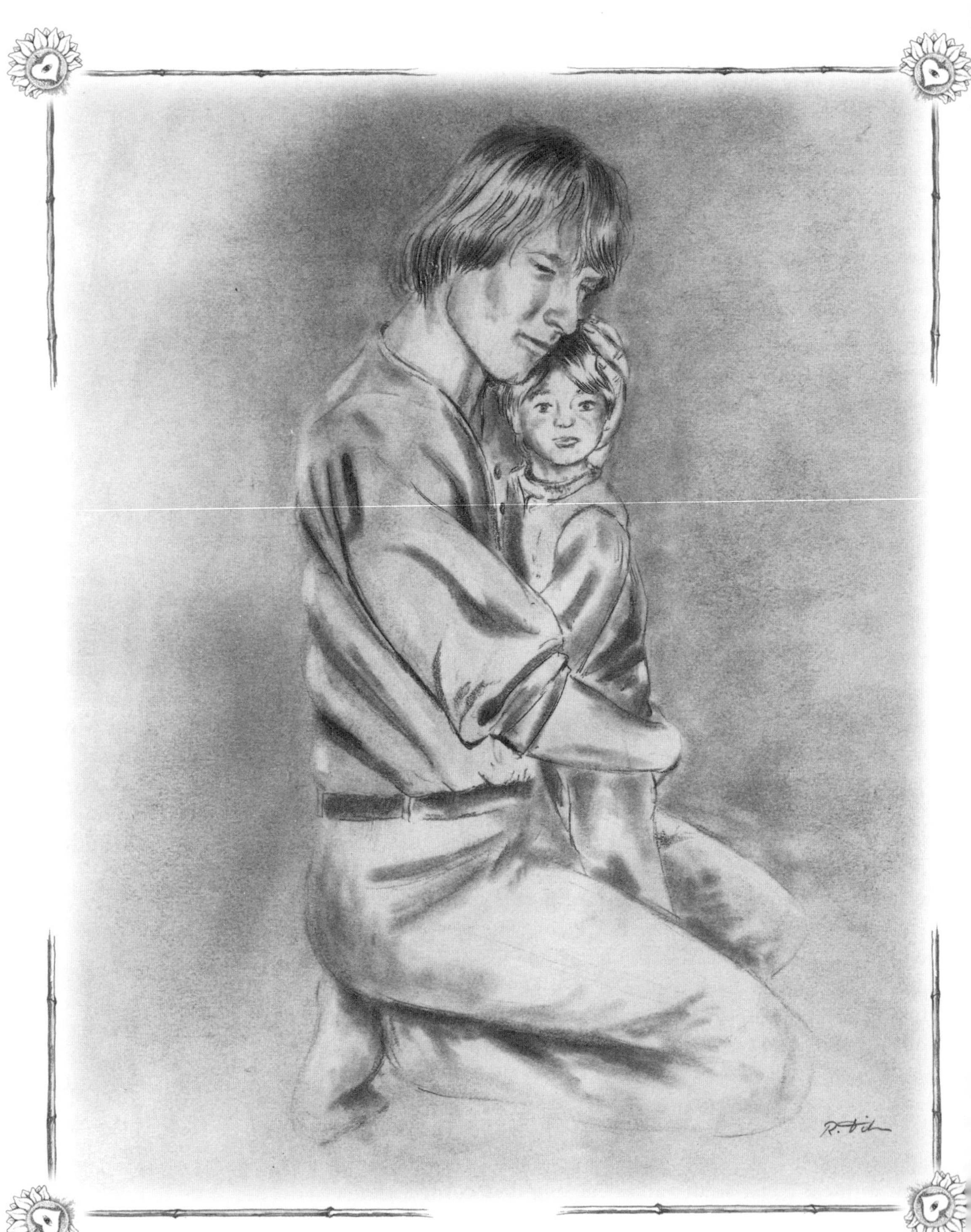

... werden sie ein liebevolles Power-Team.

wenn sie zum Vorteil aller Beteiligten geregelt werden. Diese Form der Arbeit mit Deinem Hohen Selbst ist eine phantastische Möglichkeit, den Willen der Schöpferkraft hier auf Erden geschehen zu lassen.

Hilf mit und trag so Deinen Teil dazu bei, mehr Liebe und Licht auf unsere Ebene zu bringen. Wahrscheinlich erscheint Dir vieles von dem, was ich geschrieben habe, noch unverständlich. Laß Dich davon nicht irritieren und fang einfach an zu arbeiten. Dann lösen sich Unverständnis und Mißverständnisse schnell von selbst auf. Deine beiden »Partner« werden Dir gern helfen, »richtig« mit ihnen zu arbeiten. Bitte sie einfach darum. Alles andere geht dann fast von allein. Ihre Hilfe ist für Dich höchstwahrscheinlich sehr viel wertvoller als alles, was ich jetzt noch darüber schreiben könnte.

Wenn Du Dich dafür interessierst, noch mehr über die Arbeit mit Deinen Selbst-Anteilen zu erfahren, schau in der kommentierten Bibliographie nach. Dort findest Du mehrere Bücher über HUNA, die Dir weitere Einblicke und Anregungen für Deine 2.-Grad-Arbeit geben können.*

* In meinem Buch »Rainbow Reiki« findest Du außerdem weitere Techniken der Reiki-Energiearbeit mit dem Inneren Kind und dem Hohen Selbst.

Umwelt-Reiki

Mit dieser Anwendung sind die Möglichkeiten dieser Technik aber noch lange nicht erschöpft. Mit dem 2. Grad kannst Du auch aktiven Umweltschutz betreiben. Wenn Du etwas gegen die Zerstörung der lebendigen Prozesse unseres Planeten tun möchtest, kannst Du zum Beispiel der ganzen Erde Reiki geben. Oder Dich auf ein Gebiet konzentrieren, von dem Du weißt, daß es sehr geschädigt ist. Tu Dich mit anderen Reiki-Freunden zusammen, die ebenfalls den 2. Grad haben, und behandelt gemeinsam regelmäßig bestimmte Gebiete.

Durch das gemeinsam von der Gruppe geschaffene Reiki-Feld fließt die Energie noch um einiges stärker, als wenn jeder allein arbeitet. Im Anhang findest Du einige Adressen von Vereinigungen, in denen sich viele Reiki-Freunde zusammengeschlossen haben, um diese wichtige Arbeit gemeinsam zu tun.

Eine weitere nützliche Anwendung dieser Technik besteht in der Reaktivierung der Erdchakren und Erdmeridiane. Nimm einfach Verbindung zu den Erdchakren auf und sende ihnen Reiki, um ihre Funktionen wieder zu normalisieren. Auch hierfür eignet sich die regelmäßige Gruppenarbeit wieder am besten.

Als letztes Beispiel führe ich noch die energetische Reinigung von Räumen an. Diese Anwendung läßt sich auch so gestalten, daß bestimmte Erdstrahlen auf Dauer beseitigt werden und andere zumindest für eine gewisse Zeit verschwinden. Selbst »technische Störer« lassen sich so,

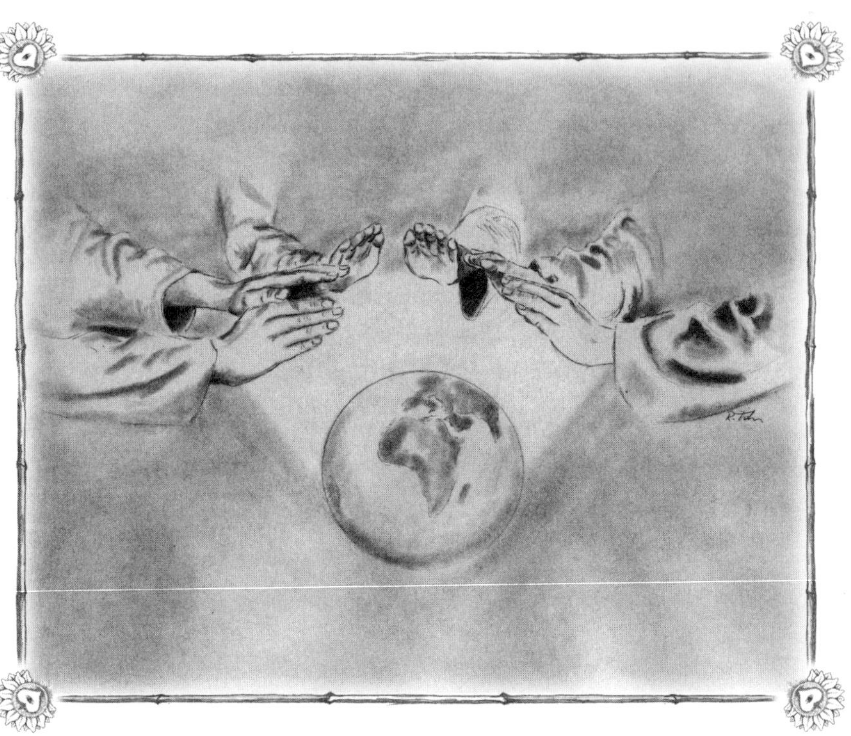

Reiki-Umweltarbeit

wenn sie nicht zu stark sind, für eine Weile dämpfen. Es gibt noch viel mehr, was Du mit diesem Werkzeug beginnen kannst, doch ich möchte hier nichts weiter aufführen. Einerseits hast Du jetzt genug Anregungen zur Entwicklung eigener Ideen bekommen, andererseits erfordern einige sehr intensive Anwendungen unbedingt die persönliche Unterrichtung und Kontrolle durch einen erfahrenen Reiki-Meister, um mit den Erfahrungen harmonisch umgehen zu können. Diese Arbeit steht auch im Mittelpunkt meiner Reiki-Do- und Rainbow-Reiki-Seminare zum 2. Grad, in denen das weitergehende Wissen vermittelt wird.

3. Mentalheilung

Mit dieser Methode kann man auf der Mentalebene eines Wesens harmonisierend mit der Reiki-Kraft arbeiten (Mentalheilung).

Auf diese Weise lassen sich unter anderem Ängste, disharmonische Verhaltensmuster und Süchte günstig beeinflussen.

Ich bin Dir noch eine Erklärung zur Mental-Ebene schuldig, die ich Dir weiter oben versprochen habe: Dir sind sicher die sechs Hauptchakren des Menschen bekannt (wenn nicht, lies im Anhang nach, da sind sie kurz erklärt). Stell Dir diese Energiezentren als den horizontalen

Aufbau der inneren Energiestruktur eines Menschen vor. Jedes von ihnen hat auch noch einen vertikalen Aufbau. Es ist also in mehrere Schichten unterteilbar. Diese Ebenen werden zum Beispiel als Astral-, Mental- oder Ätherkörper bezeichnet.

An dieser Stelle gehe ich nur auf den Mentalkörper ein. Er berührt alle Hauptchakren und organisiert alle Denkprozesse, und zwar sowohl die bewußten als auch die unbewußten. Schwerpunktmäßig während der Kindheit, aber auch später noch geschehen im Mentalkörper wichtige Programmierungen. Bestimmte, immer wiederkehrende Abläufe werden erkannt und gespeichert, damit sie später automatisch wiederholt werden können. Dies passiert zum Beispiel beim Erlernen des Autofahrens. Zuerst mußt Du bei jedem Schaltvorgang nachdenken und ihn ganz bewußt ausführen. Später läuft alles automatisch ab. Bestimmte Regelkreisläufe wurden zusammengestellt, die Dir Dein Bewußtsein für aktuelle Vorgänge freihalten. Nun werden diese Automatismen nicht nur für körperliche Abläufe eingerichtet, sondern auch für geistige. Beispielsweise dann, wenn Du von Deinen Eltern lernst, daß bestimmte Handlungen, wie im Matsch herumzuspielen oder langsam zu essen, nicht erwünscht sind oder Arbeit anstrengend und lustfeindlich sein muß.

Die Reiki-Mentalheilung wirkt heilend auf den Mentalkörper eines Wesens ein (z. B. Mensch oder Tier)

Auf diesen Einschränkungen bauen wieder andere Reflexe auf, die später geschaffen werden, und mit der Zeit verlierst Du immer mehr die Lust am Spielen, ißt hastig, weil sonst Schuldgefühle hochkommen, und bist nur dann mit Deiner Arbeit zufrieden, wenn sie Dich schlaucht und keinen Spaß macht. Selbst wenn Du irgendwann erkennst, daß diese unbewußten Denkabläufe ungesund sind, wird es Dir schwerfallen, sie zu ändern. Sie sind fest in Deinem Unterbewußtsein (bitte nicht mit dem Inneren Kind verwechseln!) verankert.

Einerseits ist diese Einrichtung ungeheuer praktisch – es wäre nicht sehr sinnvoll, wenn einmal gelernte Reflexe sich so leicht ändern ließen –, andererseits wird es durch ihr gewaltiges Beharrungsvermögen sehr mühsam und langwierig, den teilweise morschen Unterbau der erworbenen Charaktereigenschaften durch tragfähigere Strukturen zu ersetzen.

Jeder von uns trägt eine Unmenge dieser Automatismen in sich. Viele davon brauchen wir, andere machen uns das Leben schwer. Zum Beispiel die, die uns immer wieder einen Partner suchen lassen, der einem bestimmten Elternteil ähnlich sieht, weil wir uns bei ihm besonders wohl gefühlt haben. Grundsätzlich ist das ja noch kein Problem, aber es wird störend, wenn wir diesen Partner dann auch noch wie Mutter oder Vater behandeln und entsprechende Erwartungen an ihn haben, die nicht zu einer Partnerschaft zwischen Erwachsenen passen.

Für diese überflüssigen, behindernden Strukturen, die sich so oft zu richtig neurotischen Teufelskreisen auswachsen, ist die Mentalheilungstechnik des 2. Grades gedacht. Ähnlich einfach, wie Du es schon von Reiki gewohnt bist, kann Dir diese Technik helfen, solche störenden, unterbewußten Abläufe aufzulösen und damit wieder mehr Freiheit für das Leben im Hier und Jetzt zu schaffen. Die bewußte, freie Lebensgestaltung in der Gegenwart ist ja eine unabdingbare Voraussetzung für das spirituelle Wachstum. Süchte aller Art, festgefahrene Moralvorstellungen und ähnliche in der Fachsprache »Fixationen« genannte Charakterstrukturen, die Dich auf ganz bestimmte, disharmonische Verhaltens-, Denk- und Urteilsmuster festlegen, können so einfach und harmonisch gelockert und letztlich aufgelöst werden.

Psychotherapeuten haben mit dieser Reiki-Technik eine phantastische Möglichkeit, um ihren Patienten bei der Gesundung zu helfen. Oft sind die Fixationen so beherrschend, daß eine Bearbeitung des zugrundeliegenden Themas gar nicht möglich ist. Oder eine Sucht behindert die Lebenssituation des betreffenden Menschen so sehr, daß er keine Therapie durchhalten kann. In diesen, aber auch in vielen anderen Fällen, die auf »falschen Programmen« im Unbewußten beruhen, erweist sich die Mentalheilungsmethode des 2. Grades immer wieder als unschätzbare Hilfe.

Auch die Reiki-Mentalheilung funktioniert natürlich im Sinne der »Ewigen Gesetze des Energieaustauschs«

Doch es gibt noch weitere nützliche Anwendungen dieser Technik. Du kannst bestimmte, ganzheitlich sinnvolle (nur diese!, denn Hypnose, Suggestion oder andere »magische« Anwendungen sind ausgeschlossen) Automatismen einrichten. Zu diesem Zweck ist ein gutes Buch über Affirmationen nützlich (zum Beispiel meine »Chakra-Energie-Karten«, weitere Literaturvorschläge siehe Bibliographie). Du kannst Dir dort viele Anregungen holen, die Du für Deine Zwecke direkt einsetzen oder individuell anpassen kannst.

Voraussetzung für eine grundsätzliche Wirksamkeit ist die Unschädlichkeit des neuen Automatismus für andere und seine Nützlichkeit für alle Beteiligten. Ein Beispiel: Du möchtest einen gebrauchten Wagen kaufen und gibst Dir mit der Mentalheilungstechnik ein: »Ich bin so redegewandt und überzeugend während des Kaufgespräches, daß ich den Wagen sehr preiswert bekomme!« So geht es nicht! Wenn Du statt dessen die Affirmation: »Ich gestatte mir, einen guten, zu mir passenden Wagen zu einem fairen Preis zu bekommen!« verwendest, stehen die Chancen für die Sache sehr gut. Du öffnest Dich damit für einen fairen Austausch, der allen Beteiligten nützt. Zu diesem Thema kannst Du auch noch einmal im Kapitel über den 1. Grad den Abschnitt über die »Ewigen Gesetze des Energieaustausches« nachlesen.

Diese Technik kann also entweder mit einer Affirmation verwendet werden, um ganz bestimmte Dinge zu ermöglichen, oder auch ohne Eingabe, um überflüssig gewordene Programme abzubauen.

Eine besonders nützliche Methode ist die Auswahl von Affirmationen nach dem Zufallsprinzip aus einem Kartenstapel, der möglichst viele Bejahungen zu allen wichtigen Lebensbereichen enthält. Du kannst Dir diese Kärtchen entweder selbst anfertigen oder vorgefertigte verwenden, wie zum Beispiel meine »Chakra-Energie-Karten«, die ich für diesen Zweck zusammengestellt habe.

Durch die »zufällige« Auswahl ermöglichst Du Deinem Hohen Selbst, ein im Moment für Dich besonders wichtiges Thema auszuwählen. Du kannst also sicher sein, auf die im ganzheitlichen Sinne richtige Art ein neues Programm in Deinem Unterbewußtsein einzurichten. (Das Auspendeln solcher Themen ist nicht sinnvoll! Lies dazu vielleicht noch einmal im letzten Abschnitt über die Möglichkeiten des Inneren Kindes nach.)

Mentalheilung kann dir helfen, aus selbstgeschaffenen »Teufelskreisen« wieder herauszukommen

Diese Methode funktioniert natürlich auch, wenn Du keine Eingabe verwendest. Nur hast Du mit dem Affirmationskärtchen die zusätzliche Möglichkeit, mit Deinem Verstand das zur Zeit wichtige Thema zu erkennen und daran gezielt zu arbeiten. Diese Zufallsmethode kann jedoch mit einer Schwierigkeit verbunden sein: Vielleicht willst Du diese Antwort nicht! Dann wird diese Mentalheilungstechnik in der Wirksamkeit beeinträchtigt. Ähnlich wie bei der Körperbehandlung mit Reiki entscheidet Deine Annahmebereitschaft auch auf der Mentalebene darüber, ob Reiki zu Dir fließen darf oder nicht.

Andererseits könnte diese Situation in einer Gesprächstherapie genutzt werden, um Widerstände und ihre Ursachen zu klären. Dazu ist aber ein anderer Mensch nötig, der Dir dabei hilft. Wenn Du lieber um diese Widerstände herumarbeiten möchtest, mach Dir Gedanken darüber, was Du an Deinem Verhalten ändern möchtest und wo es Dir am leichtesten fiele, wo also die geringste Abwehr fühlbar wird. Wenn Du nichts über Abwehrmechanismen weißt, informiere Dich in der einschlägigen Fachliteratur darüber. Dann bastle Dir eine kurze, klar formulierte Affirmation zu Deinem Thema oder greife auf eine fertige aus der Literatur (siehe Anhang) zurück.

Mit der Mentalheilung kannst Du auch mit der folgenden weiteren Methode arbeiten: Du wählst eine Affirmationskarte nach dem Zufallsprinzip aus, nachdem Du vorher darum gebeten hast, eine Eingabe zu bekommen, die Dich auf Deinem Weg weiterbringt und bei der Du nicht in eine Abwehrhaltung gehst, wenn Du mit ihr arbeitest.

Um einen ständigen, für Dich maßgeschneiderten Lern- und Transformationsprozeß einzuleiten, kannst Du die Mentalheilung ohne Eingabe regelmäßig (mindestens zwei- bis dreimal pro Woche) für je 5 bis 10 Minuten anwenden. Dies ist ein sicherer Weg der kleinen Schritte. Gehe ihn und erwarte nichts, damit alles passieren kann.

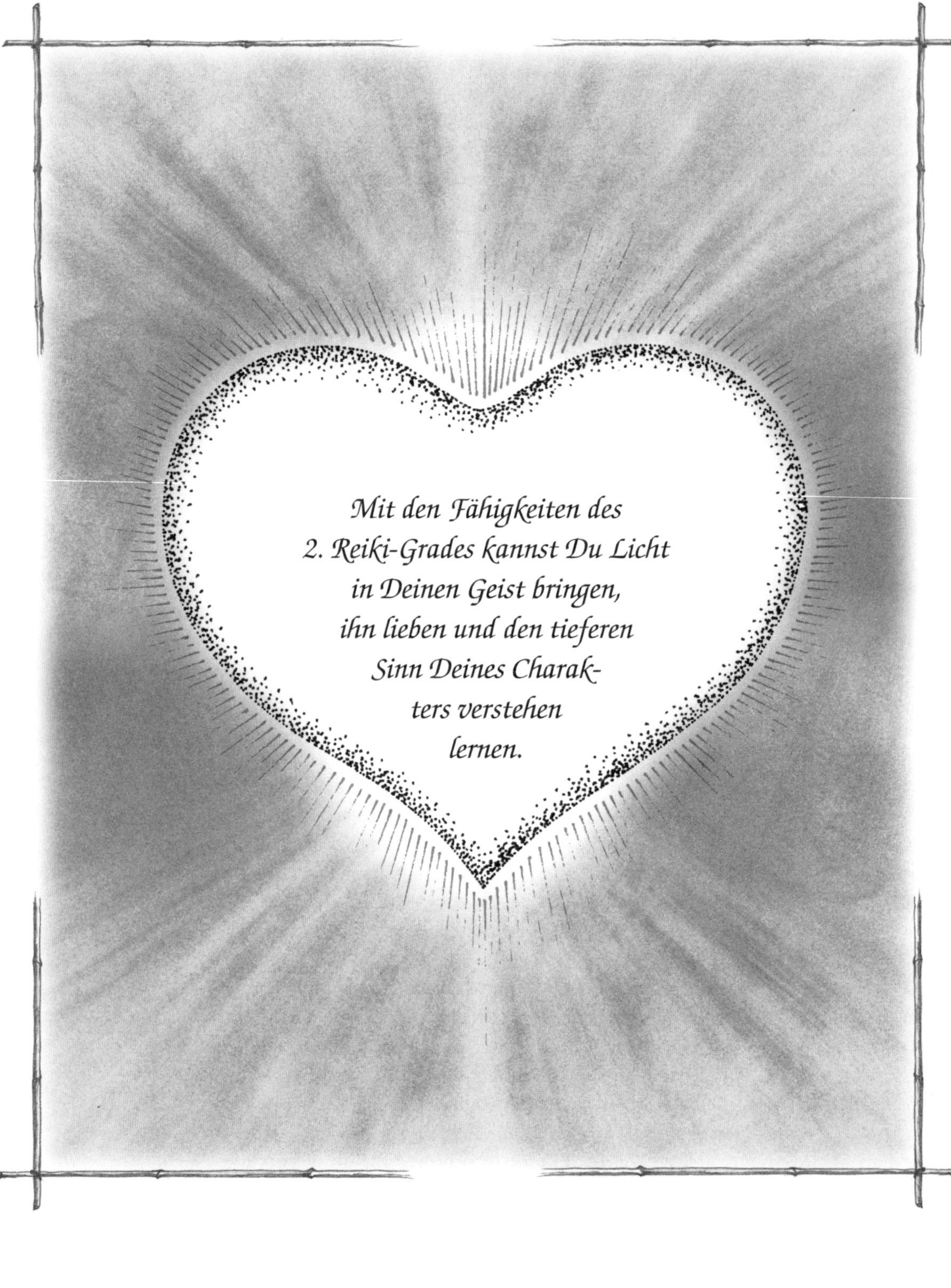
Mit den Fähigkeiten des
2. Reiki-Grades kannst Du Licht
in Deinen Geist bringen,
ihn lieben und den tieferen
Sinn Deines Charak-
ters verstehen
lernen.

Alle diese Anwendungsmöglichkeiten sollten letztlich nach dem Lustprinzip organisiert werden. Schaffe Dir keine neuen Zwangsjacken, sondern lerne Dich zu lieben, indem Du Deine Widerstände annimmst, von ihnen lernst und Reiki dann so anwendest, daß es Dir Spaß macht. Erst dann gehst Du den Reiki-Weg. So, wie Du Dir mit der Mentalheilung helfen kannst, aus den selbstgeschaffenen Teufelskreisen auszubrechen, kannst Du dasselbe natürlich auch für andere tun.

Heilsteine reinigen und aufladen mit der Reiki-Mentalheilung

Edelsteine können zum Beispiel von dieser Möglichkeit profitieren. Mit der Mentalheilung kannst Du ihnen helfen, disharmonische Programmierungen loszulassen und harmonische anzunehmen. Sie lassen sich auf diese Weise tiefgreifend reinigen. Selbst wenn konventionelle Reinigungsmethoden wie Wasser und Sonne versagen, kann die Mentaltechnik die Kraft eines Steins wieder erwecken, wenn er zum Beispiel von disharmonischen Einflüssen überlastet wurde.

Mentalheilung hilft, Begrenzungen zu überwinden und Dein Leben nach kosmischen Gesetzen zu gestalten

Eine für diesen Zweck gut funktionierende Affirmation lautet: »Ich (dieser Stein) lasse alle Informationen und Energien los, die mein Wohlbefinden und meine Heilkraft behindern.«

Wenn Du diese Methode mit der Fernheilungstechnik verbindest, kannst Du der Erde und allem, was auf ihr lebt, an bestimmten Punkten oder auch ganz allgemein noch intensiver helfen, sich auf die Schwingung des neuen Zeitalters einzustimmen und verborgene Potentiale, die gerade jetzt so dringend benötigt werden, zu fördern.

Zusammenfassend läßt sich sagen, daß die Mentalheilungsmethode die Begrenzungen der erworbenen Charakterstrukturen aufhebt (aktive Karmaarbeit) und Dir hilft, Dein bewußtes und unbewußtes Denkverhalten nach den kosmischen Gesetzen des Lebens zu gestalten.

Das persönliche Wachstum durch den 2. Grad

So – jetzt weißt Du recht gut, was Dir der 2. Reiki-Grad an Werkzeugen zu bieten hat. Das ist notwendig, um die persönlichen Wachstumschancen zu verstehen, die Du durch die Verwendung der bereitstehenden Werkzeuge für Dich verwirklichen kannst.

Wesentliche Grenzen, die viele Menschen für selbstverständlich halten, werden durch den 2. Grad relativiert.

Die Kraftverstärkung entbindet Dich weitgehend von der Begrenzung des Energieflusses und reduziert damit den zeitlichen Aufwand für Reiki-Sitzungen enorm, den Du während Deiner 1.-Grad-Zeit treiben mußtest. Die Fernbehandlungstechnik hilft Dir, die Grenzen von Raum und Zeit zu überwinden, und die Mentalheilungsmethode kann Dir helfen, die Wachstumsbeschränkungen, die Dir durch Deine erworbenen Charakterstrukturen gesetzt sind, aufzuheben. Toll, was?

Und wie geht es jetzt weiter? Genau das ist der springende Punkt! Du hast jetzt eine Menge Werkzeuge, die sich nicht direkt mißbrauchen, sondern nur zum Guten einsetzen lassen. Es liegt innerhalb Deines Entscheidungsbereiches, sie zu verwenden und Schwerpunkte zu setzen. Du hast jetzt buchstäblich die Möglichkeit in den Händen, das Licht und die Liebe der Schöpferkraft für Dich und andere hier auf diese Welt zu holen. Wirst Du es tun? Wie fühlst Du Dich vor dieser Entscheidung? Hast Du Angst? Bist Du im Machtrausch? Interessiert Dich die Sache überhaupt, oder wolltest Du eigentlich lieber schnell reich, glücklich und berühmt werden? Du bist jetzt in der Lage, Dich von allen behindernden Schatten zu befreien. Dein Mittleres Selbst kann über den Einsatz der Werkzeuge entscheiden. Es gibt keine Entschuldigung mehr, die Du vorschieben kannst, wenn Du untätig bleibst.

Die Mentalheilungsmethode eröffnet Dir neue Wachstumschancen, die Kraftverstärkung entbindet Dich von den Grenzen des Energieflusses, und die Fernheilung läßt Dich Raum und Zeit transzendieren

Du warst machtlos, jetzt bist Du es nicht mehr. Du warst unfrei – jetzt hast Du mehr Möglichkeiten, als Du Dir je träumen ließest. Du hast Dein Schicksal in der Hand und kannst sogar anderen auf ihrem Weg helfen. Du kannst jetzt lernen, Dich freiwillig immer wieder dem Licht zuzuwenden. Du mußt das nicht. Du kannst auch so weiterleben wie vorher und einfach so tun, als wäre nichts passiert. Oder Du kannst Dich entscheiden, zum Licht zu wachsen und an Dir arbeiten. Dazu ist es notwendig, daß Du Dir immer wieder bewußt machst, warum dieses Wachstum wichtig ist.

Jetzt reichen die schönen Gefühle, die eine Reiki-Sitzung in Dir hervorruft, nicht mehr als Motivation. Du mußt Dir durch die Möglichkeiten Deines Geistes immer wieder bewußt machen, warum es wichtig und richtig ist, seine Strukturen zu klären. So wie mit den Mitteln des 1. Grades der Körper mit seinen Strukturen harmonisiert wurde, ist jetzt dasselbe auf der geistigen Ebene fällig. Hier wie dort hast Du aber die Freiheit, »Nein« zum Wachstum zu sagen. Das ist wichtig, sonst wäre Deine von der Schöpferkraft gegebene Entscheidungsfreiheit durch Reiki aufgehoben. Reiki soll Dir aber nicht die Freiheit nehmen, sondern Dir die Mittel in die Hände legen, sie Dir umfassend zu erobern und im Sinne des göttlichen Bewußtseins einzusetzen.

Vielleicht hast Du Dich schon beim Lesen des Abschnittes über die Anwendungen der 2.-Grad-Werkzeuge gefragt, wo der Haken ist, wo die Grenzen sind: Sie liegen in Deinem Willen, zur Schöpferkraft zu wachsen und Dich während dieses mühevollen Prozesses immer wieder in Frage zu stellen. Wenn Du mit der Mentalheilungstechnik wirkliche Ergebnisse erzielen willst, mußt Du Dich mit Deinen persönlichen Werturteilen, Deinen moralischen und ethischen Vorstellungen, Deinen Angst-, Gier-, Schuld- und Moralreflexen immer wieder sehen lernen und in Frage stellen. Um weiterzuwachsen, ist es nötig, diese gewachsenen Strukturen aufzulösen.

Die Liebe kennt keine moralische Begrenzung. Wenn Dein Verstand lieben lernen will, muß er seine Wertungen und Grenzen aufgeben. Je mehr er dies wagt, desto mehr wächst er zur Ebene des Hohen Selbst, zu dem Kontakt mit der Schöpferkraft, hinauf. Vergißt er dabei, sein Inneres Kind mitzunehmen und es mit seinen »kindischen« Bedürfnissen und Energien anzunehmen und lieben zu lernen, verliert er seine Wurzeln. Der Verstand kann in diesem Fall sein Potential nicht zum Wohle aller Wesen auf dieser Erde einsetzen, da er ja die irdischen Anteile aus seinen Bemühungen zu wachsen ausklammert. Sein Inneres Kind wird ihm die Energie verweigern, auf der Erde zu leben, weil es sich nicht angenommen und geliebt fühlt. Das Innere Kind mit seinen Energien wie Aggression, Sexualität, Neugier und Freude, Spieltrieb und Nähebedürfnissen läßt sich nicht wegentwikkeln.

Du kannst mit der Mentalheilung die automatischen Reaktionen auf bestimmte Reize auflösen, aber nicht die Quelle, aus der diese Mechanismen ihre Energien beziehen.

So ist das persönliche Wachstum mit dem 2. Grad ein ständiger Balanceakt. Du hast alle Möglichkeiten zum persönlichen Wachstum, kannst sie aber nur nutzen, wenn Du Deinen Willen einsetzt, um Dir Deine Begrenzungen bewußt zu machen. Es ist dabei nicht unbedingt erforderlich, alle disharmonischen Strukturen zu erkennen und zu verstehen. Erst einmal ist es notwendig, Deine ganzen gesammelten Denkmodelle durch eine grundsätzliche Entscheidung zur Disposition freizugeben, damit Reiki seine heilende Wirkung entfalten kann.

Mit dem 2. Reiki-Grad hast Du alle Möglichkeiten zum persönlichen Wachstum: Aber Du mußt sie bewußt nutzen

Wie auch bei den 1.-Grad-Anwendungen entscheidet der Empfänger der Reiki-Kraft, ob und in welchem Umfang er sie »einzieht«.

Bist Du im Grunde nicht willens, Deine Wertvorstellungen und Verhaltensmuster loszulassen, wird Reiki Dir nicht die Freiheit nehmen, weiterhin mit ihnen zu leben. Bist Du innerlich aber bereit, auch Deine Mentalebene vom göttlichen, liebevollen Licht durchdringen zu lassen, wird Reiki Dir wirksam dabei helfen.

Auch mit dem 2. Reiki-Grad kannst Du weiterhin Helfer gebrauchen, wie das Hohe Selbst, die Reiki-Lebensregeln oder auch das alte Weisheitsbuch »I Ging«.

Es ist also letztlich eine bewußte Entscheidung, und ähnlich wie beim 1. Grad kannst Du beim 2. Grad bestimmte Übungen durchführen, um es Dir leichter zu machen, Deine Machtansprüche loszulassen.

Aber auch damit bist Du noch nicht am Ende. Die Mentalheilungstechnik wird Dir zwar helfen, disharmonische Strukturen aufzulösen. Danach mußt Du aber neue, harmonischere einrichten. Denn ohne Strukturen kannst Du nicht leben. Du bist auf der Ebene der Vielheit der Strukturen inkarniert. Doch woher nehmen? Eine wichtige Orientierung können Dir da die fünf Reiki-Lebensregeln sein. Aber auch alte Weisheitsbücher wie das chinesische I-Ging-Orakel mit seinen zeitlosen Aussagen über die Natur der Welt können Dir helfen.

Im Zweifelsfall kannst Du auch immer von Deinem Hohen Selbst Rat erbitten, wenn Du eine Reiki-Verbindung zu ihm aufnimmst.

Wichtig für mich war die Beschäftigung mit der Menschheitsgeschichte und den vielen unterschiedlichen Zivilisationen, die sie hervorgebracht hat. Je mehr Du mit all den Varianten von moralischen und ethischen Strukturen bekannt wirst, desto schwieriger wird es für Dich, Deine derzeitige Meinung als die allein vernünftige zu beurteilen.

Millionen von Menschen haben ja anders gedacht und gehandelt als Du und auch sehr viel für sich und ihre Mitmenschen erreicht. Zwei Beispiele sollen Dir Denkanstöße für die eigene Beschäftigung mit diesem Thema geben: Bei bestimmten indianischen Stämmen gehörte es zum Erwachsenwerden, daß die Heranwachsenden sich für eine Weile aus der schützenden Stammesgemeinschaft herausbegaben und ihr Krafttier und ihre spirituelle Vision suchten. Ganz allein verbrachten sie mitunter viele Wochen in der Wildnis, hungerten und waren der Witterung und den wilden Tieren ausgeliefert. Viele starben bei dieser Suche. Diese Art der Selbstfindung wurde für unerläßlich auf dem Weg zum erwachsenen Menschen gehalten.

Würde so etwas heute passieren, fiele die Gesellschaft geschlossen über die grausamen Menschen her, die ihre armen, hilflosen Kinder solchen überflüssigen Leiden und Gefahren aussetzen. Bei einigen noch naturverbunden lebenden Völkern waren die Ausdrücke für »miteinander Sex haben« und »Bekanntschaft schließen« die gleichen. Im täglichen Leben bedeutete dies einen sehr viel ungezwungeneren Umgang mit sexuellen Kontakten, als wir es heute gewohnt sind. Diese Menschen hatten gleichzeitig keine Worte für »Krieg« oder »Verbrechen«. Es gab diese Verhaltensweisen nicht, und so fehlten auch die Bezeichnungen dafür ...

Übungen für das persönliche Wachstum mit den Methoden des 2. Grades

Eine wichtige Übung sind die regelmäßigen Reiki-Behandlungen für Dich. Sie sorgen dafür, körperliche Verspannungen schnell abzubauen, bevor sie sich festsetzen und damit Dein geistiges Wachstum behindern können. Sie sind aber auch dazu da, daß körperliche Blockaden, die durch die Reiki-Arbeit an damit zusammenhängenden geistigen Strukturen entstanden sind, aufgelöst werden können und nicht wieder indirekt bewirken, daß bestimmte disharmonische Reflexe neu eingerichtet werden.

Die 2.-Grad-Techniken erlauben Dir, die Sitzungen enorm zu verkürzen, so daß Du freie Zeit bekommst, die Du zum Teil für die Arbeit an geistigen Strukturen (Mentalbehandlung) oder zur Aufarbeitung Deiner Vergangenheit in diesen und anderen Leben, zu Kontakten mit Deinem Hohen Selbst oder Deinem Inneren Kind verwenden kannst (Fernbehandlung).

Regelmäßige Reiki-Behandlungen bedeuten für mich: mindestens dreimal pro Woche 20 Minuten lang. Besser sind täglich 30 Minuten, insbesondere wenn Du in die 2.-Grad-Persönlichkeitsarbeit einsteigst. Einmal im Monat eine Stunde bringt nichts! Es ist auch eine tolle Erfahrung, Dir einmal eine 90minütige Fernbehandlung mit viel Kraftverstärkung zu schenken. Das kann wie ein Energiebad sein und wird wahrscheinlich zu den schönsten und bewegendsten Erfahrungen Deines Lebens zählen.

Auch nach der Einweihung in den 2. Reiki-Grad steht weiterhin die Übung an – durch sie sammelst Du viel Erfahrung im Umgang mit der Spirituellen Lebensenergie

Eine weitere Übung ist die Orakelarbeit mit Tarot, Runen oder I Ging. Finde mit Hilfe Deines Hohen Selbst, das diese Orakel steuert, heraus, welche erworbenen Charakterstrukturen Deine Entwicklung zur Zeit am meisten behindern, und arbeite dann mit der Mentalheilungstechnik daran, sie aufzulösen.

Eine gute Hilfe können Dir bei dieser Arbeit auch die weiter oben angesprochenen Affirmationskärtchen und -bücher sein. Wichtige Erfahrungen kannst Du mit der »Was-wäre-wenn …?«-Übung machen.

Nimm Dir eine gute Stunde Zeit und schreibe auf, was für Konsequenzen es für Dein Leben hätte, wenn Du bestimmte Moralvorstellungen oder andere Fixierungen, an denen Du besonders festhältst, genau in ihr Gegenteil verkehren würdest.

Wenn Du Dir beim besten Willen nicht vorstellen kannst, wie Du so leben könntest, suche in Büchereien, in Filmen oder Zeitschriften nach Schilderungen von Menschen, die genau dies tun. Es gibt sie immer, sei sicher!

Regelmäßige Kontakte mit Deinem Inneren Kind und Deinem Hohen Selbst können Dir helfen, Deine Persönlichkeit mit allen ihren Facetten und Möglichkeiten als Ganzes verstehen und lieben zu lernen.

Die Kontakte brauchen nicht häufiger als einmal pro Woche jeweils 5 bis 10 Minuten stattzufinden, außer Du möchtest die Verbindungen zu Deinen Partnern gern häufiger herstellen.

Zu guter Letzt: Nimm immer wieder das Kapitel über den 1. Grad zur Hand und lies den Abschnitt über die Reiki-Lebensregeln und die dazugehörigen praktischen Übungen. Sammle Erfahrungen mit ihnen und gewöhne Dich an das regelmäßige Üben.

Zusammenfassung

Mehr noch als mit dem 1. Grad übernimmst Du mit der bewußten Nutzung des 2. Grades zur Förderung Deines persönlichen Wachstums Verantwortung für Dein Leben. Du kannst bewirken, daß Du nicht mehr Spielball äußerer Kräfte der Gegenwart und der Lasten aus Deinem vergangenen Leben bist, sondern der Meister Deines Schicksals im Rahmen der Spirituellen Zusammenhänge wirst, von denen Dein Lebensweg einen wichtigen Bestandteil ausmacht.

Je mehr Du mit den Möglichkeiten des 2. Grades arbeitest, desto mehr Anwendungen wirst Du entdecken und desto vertrauter wird Dir die neue, umfassendere Sichtweise der Welt, die Du so kennenlernst. Erwarte dabei nicht, daß sich Dein Leben von heute auf morgen radikal ändert. Das kann zwar passieren, allerdings ist dies sehr selten. Wenn Du Reiki nach dem Lustprinzip anwendest, das heißt, Dir immer Reiki gibst, wenn Du Lust dazu hast, und es nicht tust, wenn Dir nicht danach ist, wirst Du in einen Wachstumsprozeß geraten, der Dir sowohl vom Tempo, als auch von der Art vollkommen entspricht. Nimm Dir diese Zeit und versuche nicht, so schnell wie möglich »alles hinter Dich zu bringen«. Wenn Deine Veränderung harmonisch vonstatten gehen soll, muß Dein Körper auch die Zeit haben, sich umzustellen, weil er mitunter sehr viel langsamer ist als Dein Geist.

Wenn Du Reiki immer nach dem Lustprinzip anwendest, kannst du eigentlich nichts falsch machen

Dein Partner, Deine Freunde und Bekannten, die Verwandschaft und die Kollegen brauchen ihre Zeit, um sich an den neuen Menschen zu gewöhnen und mit ihm umgehen zu lernen. Wenn Du sie mit neuen Ansichten und Lebensgestaltungen radikal vor den Kopf stößt nach dem Motto: »Was kümmern mich diese Zurückgebliebenen!«, werden sie nicht gerade freundlich darauf reagieren und Dir auf die eine oder andere Art und Weise Steine in den Weg legen. Vielleicht wollen sie auch einfach nichts mehr mit Dir zu tun haben.

Kommst Du in so eine Situation, merkst Du an dem, was sie Dir spiegeln, daß Du Dich übernommen hast. Sie zeigen Dir durch ihr Verhalten wichtige Teile Deiner Persönlichkeit, die mit den neuen Einstellungen auch noch nicht klarkommen.

Gestatte Dir, Deinem Tempo entsprechend harmonisch zu wachsen. Diese Art der Entwicklung ist sehr viel fundierter und umfassender, als die »In-30-Tagen-zur-Erleuchtung«-Methode.

Es kann durchaus sein, daß Du noch viele Erfahrungen aus dem Bereich des 1. Grades machen mußt und willst, wenn Du bereits den 2. Grad bekommen hast. Das ist vollkommen in Ordnung und normal. Der Reiki-Weg ist nicht hierarchisch, sondern holographisch organisiert. Es sind also in allen Graden im Prinzip alle Aspekte vorhanden, zwar jeweils mit anderen Schwerpunkten und aus anderen Perspektiven, aber Du hast die Freiheit, Erfahrungen dort zu sammeln, wo Du möchtest.

Es ist nicht notwendig, erst alle Bereiche des 1. Grades durchzuarbeiten, um in den 2. Grad eingeweiht zu werden! Ebensowenig mußt Du die gesamten Erfahrungen im Bereich »Persönlichkeitsentwicklung«, die Dir der 2. Grad ermöglicht, gemacht haben, um in den 3. Grad eingeweiht zu werden. Es gibt zwar bestimmte Voraussetzungen für den 3. Grad, und sie werden im allgemeinen im Gegensatz zu den beiden ersten Graden auch in gewissem Sinne überprüft, bevor Du zum Meister eingeweiht wirst, aber die in den beiden letzten Kapiteln dargelegten Entwicklungsmöglichkeiten gehören nur zum Teil dazu.

Du kannst also auch als Reiki-Meister noch Deinen Teil im Bereich »Annehmen von Gefühlen« oder »Loslassen von Machtansprüchen« zu lernen haben und trotzdem ein »guter« Meister sein. Doch mehr dazu im nächsten Kapitel über die Persönlichkeitsentwicklung, die durch den 3. Grad ausgelöst werden kann.

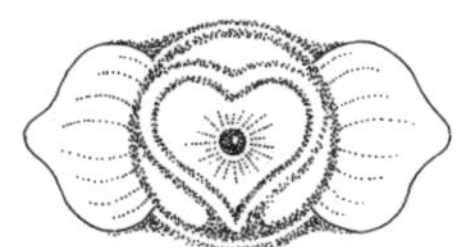

Merksätze zum 2. Grad

Mach Dir immer wieder bewußt, welche Konsequenzen sich aus der Existenz der 2.-Grad-Fähigkeiten für Dein Weltbild ergeben. Lerne, Deine Werturteile und sonstigen Vorstellungen, wie die Welt zu sein hat, zu relativieren.

Ersetze die Begriffe »Gut« und »Schlecht« durch »Für mich zur Zeit sinnvoll!« und »Ich kann den Sinn für mich im Moment nicht erkennen!«, wenn Du über etwas redest oder nachdenkst.

Alle Affirmationen, die Du Dir eingibst, um harmonischere Denkstrukturen zu bekommen, sind niemals perfekt, sondern allenfalls für Dich zur Zeit sinnvoller als die vorherigen.

Nimm den Kontakt zu Deinem Hohen Selbst und Deinem Inneren Kind ernst. Das eine kann der beste Lehrer für Dich sein, den Du je hattest, das andere der beste Spielkamerad und Freund.

Mach Dir immer wieder bewußt, daß Macht ohne Liebe, aber auch Liebe ohne Macht Tod bedeutet.

Mit allen Deinen Fähigkeiten kannst Du letztlich doch nur einen Menschen verändern – Dich!

Solange Du die äußere Welt verändern willst, ohne Deine innere mindestens ebenso stark zu verändern, verhinderst Du jedes wirkliche Wachstum zum Licht.

Du bist gut und richtig, liebenswert und gesund. Du mußt es nur zulassen!

Niemand ist weiser als Du, wenn Du Deine Weisheit annimmst!

Dein persönliches Übungsprogramm für den 2. Reiki Grad.

1. Nimm Dir zumindest zweimal pro Woche für die nachstehend beschriebene wichtige Erfahrung einige Minuten Zeit: Zeichne mit einer Hand langsam, wie bei einer Tai Chi Chuan Bewegung das Kraftverstärkungssymbol vor Dich in die Luft. Spüre einen Moment, was sich dadurch verändert hat. Sprich nun laut, mit volltönender Stimme dreimal das zu dem Symbol gehörende Mantra. Spüre erneut, was sich nun verändert hat.

2. Wiederhole die unter 1. beschriebene Übung mit dem Mentalheilungssymbol.

3. Wiederhole die unter 1. beschriebene Übung mit dem Fernheilungssymbol.

4. Wiederhole die unter 1. bis 3. erklärten Übungen und stelle Dich, nachdem Du das Symbol vor Dich in die Luft gezeichnet und sein Mantra ausgesprochen hast, mit einem langsamen Schritt an die Stelle, wo Du das Symbol gezeichnet hast. Was spürst Du?

Diese Übungen können für Dich eine helfende Hand bei Deiner spirituellen Entwicklung sein

5. Nimm Dir jeden Tag einige Minuten Zeit, Deine Fähigkeit zur geistigen Visualisierung zu stärken. Dazu sieh Dir etwas Beliebiges einen Moment an. Schließe dann Deine Augen und erinnere Dich an das eben Gesehene. In einem nächsten Schritt ändere die Farben des Bildes in Deinem Geist und bewege das gesehene Objekt zusätzlich. Dies wird Dir helfen, mit der Fernbehandlungstechnik noch effektiver und gezielter arbeiten zu können.

6. Denke an eine Begebenheit, bei der Du etwas falsch gemacht hast. Versuche, Dir aufmunternd zuzulächeln, während Du weiter an diese Begebenheit denkst. Wie geht es Dir damit? Nun gib Dir für etwa fünf Minuten eine Mentalheilung mit der Affirmation: »Ich mag mich so, wie ich bin und lerne gerne dazu.« Wiederhole nun den ersten Teil der Übung. Wie fühlst Du Dich jetzt?

7. Gib Dir eine Kontaktbehandlung mit Reiki während Du mit Deinem Inneren Kind über eine Fernbehandlung verbunden bist. Was unterscheidet diese Erfahrung von einer Kontaktbehandlung ohne Verbindung zu Deinem Inneren Kind?

8. Nimm Kontakt mit dem Hohen Selbst eines Waldes auf, in dem Du spazierengehst. Überprüfe nach 10 bis 15 Minuten, ob Du den Wald in irgendeiner Weise anders erlebst als vorher.

9. Gib Dir etwa 10 Minuten eine Mentalheilung mit der Affirmation: »Ich gestatte mir, Heilung und Zuwendung anzunehmen und zu genießen.« Gib Dir danach einige Zeit eine Kontaktbehandlung mit Reiki. Wie unterscheidet sich diese Erfahrung von einer Kontaktbehandlung ohne die oben angegebene spezielle Mentalheilung?

10. Nimm mit der Fernbehandlungstechnik Kontakt zu dem Hohen Selbst des Hauses auf in dem Du wohnst. Nach etwa einer halben Stunde überprüfe, während Du in Deiner Wohnung umhergehst, ob sich an Deiner Stimmung und Deiner Wahrnehmung Deiner Wohnung etwas geändert hat.

11. Nimm für etwa 15 Minuten mittels der Fernbehandlungstechnik Kontakt zu dem Hohen Selbst des Planeten Erde auf. Spüre danach in Dich hinein: Wie fühlst Du Dich jetzt? Was ist anders als vor der Übung?

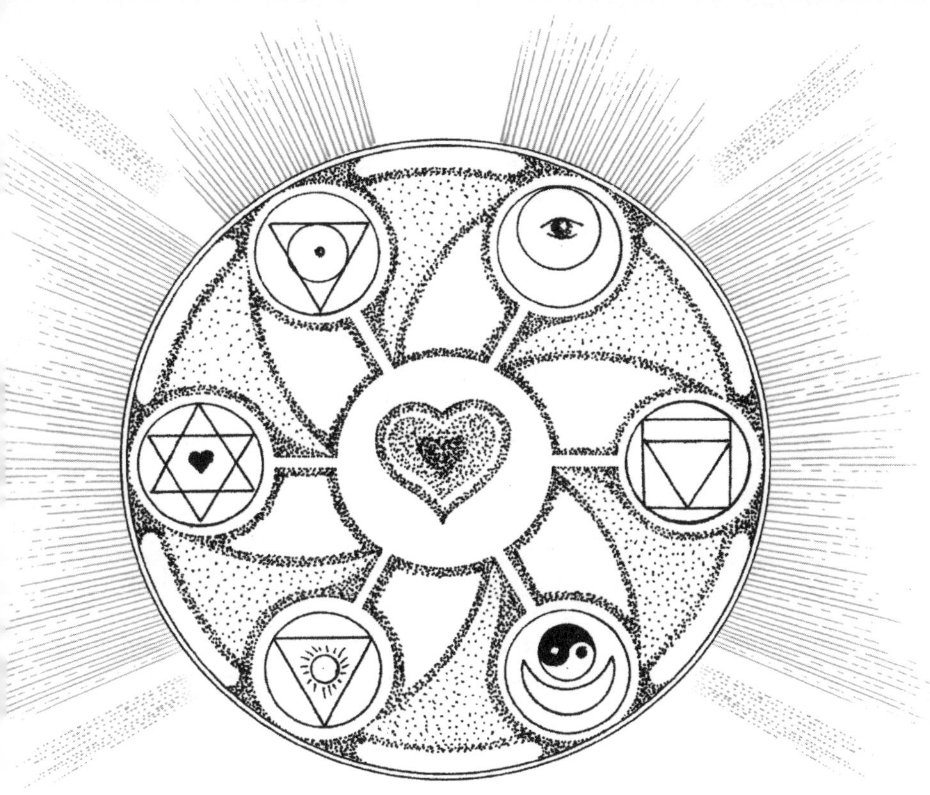

5. Kapitel

Der 3. Reiki-Grad

Warum will ein Mensch Reiki-Meister werden?

Da gibt es die unterschiedlichsten Erwartungen. Eine davon ist, dadurch heiliger zu werden, was Unsinn ist. Denn auch nach der Meistereinweihung ist ein Mensch mit Stärken und Schwächen immer noch ein Mensch mit Stärken und Schwächen.

Eine andere Erwartung ist, man bekäme die letzten Weisheiten vermittelt, was genauso wenig stimmt. Jeder muß diese nach wie vor für sich selber suchen und finden. Wieder andere denken, es wäre ein schöner Beruf, nur an ein paar Wochenenden zu arbeiten und dabei haufenweise Geld zu verdienen. Außerdem könnte man dabei auch noch berühmt, geachtet und endlich geliebt werden. Auch diese Erwartung läßt sich nicht unbedingt verwirklichen. Wenn ein Mensch vorher

Probleme mit Geld, Liebe und Selbstwertgefühl hatte, werden sie ihm auch als Reiki-Meister erhalten bleiben. Der einzige Unterschied wird sein, daß er seine Schwierigkeiten noch häufiger und stärker vor Augen geführt bekommt.

Tja, und eine letzte Erwartung ist die, etwas mehr über sich selbst zu lernen und mit diesen Erfahrungen auch anderen zu helfen, sich zu entdecken und lieben zu lernen. Dazwischen existieren alle Arten von Mischformen – soviele, wie es Menschen gibt. Nur selten wirst Du jemanden treffen, der eine dieser Erwartungshaltungen in Reinkultur hat.

Wenn Du als Reiki-Meister fleißig tätig wirst, indem Du Reiki-Seminare und -behandlungen gibst, wirst Du in einen starken Kontakt mit der Spirituellen Lebensenergie treten. In einen sehr viel stärkeren, als es mit dem 1. oder 2. Grad möglich ist. Reiki wird versuchen, Dich immer mehr zum Aufwachen aus Illusionen und wirklichkeitsfremden Träumen zu veranlassen. Es wird versuchen, Deine wahren Bedürfnisse an die Oberfläche Deines Bewußtseins zu bringen und Dich auf Deinen Weg einzustimmen. Wenn Du dem Ruf folgst, wird es Dir gut gehen – auch wenn Dir in der Übergangsphase die Knie reichlich schlottern können. Doch, um die neuen Ufer zu erreichen, mußt Du von den alten Abschied nehmen.

Vor der Meister-Einweihung Holz hacken und Wasser tragen – nach der Meister-Einweihung Holz hacken und Wasser tragen ...

Eine Hand, die etwas festhält, kann nichts Neues greifen, ein Becher, der schon voll ist, keine neue Flüssigkeit aufnehmen – das sind alte Weisheiten. Für einen Menschen, der Reiki-Meister werden möchte, haben sie besonders viel zu sagen. Die persönliche Entwicklung gerade während des 3. Grades steht und fällt mit der Bereitschaft, loslassen zu lernen. Dadurch erst wird es möglich für die Schöpferkraft oder wie auch immer Du IHN nennen willst, dem Hohen Selbst zu helfen und es anzuleiten.

Vielleicht fragst Du Dich jetzt, warum mir diese Angelegenheit so wichtig ist. Nun, ich habe in meiner Zeit als Meister gelernt, daß diese(r) Beruf(ung) nicht gerade leicht ist, daß sie mir und anderen unschätzbare Erfahrungen ermöglicht und daß es sehr wichtig ist, mit beiden Beinen fest auf dem Boden der Realität zu stehen, wenn der Job darin besteht, die Energie des Himmels weiterzugeben. Je mehr Illusionen und Erwartungen Du über die Auswirkungen der Meistereinweihung hast, um so schwerer wird es Dir fallen, wenn Du Meister bist, mit der neuen Realität klarzukommen.

Je unsicherer Du selber stehst, desto leichter wirst Du von den rasanten Entwicklungen ins Schwanken gebracht. Doch bevor wir näher auf dieses Thema eingehen, erzähle ich Dir, wie die Ausbildung zum Reiki-Meister abläuft.

Was passiert in einer traditionellen Meisterausbildung?

Wenn Du mit dem 2. Grad längere Zeit, meiner Ansicht nach mindestens ein Jahr, Erfahrungen gemacht und mit den Werkzeugen wirklich sicher umzugehen gelernt hast, kannst Du Dich an einen Meister Deines Vertrauens wenden und ihn bitten, Dich für den 3. Grad auszubilden.

Natürlich kannst Du auch schon vorher ausprobieren, ob Dich jemand in die Ausbildung nimmt, aber überlege Dir in diesem Fall genau, ob Du Dich nicht selber damit übers Ohr haust. Zu jedem Grad gehört eine gewisse Zeit, während der Du Erfahrungen mit seinen Möglichkeiten sammeln solltest, um grundsätzlich mit den neuen Fähigkeiten und Deinen Reaktionen auf die bei der Reiki-Arbeit freiwerdenden Energien umgehen zu lernen.

Es reicht beileibe nicht aus, das kennenzulernen, was bei Reiki über den Verstand erfaßbar ist. Sehr viel – meiner Ansicht nach das meiste – spielt sich im Bauch, im Bereich der Gefühle ab, wenn Du mit der Spirituellen Lebensenergie umgehst. Die Entwicklungen dort brauchen sehr viel länger als die verstandesmäßig nachvollziehbaren Erfahrungen, um verarbeitet und wirklich ein neuer Bestandteil der Persönlichkeit zu werden.

Die Meister-Einweihung ist in erster Linie eine Meister-Ausbildung: Sie braucht Zeit, Übung und Beharrlichkeit bei jedem Schritt auf *Deinem* Weg des Herzens

Beim 1. Grad brauchst Du mindestens 2 bis 3 Monate und beim 2. Grad mindestens ein Jahr, um die Erfahrungen mit der jeweiligen Form der Reiki-Arbeit zu integrieren, vorausgesetzt, Du gehst regelmäßig und bewußt mit der Kraft um.

Doch angenommen, Du wirst schneller Meister, dann werden andere Menschen zu Dir kommen, damit Du sie einweihst und ihnen erklärst, wie sie mit der Spirituellen Lebensenergie umgehen können. Sie werden viele Fragen an Dich haben, die nur aus der praktischen Erfahrung heraus zu beantworten sind und nicht aus auswendig gelerntem Bücherwissen.

Zu Deinen Aufgaben wird es auch gehören, den Umgang mit den Symbolen und Mantren des 2. Grades zu erklären. Was machst Du, wenn Du mit diesen Dingen selber noch nicht umgehen und auf Fragen nicht eingehen kannst, weil Dir selber die praktische Erfahrung und vielleicht sogar das nötige Wissen fehlt? Deinem ausbildenden Meister kannst Du vielleicht etwas vormachen, Deinen Schülern nicht!

Angenommen, Du hast Dich mit den Möglichkeiten der ersten beiden Grade ausreichend auseinandergesetzt und hast einige Erfahrungen gesammelt, wie geht es jetzt weiter? Überlege Dir, zu welchem Meister Du gehen möchtest. Diese Frage ist enorm wichtig. Du solltest ein gutes Gefühl für ihn haben. Das ist die Grundlage für Dein

Vertrauen. Ohne ein festes Vertrauensverhältnis zu ihm kann er Dich nicht ausbilden.

Es wird immer wieder während der Ausbildung zum Reiki-Meister zu offenen oder verdeckten Spannungssituationen zwischen Euch kommen. Das gehört dazu. Ist das gefühlsmäßige Band zwischen Euch nicht stark genug, wirst Du im Falle einer starken Belastung dann entweder die Ausbildung bei diesem Meister abbrechen und Dich damit um eine ganz wichtige Lernerfahrung bringen, oder aber Du versuchst ihm etwas vorzuspielen und Deine wahren Gefühle zu verstecken nach dem Motto: »In ein paar Monaten bin ich selber Meister und dann kann er mich mal ...!«

Mit dieser Geisteshaltung wird die Ausbildung zu einer Farce. Vielleicht gelingt es Dir, wenn Du gut schauspielerst und Dein Meister aus irgendeinem Grund nicht so achtsam ist, ihn zu täuschen, aber damit betrügst Du auch Dich selber.

Die Entwicklung der Persönlichkeit in der Meister-Ausbildung

Wenn der Meister Dich innerlich zu berühren vermag und Du Dich ihm verbunden fühlst, dann ist er wahrscheinlich der richtige Begleiter auf Deinem Weg

Die Einweihung zum Meister kann und soll Dir persönliche Lernerfahrungen nicht abnehmen! Solltest Du den Meister, von dem Du Dich ausbilden lassen willst, nicht kennen, empfiehlt es sich, ihn persönlich kennenzulernen, bevor Du Dich endgültig entscheidest, und auch ein oder zwei seiner Seminare als Gast zu besuchen. Spürst Du eine starke innere Verbundenheit zu ihm, ist er wahrscheinlich für Dich der Richtige.

Du mußt dabei nicht alles, was er tut, ganz toll finden. Wichtiger ist, daß Du ihn als Menschen akzeptieren kannst, auch wenn Du Ecken und Kanten an ihm bemerkst. Hast Du den richtigen Meister für Dich gefunden und bist von ihm als Schüler akzeptiert worden, wirst Du bei vielen seiner Seminare als Gast oder auch Assistent mit dabei sein, um immer mehr in die Meisterenergie hineinzukommen.

Durch die Erfahrungen mit immer neuen Reiki-Gruppen und veränderten Rahmenbedingungen kannst Du lernen, was ein gutes Reiki-Seminar eigentlich ausmacht. Du wirst die Art Deines Reiki-Meisters, Seminare abzuhalten und mit den Schülern umzugehen, immer besser wahrnehmen und Dir darüber klarwerden, was Du von ihm übernehmen willst und was Du anders machen möchtest. So findest Du mit der Zeit zu Deiner eigenen Vision von Reiki.

Diese Vision läßt sich ohne das lange Ausbildungsverhältnis mit Deinem Meister nicht finden. Es hilft also wenig, wenn Du Dir schon vorher feste Vorstellungen darüber machst und dann in die Ausbildung gehst. Erst der persönliche Kontakt mit Deinem Ausbilder kann *Deine* Vision des Weges als Reiki-Meister wirklich entstehen lassen.

Auch die Beziehung zu Deinem Meister ist nicht frei von Projektionen, die bisweilen sehr herausfordernd sein können – aber auch viele Wachstumsmöglichkeiten freisetzen

Während der Ausbildungszeit solltest Du auch Dein Verhältnis zu ganz grundsätzlichen Dingen, wie Geld, Liebe, Beziehung, Nähe, Macht, Neid, Gier und so weiter abklären. Es ist dabei überhaupt nicht erforderlich, damit völlig klarzukommen. Vielmehr ist es Deine Aufgabe, Dich kennenzulernen. Wahrzunehmen, womit Du umgehen kannst und womit Du Schwierigkeiten hast.

Vollkommenheit ist keine Voraussetzung für den 3. Grad. Wenn das so wäre, gäbe es keine Reiki-Meister. Aber möglichst ehrlich solltest Du schon zu Dir sein. Diese Aufrichtigkeit kann Dir später, wenn Du Meister bist, eine unschätzbare Hilfe sein.

Niemand ist sicherer unter der Obhut der Schöpferkraft, als derjenige, der seine Fehler offenlegen kann und zu ihnen steht, wenn es nötig ist. Ganz automatisch wirst Du während Deiner Lehrzeit irgendwann Deine Vater- oder Mutterbeziehung auf Deinen Meister projizieren. Auch dies ist wichtig, und gerade jetzt wird sich erweisen, ob das Vertrauen zwischen Euch stark genug ist, um den nun anstehenden Lernprozeß möglich zu machen. Wie Du Dich an Deinen Eltern als Kind orientiert hast und alles, was sie sagten, als gut und richtig angenommen hast, wird es auch eine Zeit geben, in der Du die Beziehung zu Deinem Meister so gestaltest. Nach einiger Zeit wirst Du in das andere Extrem fallen. Plötzlich ist alles, was er tut Unsinn. »Wie kann ein Mensch nur so sein!« wirst Du vielleicht denken.

Jetzt bist Du in der Trotzphase. Auch das ist eine ganz normale und wichtige Entwicklung. Nun ist es wichtig, Freiraum für Dich zu haben und Dir Möglichkeiten zu schaffen, Dich von Deinem Ausbilder abzugrenzen, Dein eigenes »Ich« als Reiki-Meister zu finden. In dieser Zeit kommt es am häufigsten vor, daß ein Schüler die Ausbildung abbricht. Es kann durchaus zu einigen häßlichen Szenen zwischen Euch kommen, aber Dein Ausbilder wird Dir immer wieder die Tür öffnen, wenn Du zu ihm willst, und Dich ansonsten Deinen Weg suchen lassen. Vielleicht wirfst Du ihm offen oder im geheimen vor, daß er ein unmöglicher Mensch ist und Dich nur aus Unverständnis oder Niedertracht noch nicht eingeweiht hat, wo Du doch längst reif zum Reiki-Meister bist, viel reifer als er sogar.

Nach einiger Zeit, es kann Wochen oder Monate dauern, wirst Du wieder klarer sehen. Du wirst erkennen, daß jeder Mensch anders ist und es sein gutes Recht ist, anders zu sein. Du wirst Deinen Meister so sein lassen können, wie er ist und damit zeigen, daß Du Dich in einem wichtigen Punkt angenommen hast: Du kannst jetzt zu Dir und Deinem eigenen Weg stehen! Diese Entwicklung ist das Fundament für die Energie der Einweihung, die nun in der nächsten Zeit ansteht. Wenn Ihr beide, Du und Dein Meister, übereinstimmt, daß die Zeit reif ist für Deine Einweihung in den 3. Grad, werdet Ihr gemeinsam eine Zeit von drei oder vier Tagen festlegen, während der dann das große Ereignis geschehen soll.

Bis es dazu kommt, kann und sollte allerdings mindestens ein Jahr vergehen. Vielleicht seid Ihr nur zu zweit, vielleicht sind aber auch noch weitere 3.-Grad-Schüler mit dabei, wenn Ihr zu dem Meister-Seminar zusammenkommt. Es kann sein, daß einige Tage vorher noch ein Selbsterfahrungs-Seminar stattfindet, in dem noch Klärungen erreicht werden können. Manchmal merkt der eine oder andere im letzten Moment, daß die Zeit für ihn doch jetzt nicht da ist, und reist vor dem eigentlichen Meister-Kurs ab. Diejenigen, die sich bereit fühlen und auch von dem Ausbilder so beurteilt werden, finden sich dann zusammen und bekommen meist gleich zu Anfang die Einweihung in den 3. Grad und das Meistersymbol.

Intensives Lernen ist Grundlage für die Reiki-Meisterschaft, und der Erfolg wird durch eine Urkunde besiegelt

Dann wird einige Tage lang intensiv gelernt. Es ist ja wichtig, die Rituale der Einweihungen in die Reiki-Grade auswendig zu können und auch alle Mantren und Symbole sicher zu beherrschen. Oft werden während dieses Kurses auch noch die Seminarabläufe der ersten beiden Grade durchgesprochen, um etwaige Unklarheiten zu beseitigen und die neuen Meister möglichst gut auf ihre Tätigkeit vorzubereiten. Jeder Absolvent dieses Kurses bekommt zum Abschluß von seinem ausbildenden Meister eine Urkunde, damit er nachweisen kann, daß er auf traditionelle Weise in den 3. Grad des Usui-Systems des Reiki eingeweiht und für die Tätigkeit als Meister ausgebildet wurde.

Die Annäherung an die Spirituelle Lebensenergie und die Tradition des Usui-Systems der Natürlichen Heilung

Weitere wichtige Teilbereiche der Ausbildung im Meister-/Lehrergrad sind die persönliche Annäherung des Schülers an Reiki und die Tradition der Methode. Dazu ist es notwendig, sich in Theorie und Praxis mit den vielfältigen Anwendungsmöglichkeiten von Reiki zu befassen. Immer wieder mit der Spirituellen Lebenskraft unter Anleitung eines erfahrenen Ausbilders in Berührung zu kommen, ihre kurz- und langfristigen Wirkungen auf Gesundheit, Körper, Psyche und spirituelle Entwicklung an sich selbst und an anderen Menschen zu erleben, zu analysieren und vom Bauch her akzeptieren zu lernen.

Genauso wichtig ist es auch, die speziellen Gesetzmäßigkeiten verstehen und anwenden zu lernen, die kennzeichnen. Denn Reiki ist nun mal eine ganz besondere Kraft und ihre Wirkungen lassen sich nicht so ohne weiteres gleichsetzen mit denen von Polarity, Shiatsu, Prana-Heilung oder Formen der Geistheilung.

Wer weiß, daß er nicht weiß, weiß mehr als der, der nicht weiß, daß er nicht weiß: Ein Reiki-Meister muß auch wissen, was Reiki nicht kann

Ein zukünftiger Reiki-Meister muß ebenso unbedingt wissen, was Reiki *nicht* kann, wo die Grenzen dieser Methode liegen, damit er seine Schüler und Klienten korrekt und realistisch beraten kann. Ein umfassendes Allgemeinwissen in Anatomie, Physiologie, Pathologie, Psychologie, Psychotherapie, Gruppendynamik, wesentlichen esoterischen Denkmodellen und den Gesetzen ganzheitlichen Heilens sowie die Kenntnis einschlägiger gesetzlicher Regelungen zu Fragen der Heilung sind ebenfalls wünschenswert. Der Arzt und Reiki-Meister Dr. Chujiro Hayashi, nahm besonders die letzteren Punkte sehr ernst und unterrichtete seine Schüler ausführlich darin. Er sandte Hawayo Takata, die er später zu seiner Nachfolgerin auserkor, zum Beispiel mehrere Monate in ein berühmtes japanisches Heilbad, damit sie dort ihre Studien an seiner Klinik ergänzen und ihre Kenntnisse über Naturheilverfahren weiter vertiefen konnte.

Den Reiki-Weg – gerade als Meister – zu gehen, ohne sich wieder und wieder mit der Geschichte des Usui-Systems der Natürlichen Heilung zu befassen, ohne Dr. Usuis Weg, seine Probleme und die Lösungen, die er dazu fand, zu verstehen und im eigenen Leben praktisch umzusetzen, ist meines Erachtens nicht machbar. Dr. Usuis Suche nach einer spirituellen Heilungsmethode, die Art und Weise, wie er diesen unglaublich wertvollen Schatz fand, und die Form, die er nach mehreren fehlgeschlagenen Anläufen entwickelte, um korrekt damit bei Heilungen und bei der Vermittlung des Systems umzugehen, war und ist für mich eine unerschöpfliche Quelle eminent wichtiger Anregungen und Erkenntnisse für meinen eigenen privaten und beruflichen Weg. Meiner Erfahrung nach gelten Dr. Usuis Heilungs- und Lebensregeln und seine Art, Reiki zu lehren, heute im Prinzip genauso wie damals. Auch die Erforschung der Symbole und Mantren des Usui-Systems, die gefühlsmäßige, verstandesmäßige und spirituelle Annäherung an diese essentiellen Werkzeuge gehört dazu.

Die Harmonisierung persönlicher Problemfelder im Rahmen der Meister-Ausbildung

Der dritte und letzte wesentliche Aspekt des Meistertrainings ist für mich eine Neuorientierung der Lebensgestaltung des Schülers. Es ist nicht notwendig – und gar nicht möglich –, alle Probleme in dieser Zeit zu »kurieren«. Aber es sollte eine Hinwendung des Meisterschülers zu wesentlich größerer Flexibilität, deutlich mehr Lebendigkeit und der

Begeisterung für permanentes Lernen in allen Bereichen geschehen. Ein Reiki-Meister sollte nicht »alles gelernt haben«, sondern bereit sein, jeden Tag aufs neue zu lernen, die Welt zu entdecken und Überzeugungen von gestern, die heute nicht mehr im Sinne des Lebens funktionieren, zugunsten passenderer Geisteshaltungen aufzugeben. Dann – und nur dann – kann Reiki immer mehr in und durch ihn fließen, sein Privatleben und seine Arbeit bereichern.

Die hier dargestellten Regeln haben ich aus der Praxis heraus entwickelt. Seit über 12 Jahren bilde ich in meinem Reiki-Do Institut International Rainbow Reiki-Lehrerinnen und Lehrer in langfristigen Trainings aus. Das macht mir viel Spaß. Es gab und gibt dabei viel für mich zu lernen, und ich kann immer wieder Neuerungen sofort in der Praxis auf ihre Tauglichkeit hin überprüfen. Eine Frage hat sich dabei als sehr wichtig erwiesen: »Wenn ich jetzt und hier Meisterschüler wäre, würde ich in diesem Programm wirklich alles an persönlichen und fachlichen Inhalten lernen können, was ich hinterher in meiner Berufspraxis als Reiki-Meister unbedingt brauche, um meinen Schülern ein guter Lehrer sein und selbst mit meinem Weg glücklich werden zu können?« Probiere doch diese Frage als Orientierung für Dich auf Deinem Weg zum Reiki-Meister, um die Eignung von Ausbildungsprogrammen zu testen und – später – in der Ausbildung Deiner Schüler. Du wirst schnell feststellen: Es lohnt sich für alle Beteiligten.

Ein Reiki-Meister muß nicht alles können, aber bereit sein, jeden Tag aufs neue zu lernen

Zum Ende dieses Abschnitts gehe ich noch auf eine Frage ein, die häufig von Meisterschülern mit »Vorbildung« gestellt wird. Sie lautet in etwa so ...

»Ich bin seit Jahren ganzheitlich arbeitender Mediziner und Psychotherapeut und beschäftige mich seit Jahren gründlich mit Esoterik. Mehr als vier Jahre habe ich selbst an einer Psychotherapie teilgenommen. Und außerdem habe ich neun verschiedene therapeutische Ausbildungen gemacht. Warum soll ich eigentlich noch einmal 12 oder mehr Monate an einem Reiki-Meistertraining teilnehmen? Das kann ich doch schon alles. Kannst Du mich nicht gleich einweihen?«

Meine Antwort darauf: Es ist wunderbar, daß Du bisher so viel aus Deinem Leben gemacht hast. Du hast Dich wirklich nach Kräften bemüht, die Lebensweisheit »Der Weg ist das Ziel!« zu beherzigen. Ich fände es sehr schön, wenn Du Deinem Motto weiter treu bliebest. Nutze die 12 oder mehr Monate des Meistertrainings dazu, um all das, was Du bist und kannst, für die Erforschung des Reiki-Weges einzusetzen. Denn *den* kennst Du noch nicht. Auch wenn Du schon hundert Länder bereist hast, wird ein neues, unbekanntes Land Dir erst dann seine Eigenheiten und Schönheiten enthüllen, wenn Du Dir Zeit nimmst, es zu entdecken. Seine Luft zu kosten, sein Wasser zu schmecken, es zu Fuß zu durchqueren und mit seinen Bewohnern, ihren Sitten und Gebräuchen zu leben.

Drüberzufliegen, Fotos zu schießen, das Flugticket ins Album zu kleben und vor Freunden mit noch einem Land, das man »kennt«, zu protzen – das ist Kleckermann-Tourismus.

Die Wachstumsmöglichkeiten mit dem 3. Reiki-Grad

Nach dem Meister-Seminar wirst Du wahrscheinlich erst einmal bemerken, daß der Energieschub viel stärker war, als Du Dir jemals hättest träumen lassen. Du wirst wahrscheinlich so voller Energie sein, daß Du das Gefühl hast, ständig abzuheben. Aus diesem Grund ist es empfehlenswert, nach dem 3.-Grad-Kurs einige Zeit Urlaub zu haben. Kümmere Dich viel um Dich, gewöhne Dich an die neue Qualität Deiner persönlichen Energie. Du wirst merken, daß alles irgendwie anders ist. Du hast phantastische Fähigkeiten geschenkt bekommen und kannst jederzeit eine feste Verbindung zur Heilkraft der Schöpferkraft für jeden, der es möchte, herstellen.

Und trotzdem bist Du der geblieben, der Du warst. Kein Heiligenschein erleuchtet Dich, Dein Finger blutet nach wie vor, wenn Du Dich beim Salatputzen schneidest, und Du bist nach wie vor nicht in der Lage, Antworten auf alle wichtigen und unwichtigen Fragen Deines Lebens aus dem Ärmel zu schütteln. Mit diesem (scheinbaren) Paradoxon wirst Du den Rest Deines Lebens verbringen. Gönne Dir die Zeit, Dich daran zu gewöhnen, bevor Du Kurse abhältst und Dich mit neuen Situationen auseinandersetzen mußt.

Nur eine zusätzliche Fähigkeit verleiht die Reiki-Meisterschaft: Du kannst nun andere in Reiki einweihen

Als Reiki-Meister hast Du im wesentlichen »nur« eine Fähigkeit mehr im Werkzeugkasten, als jemand mit dem 2. Grad: Du kannst anderen eine dauerhafte Verbindung zur Quelle der Spirituellen Lebensenergie vermitteln und ihnen die Möglichkeit übertragen, auf die verschiedensten Arten damit umzugehen. Und damit ist auch schon ziemlich klar, welche Perspektiven der persönlichen Entwicklung der 3. Grad bietet: Du mußt andere Menschen einweihen und ihnen zeigen, was sie mit der Reiki-Kraft machen können! Dabei wirst Du wachsen und Dich weiterentwickeln können.

Aus diesem Sachverhalt heraus halte ich nicht viel davon, Menschen in den 3. Grad einzuweihen, ohne ihnen das Wissen für alle Einweihungen und das Meister-Symbol zu übergeben. Es heißt zwar, dieser 3A-Grad wäre für Menschen gedacht, die die Meisterenergie nur für ihre persönliche Entwicklung einsetzen wollen, doch gerade die wird im Grunde nicht gefördert, abgesehen von dem starken »Energiekick« der 3.-Grad-Einweihung. Denn die Tätigkeit, für die der Meistergrad gedacht ist, kann ja nicht ausgeübt werden. Doch dies ist, wie alles in diesem Buch, meine persönliche Ansicht und muß nicht auch für Dich zutreffend sein. Mach Dir Deine eigenen Gedanken dazu, und finde Deinen Standpunkt. Das ist wichtiger, als meine Meinung zu übernehmen.

Die Seminare

Als Meister wirst Du die Kurse des 1. und 2. Grades aus einer ganz anderen Perspektive heraus erleben. Plötzlich bist Du derjenige, der gefragt wird, derjenige, der das Seminar letztlich trägt und gestaltet. An Deinem Beispiel orientieren sich die Schüler in bezug auf ihren Umgang mit Reiki und auch in vielen anderen Aspekten ihres Lebens. Du wirst bei jedem Seminar die Gegenwart und Hilfe der Schöpferkraft und der aufgestiegenen Groß-Meister des Reiki fühlen und die gewaltige Energie kanalisieren, die notwendig ist, um einen Menschen zum Reiki-Kanal zu machen. Der ständige intensive Kontakt mit der himmlischen Kraft wird Dein Leben mindestens ebenso stark verändern wie das einmalige Erlebnis der Meister-Einweihung. Nach jedem Seminar wirst Du wie auf Wolken schweben oder auch sehr »down« sein, weil es viel Unangenehmes für Dich zu lernen gab.

Die Rolle des Reiki-Meisters wird Deine Perspektive verändern – und Du wirst auch lernen damit umzugehen

Vielleicht wirst Du in den nächsten Monaten auch ein paar Kilo an Gewicht zunehmen, weil diese Pfunde nötig sind, um Dich zu erden, bis Du andere Möglichkeiten dafür gefunden hast. Natürlich ist es auch möglich, daß gar keine oder nur wenige Teilnehmer zu Deinen Kursen kommen. Was machst Du dann? Hast Du das Geld vielleicht schon eingeplant, weil Du einen Kredit für die Meistereinweihung aufgenommen hast? Hast Du womöglich bereits gekündigt, weil Du meintest, Du brauchst jetzt keinen »normalen« Beruf mehr? So kann Dir Dein Hohes Selbst zeigen, daß Dein Verhältnis zu Beziehungen, zu materiellen Dingen wie Geld oder anderen grundsätzlichen Strukturen noch weiterer Klärung bedarf.

Setz Dich daran und suche Dir einen guten Therapeuten, falls Du noch keinen hast, um Dir neue Wege zu erschließen. Arbeite mit den Methoden des 1. und des 2. Grades, um die nötigen Wachstumsprozesse zu unterstützen. Dies ist eine ausgezeichnete Gelegenheit, zu Dir zu kommen. Schieb nicht den anderen die Schuld zu, sondern bleib bei Dir, und Du wirst merken, daß plötzlich dort Wege sind, wo vorher nur undurchdringlicher Urwald war. Dann werden auch Deine Kurse besser besucht sein. Wenn Du innerlich hinter dem stehen kannst, was Du nach außen zeigst, können auch andere Dir vertrauen und sich an Dich wenden.

Dieser Entwicklungsschritt gehört auch zum 3. Grad. Nicht alle erleben ihn so dramatisch, aber irgendwann muß jeder herausfinden, welches sein Weg ist. Die Orientierung dazu sollte während der 3. Grad-Ausbildung vorgenommen werden. Die Feinabstimmung auf den eigenen Weg dauert nach der Meistereinweihung dann den Rest des Lebens an. Durch den ständigen intensiven Kontakt mit Reiki wird jeder Meister immer wieder zum Lebendigsein angeregt. Je mehr Du Dich gegen diese Entwicklung wehrst, desto härter wird es für Dich. Je stärker Du Deine persönlichen Machtansprüche losläßt, desto schöner und harmonischer entwickelt sich Dein Leben.

Um diese Machtansprüche, um Liebe, Nähe und Geld kreisen auch erst einmal Deine Lernsituationen, wenn Deine Kurse voll werden. Als ich mit meiner Tätigkeit als Reiki-Meister begann und auch gleich recht viele Schüler bekam, hatte ich innerhalb von 10 Tagen 2 Autounfälle. Und das passierte mir, der ich viele Jahre bis zu 100 000 km im Jahr unfallfrei zurückgelegt hatte! Ich rutschte jedesmal im Schneckentempo aus unerfindlichen Gründen in einen anderen Wagen hinein. Da in beiden Fällen Versicherungen mit hohen Selbstbeteiligungen bestanden, mußte ich eine ganze Menge Geld bezahlen – in etwa das, was ich bei den vorherigen Seminaren verdient hatte. Später verstand ich dann, was die Ursache dieser ärgerlichen Vorfälle war: Ich konnte zwar gut mit der Beziehung zu den Schülern umgehen, aber ich konnte mir noch nicht gestatten, den Energieaustausch, das Geld, für meine Leistung anzunehmen.

Die Feinabstimmung auf den eigenen Weg dauert nach der Meister-Einweihung dann den Rest des Lebens an

Das soll nur ein Beispiel für die Dinge sein, die auf Dich so zukommen können. Es ist also sehr wichtig, feinfühlig zu werden, um Deinen Weg und die Lernerfahrungen, die zur Zeit für Dich anliegen, rechtzeitig zu erspüren. Merkst Du früh genug, was los ist, kannst Du Deine Entwicklung selbst in die Hand nehmen, und Dein Hohes Selbst ist nicht gezwungen, Dir einen Wink mit dem Zaunpfahl zu geben.

Deine Schüler – Deine Spiegel

Alle Menschen, die zu Dir kommen, um in einen Reiki-Grad eingeweiht zu werden, haben eine Botschaft für Dich. Nein, nicht das, was sie sagen, sondern einen Wesenszug, eine Eigenart oder eine Frage, die sie an Dich stellen.

Jeder Deiner Schüler spiegelt Dir während eines Reiki-Seminars einen Teil Deiner Persönlichkeit wider, den Du bei Dir noch nicht wirklich annehmen und lieben gelernt hast. Je aufmerksamer Du mit Deinen Schülern umgehst, je ernster Du sie nimmst, desto eher wird sich Dir diese Botschaft erschließen. Für mich ist es eine liebe Gewohnheit geworden,

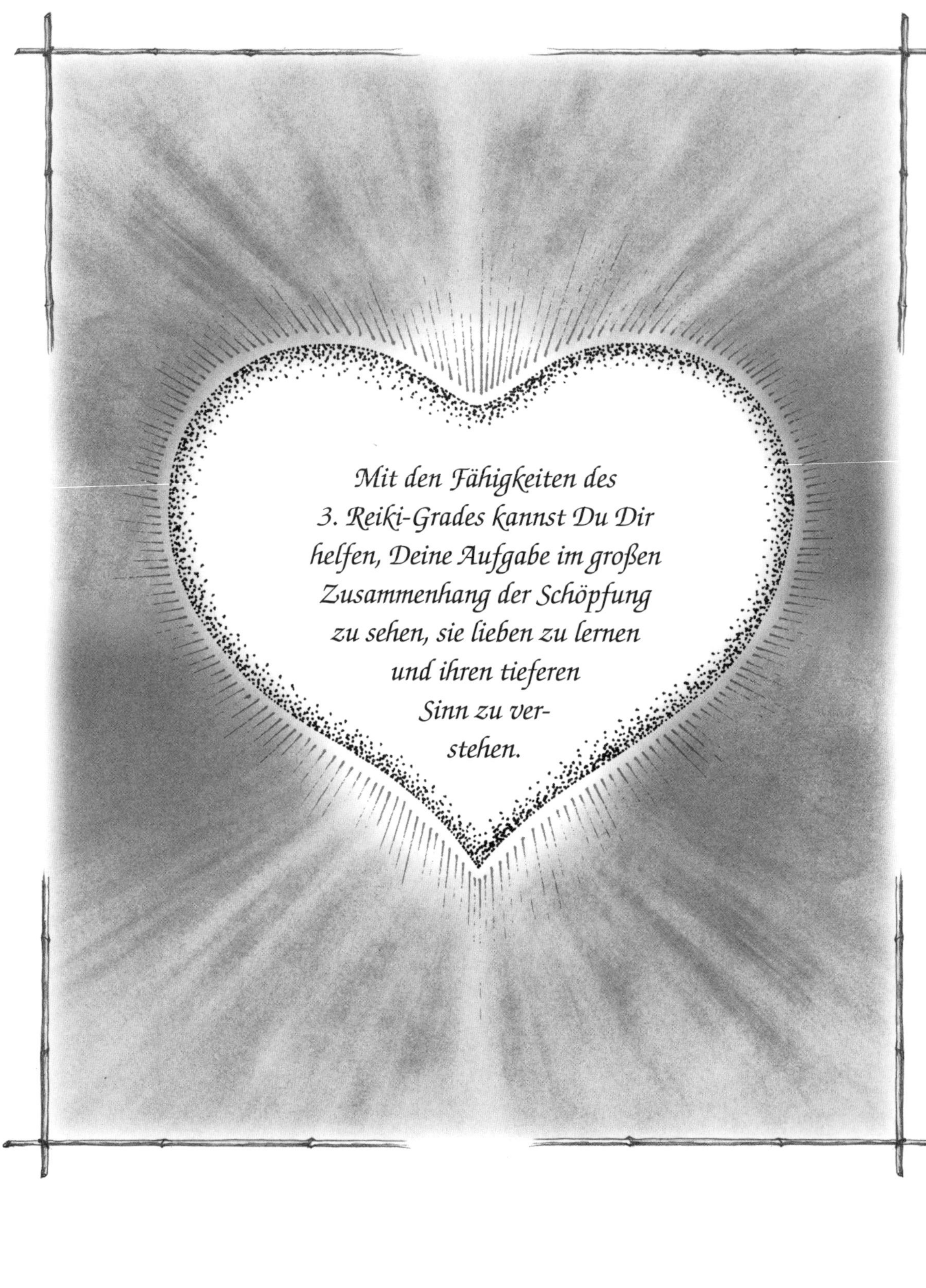
Mit den Fähigkeiten des
3. Reiki-Grades kannst Du Dir
helfen, Deine Aufgabe im großen
Zusammenhang der Schöpfung
zu sehen, sie lieben zu lernen
und ihren tieferen
Sinn zu ver-
stehen.

vor einem Seminar ein Orakel wie das chinesische I Ging oder die Chakra-Energie-Karten zu fragen, was ich lernen sollte, um für dieses Seminar ein guter Lehrer für meine Schüler zu sein. Die Beschäftigung mit den Antworten hilft mir sehr, meine Fähigkeiten als Lehrer zu entwickeln und mich auf die besondere Qualität eines jeden Seminars einzustimmen.

Ein Thema, das ich noch beleuchten möchte, ist der Umgang mit Macht. Jeder Reiki-Meister hat eine Menge davon. Ich meine nicht die Macht, andere Leute zum Reiki-Kanal einzuweihen. Die ist nur geborgt, sie wird im Grunde von der Schöpferkraft ausgeübt. Nein, es geht um die Macht, Leithammel, Vorbild, Guru oder etwas ähnliches für andere Menschen zu sein, die es gern so haben möchten, und die die Funktion »Reiki-Meister«, die göttlich und vollkommen ist, mit der Persönlichkeit verwechseln, die menschlich und genauso unvollkommen ist wie die der anderen auch.

Die Versuchung ist groß, sich auf dieses Spiel einzulassen, und es gehört wohl dazu, es eine Weile zu versuchen. Die Realität wird Dich früher oder später (eher früher) aber wieder auf den Boden der Menschlichkeit herunterholen. Allerdings kann die Landung sehr viel weicher sein, wenn Du Dich rechtzeitig für dieses Problem sensibilisiert hast. Ich löse diese Machtgeschichte, indem ich gleich zu Beginn eines jeden Seminars meine Unfehlbarkeit in Frage stelle, unübersehbar und bei möglichst vielen Gelegenheiten. Außerdem bemühe ich mich, bei allem persönlichen Einsatz für meinen Standpunkt, meine Ansichten auch als persönliche Wertung und nicht als ewige Weisheit zu deklarieren. Und trotzdem falle ich immer wieder darauf herein, wenn mir jemand geschickt genug eine Gelegenheit bietet. Nur die Landung ist eben weicher, und mittlerweile kann ich auch über meine »Unbelehrbarkeit« lachen.

Je weiter Du »abhebst«, desto mehr entfernst Du Dich von menschlicher Nähe, von warmherzigen Beziehungen zu anderen Menschen, von den kleinen und doch so wichtigen und unersetzlichen Freuden des Alltags. Gönne Dir zu Anfang ganz bewußt ein paar Höhenflüge, damit Du möglichst bald begreifst: »Unten bei den anderen ist es auf die Dauer viel schöner. Die besten Helfer auf Deinem Weg als Meister können Deine Schüler, Deine Freunde und Deine Bekannten sein. Hilfreich sind gerade oft die Freunde, die nichts mit der Esoterik »am Hut haben« und Dich deswegen nicht mit von der Einweihung verklärten Augen sehen. Oder die, die ihre Einweihungen schon eine Weile hinter sich und dadurch etwas mehr Abstand zu Dir bekommen haben. Mit Abstand meine ich nicht weniger Liebe, die wächst meist mit der Zeit, sondern Abstand dazu, Deine Sicht der Welt kommentarlos zu übernehmen.

Ich hoffe, Dir helfen diese kurzen Szenen aus meinen Wachstumserfahrungen weiter.

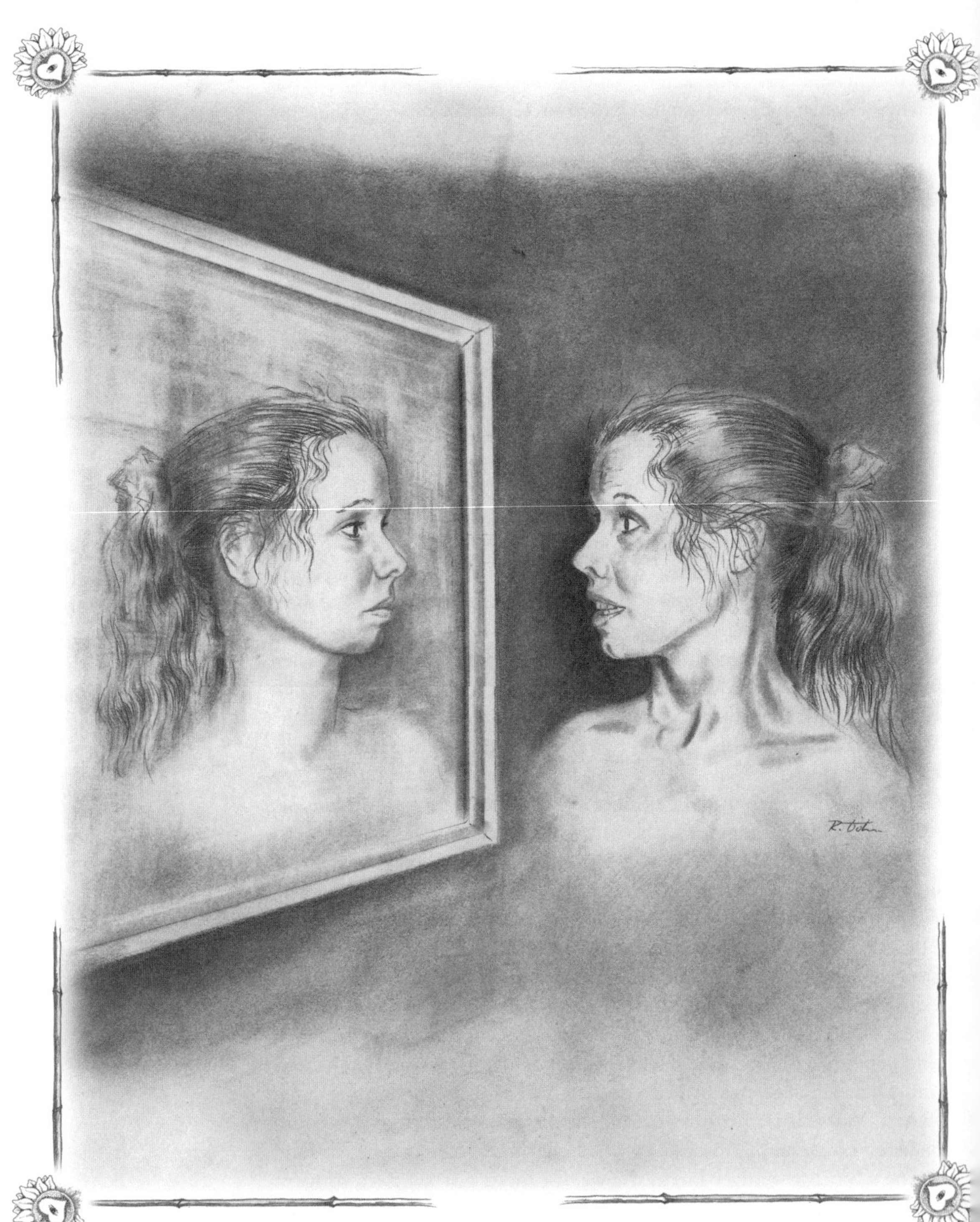

Als Reiki-Meister wirst Du immer wieder mit Deinem Spiegelbild konfrontiert ...

Mittlerweile glaube ich, daß die wesentlichen Dinge, die ein Mensch lernen muß, für alle gleich sind. Jeder sucht sich nur andere Wege und Zeiten aus, sie kennenzulernen.

Die Reiki-Arbeit für Dich

Ich mußte erst lernen, mich an die Arbeit an Wochenenden und Abenden zu gewöhnen und mir meine Freizeit zu anderen Gelegenheiten zu nehmen und zu gönnen. Diese Zeit für Dich ist besonders wichtig nach einem Seminar. Du brauchst einige Zeit, um die Erfahrungen zu verdauen und Dir alles bewußt zu machen, was an für Dich wichtigen Dingen während des Kurses passiert ist. Auch das Loslösen von Ansprüchen und Fragen der Schüler ist wichtig. Du bist jetzt wieder Du selbst und solltest Dein eigenes Leben leben.

In diesen freien Stunden sollte auch Zeit für eine Fortsetzung der Reiki-Arbeit für Dich selbst sein. Gerade im 3. Grad ist es wichtig, auch außerhalb der Kurse intensiv mit Reiki umzugehen und sich mit den Techniken des 2. Grades zum Beispiel mit seinem Inneren Kind oder seinem Hohen Selbst auszutauschen. Die Steigerung der eigenen Sensibilität und immer wieder neue Erfahrungen durch den Umgang mit Reiki können für Dich, aber auch für Deine Schüler ein unschätzbarer Gewinn sein. Je mehr Du in der Lage bist, Energien wahrzunehmen und ihre Qualität zu unterscheiden, desto besser kannst Du auf die Fragen, die hinter den Fragen Deiner Schüler stehen, eingehen und so auch das Spiegelbild besser erkennen, das sie für Dich bereithalten.

Im 3. Reiki-Grad kommen ein weiteres Symbol und ein Mantra hinzu

Ein Wort noch zu der sogenannten »Meisterenergie«. In allen Graden der Reiki-Methode wird ausschließlich mit *einer* Qualität von Lebensenergie – Reiki – gearbeitet. Daher hat das System seinen Namen. Im 1. Grad wird die grundsätzliche Öffnung und Handhabbarkeit für diese Kraft vermittelt, im 2. Grad werden drei besondere Werkzeuge übergeben: eines zur Verstärkung und räumlichen Ausrichtung von Reiki, eines zur direkten Übermittlung von Reiki auf die Mentalebene des menschlichen Energiekörpers und eines zur raum- und zeitunabhängigen Übertragung von Reiki zu anderen Lebewesen.

Im 3. Grad kommt ein weiteres Symbol und ein Mantra dazu. Diese beiden Instrumente sind dazu notwendig, um die Einweihungen in alle drei Grade vornehmen zu können. Es gibt also keine besondere Heilkraft von Reiki-Meistern, die über die Fähigkeiten von Schüler des 1. oder 2. Grades hinausgeht. Wohl aber des öfteren ein höheres Maß an Erfahrung im Umgang mit Reiki und ganzheitlicher Heilung sowie

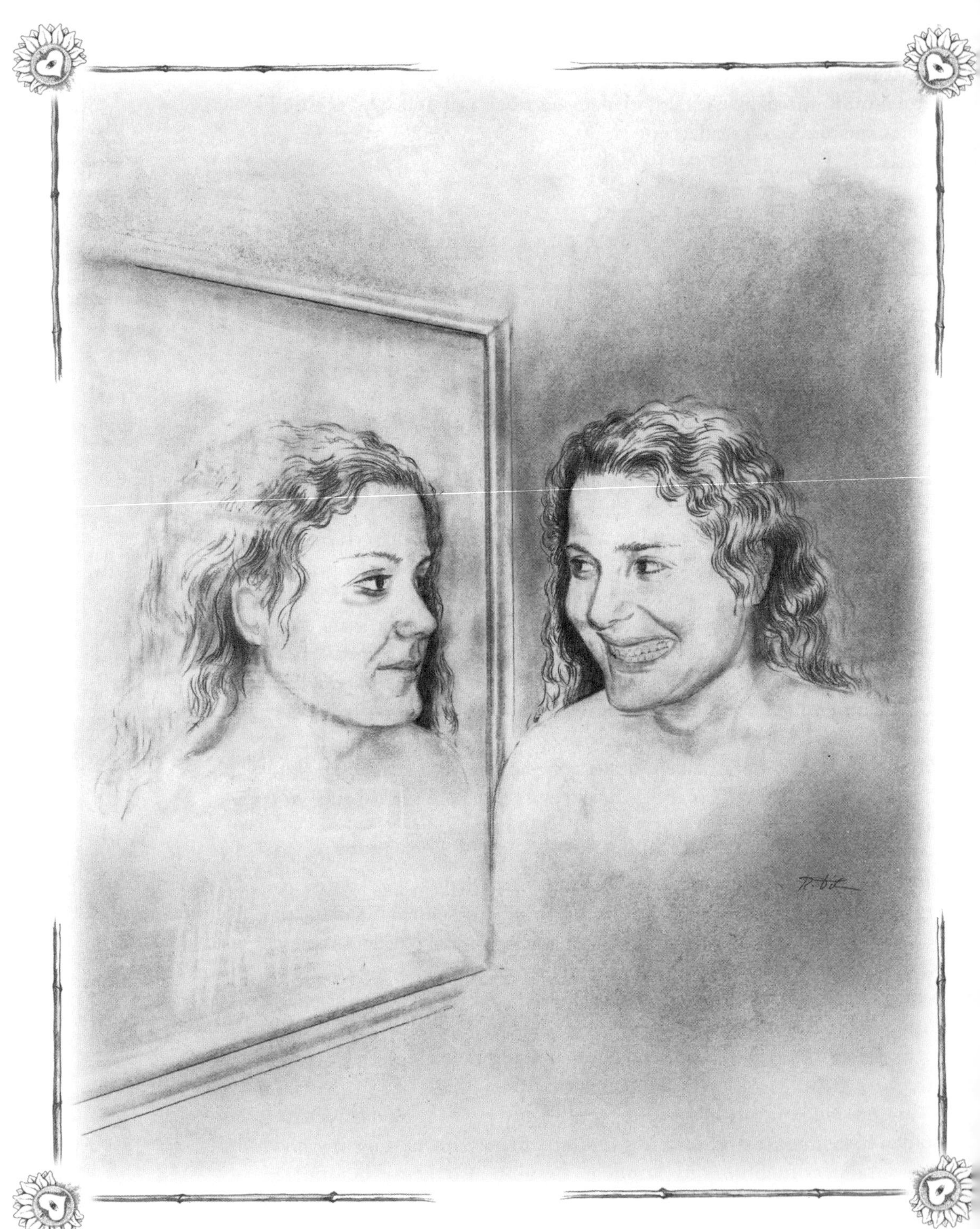

... und kannst Dich so lieben lernen und ganz werden.

oft ein starkes Charisma, das durch intensive Arbeit an der eigenen Persönlichkeit und die Tätigkeit in einer Führungsposition entsteht und das die Annahmefähigkeit von Klienten für Reiki natürlich positiv beeinflussen kann. Häufig genug habe ich Menschen erlebt, die »nur« in den 1. Grad eingeweiht waren und die ganz außerordentliche Heilungserfolge mit Reiki und eine sehr starke, liebevolle Persönlichkeit vorweisen konnten.

»Meisterenergie«, das ist auch die ganz besondere Art von Persönlichkeitsentwicklung, die der Berufung zum Heilen folgt

Wenn Du also eine Meisterausbildung machen möchtest, weil Du glaubst, erst dann ginge es mit der Heilerei so richtig los, täuschst Du Dich gewaltig. In diesem Fall bist Du besser beraten, Fortbildungen zum 1. und 2. Grad zu besuchen, viel, viel praktische Erfahrungen mit Reiki zu sammeln, die Gesetzmäßigkeiten ganzheitlichen Heilens zu erforschen und die Regeln, nach denen diese wunderbare Kraft funktioniert, verstehen zu lernen.

Wenn ich in diesem Buch von »Meisterenergie« schreibe, meine ich damit zum einen die manchmal recht heftigen Auswirkungen der Einweihung in den 3. Grad und zum anderen die besondere Art der Persönlichkeitsentwicklung, die ein Reiki-Meister, der sich seiner Berufung hingibt, erfährt, sowie die persönliche Kraft und Ausstrahlung, die sich daraus ergeben.

Sinn dieses Kapitels soll es sein, bei den Menschen, die in den 1. oder 2. Grad eingeweiht sind, mehr Verständnis für den Weg des Reiki-Meisters zu schaffen und zu helfen, falsche Erwartungen zu vermeiden. Wenn Du noch nicht Meister bist, aber mit dem Gedanken spielst, diesen schönen Weg zu gehen, dann kann dieses Kapitel Dir eine erste Orientierung bieten. Wie alles in diesem Buch ist aber auch diese Darstellung der Ausbildung und des Weges eines Reiki-Meisters das, was ich darüber weiß und denke. Sprich deswegen auf jeden Fall noch einmal mit einem oder mehreren anderen Reiki-Meistern über den 3. Grad, wenn Du überlegst, diesen Weg zu gehen.

Ich freue mich auf eine Zukunft, in der es in jedem Ort einen kompetenten Reiki-Meister gibt. Dann würde dieser schöne Zugang zu der Spirituellen Lebensenergie Teil unseres Alltags und für viele Menschen leichter zugänglich sein.

Vielleicht magst Du ja auch daran mitarbeiten, den Menschen hier auf der Erde die Energie des Himmels in die Hände zu legen. Dann zögere nicht, den Weg zu gehen.

Es taucht immer wieder bei vielen Menschen die Frage auf, ob Reiki-Meister nicht eine Heilpraktikerzulassung oder ein Arztdiplom haben sollten, da sie ja anderen beibringen, sich zu heilen. Aus meiner Sicht ist dies nicht unbedingt notwendig. Sicher ist es schon nützlich für einen Reiki-Meister, grundsätzliche anatomische, physiologische und patho-

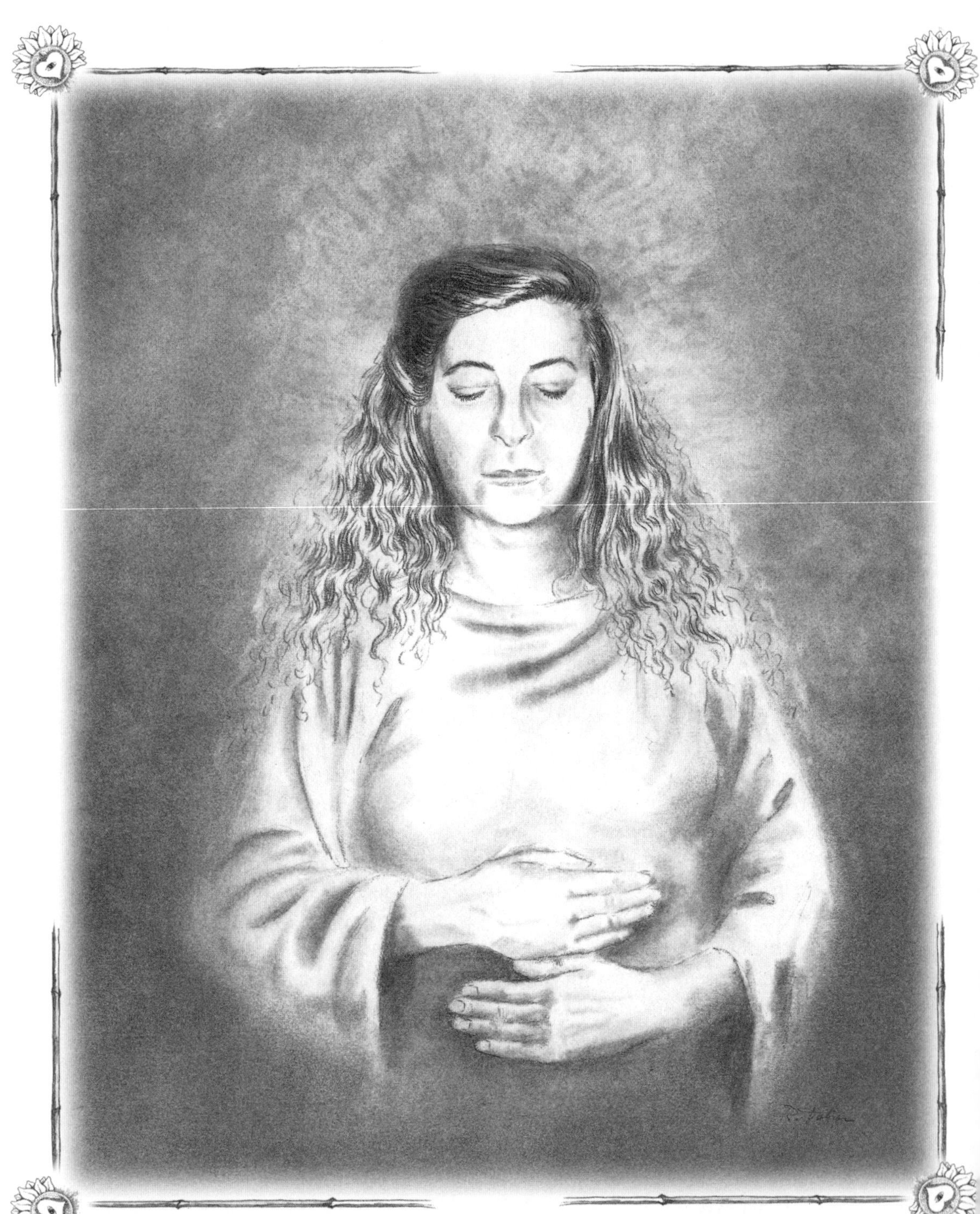

Reiki soll erst einmal für Dich da sein, wenn Du Kanal geworden bist. Nur wenn dann noch Zeit übrig ist, behandle Freunde und Verwandte.

logische Kenntnisse zu haben. Mehr als ein gutes Allgemeinwissen ist aber nicht erforderlich.

Reiki ist strenggenommen weniger eine Heilungsmethode im medizinischen Sinne, als eine Methode zur Entwicklung der Persönlichkeit auf allen Ebenen. Eine der »Nebenwirkungen« ist dabei, daß sich körperliche Symptome auflösen, wenn der betreffende Mensch aus den ihnen zugrundeliegenden psychischen Strukturen herauswächst. Tauchen in den Seminaren Fragen der Teilnehmer zu speziellen medizinischen Problemen auf, ist es nicht erforderlich und in den meisten Ländern rechtlich auch gar nicht zulässig, diese zu beantworten.

Erstens darf jemand, der nicht Heilpraktiker oder Arzt ist, weder Diagnosen stellen noch Therapien verordnen, und zweitens wäre es auch nicht sehr verantwortungsbewußt, aus der hohlen Hand Ratschläge zu erteilen. Besser ist es in so einem Fall, die Adresse eines guten Spezialisten weiterzugeben, der sich um besondere medizinische Probleme kümmern kann und darf. Ein Reiki-Seminar soll im wesentlichen nur das für jeden ohne große Probleme anwendbare Wissen um die Übertragung der Spirituellen Lebensenergie vermitteln und nicht eine Privatsprechstunde ersetzen. Für diese Ausbildung ist ein gut trainierter Reiki-Meister immer befähigt, das andere kann, aber muß nicht sein.

Zusammenfassung

Der Sinn des 3. Grades ist es, Dein spirituelles Selbst zu klären und zu entwickeln. Im Klartext: Deinen Platz in der Schöpfung, Dein Verhältnis zur Schöpferkraft und die Kraft seiner Liebe zu verstehen, zu erfahren und annehmen zu lernen.

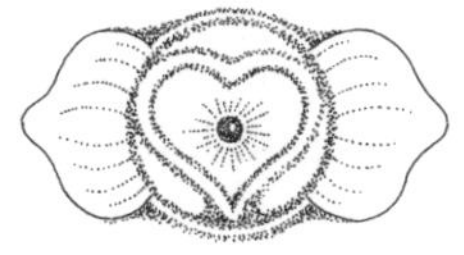

Merksätze zum 3. Grad

Ein Reiki-Meister muß nicht recht haben, um seinen Schülern zu helfen. Er sollte nur den Weg zum rechten Denken, Fühlen, Wahrnehmen, Entscheiden und Handeln aufzeigen.

Ein Reiki-Meister folgt seinem Weg, indem er andere lehrt, ihren Weg wahrzunehmen.

Reiki zu lehren, bedeutet, auf spirituelle Weise leben zu lehren.

Reiki bietet eine unglaubliche Vielfalt von Möglichkeiten der Heilung und spirituellen Persönlichkeitsentwicklung. Verliere Dich nicht in ihnen und lerne, sie alle zum Besten des Ganzen zu gebrauchen.

Diene Deinen Schülern, dadurch wird Deine Weisheit, Deine Liebesfähigkeit und Deine Heilkraft wachsen.

Ein Reikiseminar kann für jeden Teilnehmer eine spirituelle Wiedergeburt sein. Deswegen: Betrachte jedes Seminar, das Du gibst, als etwas sehr, sehr Wichtiges, und gib Dein Bestes.

Es gibt so viele Fragen. Doch nur der, der weiß, wie er eine Antwort zur praktischen Verbesserung der Lebensqualität einsetzen will, wird von seinen Fragen und den Antworten nicht verwirrt werden.

Dein persönliches Übungsprogramm für den 3. Reiki Grad

Lese dieses Programm immer wieder durch – und laß Dich zum Üben inspirieren

1. Gib unbedingt regelmäßig Seminare zum 1. und 2. Grad – und wenn es für ein oder zwei Personen ist. Das Lehren ist der Weg des Lehrers. Was nützt ein großer, gut sortierter Werkzeugkasten in professioneller Qualität, wenn er nicht benutzt wird?
2. Bemühe Dich, während der Einweihungen so bewußt wie möglich zu sein und zu bleiben. Je weniger Du durch die Einwirkungen der starken spirituellen Kräfte »wegtrittst« desto mehr kann Reiki für Deine Persönlichkeitsentwicklung tun. Um die dazu notwendige Erdung zu unterstützen, kannst Du während der Einweihungen barfuß sein, Dir vorher eine kurze, kräftige Fußmassage geben (lassen), in Dein Hara atmen (der etwa zwei Fingerbreit unter dem Bauchnabel gelegene Punkt der Mitte), vor und ab und zu während einer Einweihung einige Tropfen der Bachblütenmischung »Rescue Remedy« nehmen.
3. Kümmere Dich fortlaufend um die Erweiterung Deines theoretischen und praktischen Verständnisses der drei Symbole und Mantren des 2. Grades, des Meistersymbols und seines Mantras sowie des Schriftzeichens für das Wort »Reiki«.

4. Übe, am besten täglich, die schon von Mikao Usui gelehrte Reiki-Gassho-Meditation. Dazu werden die Hände mit den Handflächen vor dem Herzen zusammengelegt und die Aufmerksamkeit auf die Spitzen der Mittelfinger und die Atmung zum Hara gerichtet. Mindestdauer: 20 Minuten.
5. Denke immer wieder darüber nach, welche praktischen Konsequenzen die fünf Reiki Lebensregeln für Deine Tätigkeit als Reiki-Lehrer haben und setze Deine Erkenntnisse praktisch um.
6. Zeichne das Meistersymbol mit einer langsamen, aufmerksamen Bewegungssequenz vor Dich in die Luft. Spüre seine Schwingung. Singe dreimal sein Mantra. Spüre die Veränderung der Energieflüsse. Stelle Dich nun an den Platz, wo Du das Symbol gezeichnet hast und gib Dich einige Zeit den Energien dort hin. Danke, bevor Du die Übung beendest.

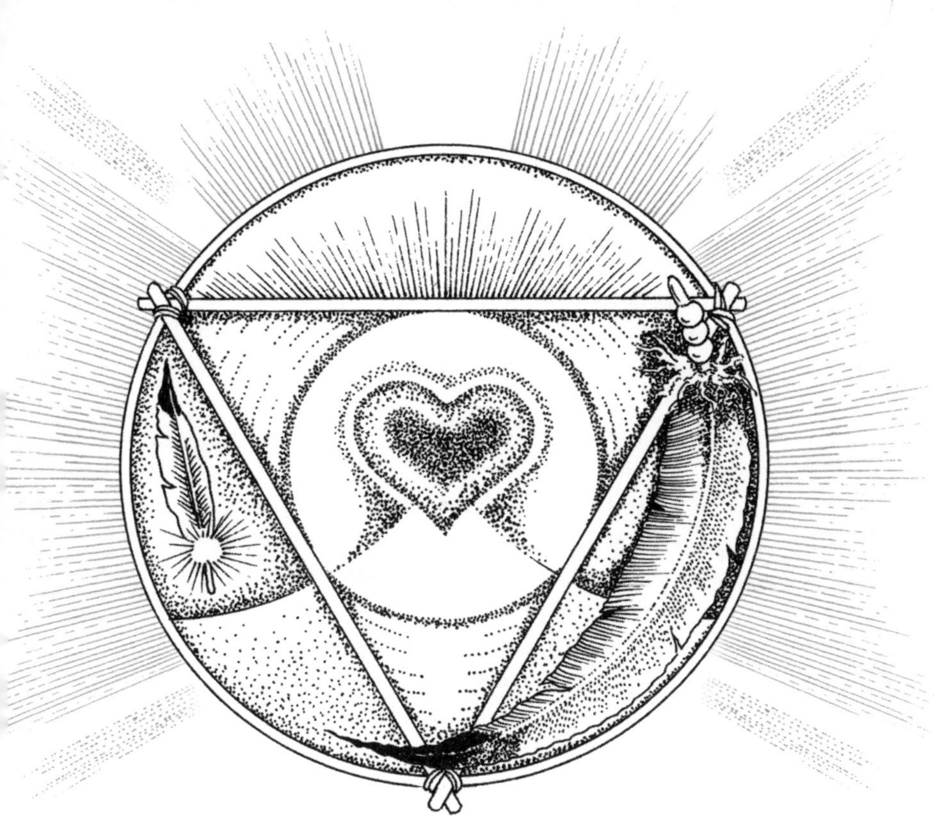

6. Kapitel

Häufig gestellte Fragen zum Usui System der Heilung mit Reiki

In diesem Kapitel beantworte ich einige Fragen, die mir immer wieder in Seminaren oder bei Vorträgen gestellt worden sind. Je nachdem, wie viele Kontakte Du bereits mit anderen Reikifreunden hast, welche Seminare Du besucht und welche Bücher Du gelesen hast, werden Dich verschiedene Fragen interessieren – oder auch nicht. Betrachte dieses Kapitel als eine Art Nachschlagteil und lies das darin, was gerade für Dich wichtig ist.

Kann nicht jeder, der die entsprechenden Techniken, Rituale, Symbole und Mantren kennt, mit Reiki arbeiten?

Ähnlich wie Mikao Usui, der Begründer des Reiki-Heilungssystems, sich erst an die Quelle von Reiki anschließen mußte, ist dies auch für andere Menschen nötig. Anstatt aber jahrelange Übungen und dreiwöchige Fasten- und Meditationsretreats machen zu müssen, kann Reiki heute einfach in recht kurzen Seminaren erlernt werden.

Ist die Heilschwingung von Reiki eigentlich noch für die heutige Zeit richtig und wirksam?

Reiki ist an keine bestimmte Zeitqualität gebunden. Es unterstützt Lebensprozesse aller Art und organisiert sie sinnvoll. Diese Funktion steht im Zusammenhang mit dem Lebensprinzip an sich – weswegen Reiki gleichermaßen erfolgreich für Menschen, Tiere, Pflanzen und Steine angewendet werden kann. Reiki kann nicht veralten. Allerdings sollten immer wieder entsprechende Reikitechniken entwickelt und angewendet werden, die den besonderen Erfordernissen einer bestimmten Situation angemessen sind. Dies ist eines der wichtigsten Prinzipien von Rainbow Reiki.

Es gibt doch auch noch verschiedene andere Systeme der Energiearbeit, in deren Namen der Begriff »Reiki« auftaucht. Worum geht es dabei?

Nach dem Ableben Hawayo Takatas im Jahre 1980 sind immer mehr Systeme der spirituellen Energiearbeit entstanden, die gewisse Ähnlichkeiten mit dem Usui-Reikisystem haben, sich jedoch auch in wesentlichen Punkten von diesem unterscheiden. Einige bekanntere sind zum Beispiel: Karuna® Reiki, Tera Mai®, Mari El®, Magnified Healing®, Seichim®, Drei-Strahlen-Meditation(TM). Meiner Ansicht nach hat die starke Verbreitung des Usui-Reiki den weg für weitere spirituelle Heilkräfte gebahnt, die von den Engeln zu gegebener Zeit zu den jeweils geeigneten Leuten gebracht werden. Da sich, wie schon erwähnt, die verschiedenen Systeme unterscheiden, hat es sich eingebürgert, von Usui-Reiki, Karuna-Reiki, Seichim-Reiki etc. zu sprechen. Der US-amerikanische Reiki-Lehrer hat eine meiner Ansicht nach nützliche und allgemein anwendbare Definition von Reiki aufgestellt, die ich hier wiedergebe*

* Diese Definition ist dem Buch »Das Reiki-Kompendium«, Lübeck/Petter/Rand, Windpferd Verlag, Seite 24, entnommen.

Reiki-ähnliche Heilenergien lassen sich durch die folgenden vier Eigenschaften beschreiben:

1. Die Fähigkeit, Reiki zu geben, kommt aus einer Einstimmung und nicht daher, daß man im Laufe der Zeit mit Hilfe von Meditationen oder anderen Übungen diese Fähigkeiten erworben hat.
2. Alle Reiki-Methoden gehören zu einer Linie. Das heißt, daß die Methode vom Lehrer an den Schüler weitergegeben wurde, und zwar

durch eine Einstimmung, die mit demjenigen beginnt, der die Technik zuerst vermittelt hat.

3. Bei Reiki ist es nicht erforderlich, die Energie mit dem Verstand zu lenken, da sie von einer höheren Macht geleitet wird und ihren Weg und ihre Wirkung selbst kennt.
4. Darum kann Reiki keinen Schaden anrichten.

Verfügt eine Heilmethode über diese vier Eigenschaften, dann kann man sie als eine Reiki-Methode bezeichnen.

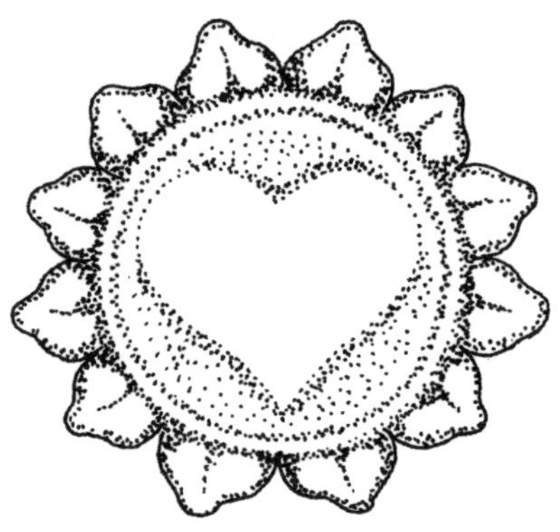

Und weitere Grade?

Fußeinweihungen

Die Reiki-Meisterin, Körpertherapeutin und praktizierende Heilpraktikerin Gerda Drescher entwickelte in mehrjähriger Arbeit eine Methode, durch spezielle energetische Einstimmungen (Fußöffnungen*) im Zusammenhang mit langfristig angelegten therapeutischen Maßnahmen die Erdung ihrer Klienten konkret zu verbessern. Sie wendet diese Methode seitdem mit großem Erfolg an und gibt sie an ihre fortgeschrittenen Schüler weiter, die von ihr nicht nur in dieser Einweihungstechnik, sondern auch umfassend in der damit verbundenen körper- und psychotherapeutischen Begleitung ausgebildet werden. Sie vertritt nicht den Standpunkt,

* Umgangssprachlich werden Fußöffnungen meist als Fußeinweihungen bezeichnet.

- daß Fußeinweihungen ein Bestandteil des traditionellen Usui-Systems sind.
- daß jeder, der in Reiki eingeweiht wird, automatisch Fußeinweihungen braucht, weil sonst das Energiefeld des Körpers disharmonisch sei oder Reiki nicht richtig funktionieren würde.
- daß Fußeinweihungen ein »Muß« im Wassermannzeitalter seien.
- daß Erdung nur durch Fußeinweihungen zu erreichen sei.
- daß Fußeinweihungen für jeden geeignet sind.

Zitat: »Ihre (bezieht sich auf Fußeinweihungen) Wirkungen haben weitreichende Konsequenzen. Neben einer verstärkten Verbindung zur Erdmutter führt diese Integration des unteren Pols auch zur Konfrontation mit der Körperlichkeit, dem Unbewußten, Unerlösten und dem eigenen Schatten. Sie (die Fußöffnungen) sind daher keineswegs geeignet, um eine Marktlücke und den Geldbeutel zu füllen oder das eigene Ego zu polieren, sondern erfordern einen prozeßorientierten Umgang sowie verantwortungsvolles therapeutisches Know-how in der Begleitung! Über die Wirkung von anderen Fußöffnungen, die jemand direkt von einem auserwählten Meister oder aber meditativ von Usui, den Erzengeln, dem Heiligen Geist oder gar der Schöpferkraft persönlich empfangen haben will, kann ich keine Aussage machen.

Meine Fußöffnungen sind zwar mit Intuition, aber dennoch völlig unspektakulär auf empirischem Weg entwickelt worden, und gerade dadurch sind sie besonders wertvoll. ... Rei-Ki-Balancing® ist eine Einladung, sich über den eigenen physischen Körper verstärkt mit der Erdenmutter (Gaia) zu verbinden und fordert dazu auf, den unbequemen Weg von der Spiritualität zur Ganzheit als Individuationsprozeß unter die Füße zu nehmen ... Da ich um die Richtigkeit und den Wert meiner Arbeit weiß, habe ich klare Ausbildungsstrukturen und -richtlinien erarbeitet, deren Einhaltung über die Möglichkeit des Lizenzentzuges kontrollierbar sind. Die Grundausbildung dauert mindestens 2 bis 3 Jahre (je nach Vorkenntnissen) und beinhaltet u. a. auch intensive und tiefe Körperarbeit.«

Nach den mir vorliegenden Informationen sind Fußeinweihungen nach Gerda Drescher in Verbindung mit der von ihr entwickelten therapeutischen Begleitung eine durchaus ernstzunehmende und effektive Methode, Erdungsprobleme zu heilen.

Ist es wichtig, beim 2. Grad beide Hände eingeweiht zu bekommen?

Es gibt Meinungen, daß die drei 2. Grad-Symbole und ihre Mantren bei der Einweihung in den 2. Reiki-Grad in beide Hände gegeben werden sollten, damit die Symbole mit beiden Händen gezeichnet werden können und das Yin-Yang-Verhältnis im Menschen ausgeglichen sei. Was ist daran?

Nun, erst einmal die gute Nachricht: Eine Einweihung beider Hände schadet niemandem. Sie ist andererseits aber auch nicht nötig. Bei der Einweihung in den 2. Grad wird grundsätzlich die mechanisch geschicktere Hand mit den Symbolen und Mantren eingeweiht, weil die Zeichen so leichter mit Stift und Papier geübt werden können. Die mechanisch geschicktere Hand hat den wesentlich besser entwickelten kinästhetischen Sinn. Über diesen werden Körperbewegungen zum Gehirn gemeldet. So weit so gut.

Sind die Symbole und die Mantren aber erst einmal »drin« und kann ein Schüler des 2. Reiki-Grades sie auswendig fehlerfrei zeichnen, ist es meistens überflüssig, weiterhin mit der Hand die Zeichen auszuführen. Die Symbole und die Mantren des 2. Grades werden von fortgeschrittenen Reiki-Schüler später überwiegend im Geist angewendet, außer es geht darum, die Kenntnisse aufzufrischen und zu üben. Der 2. Grad ist eine mentale Technik der Energiearbeit.

Ob die rechte oder die linke Hand, das macht für Reiki keinen Unterschied

Da durch die Einweihung in den 2. Grad nur der entsprechende »Werkzeugkasten« von Symbolen und Mantren für den Reiki-Schüler verfügbar gemacht wird, entsteht bei einer korrekten traditionellen Einweihung auch keine Verschiebung im Yin-Yang-Verhältnis im Körper. Ich konnte in meiner Ausbildungspraxis mit Hunderten 2.-Grad-Schüler keine unnatürliche »Vermännlichung«, »Vergeistigung« oder andere deutliche Anzeichen eines Yang-Ungleichgewichtes – die meisten sind Rechtshänder und bekommen deswegen die Symbole in diese Hand – durch 2. Grad-Einweihungen beobachten. Da ich viele meiner Schüler auch nach Jahren noch des öfteren in meinen Seminaren als Gäste habe und brieflich und telefonisch über ihren Entwicklungsprozeß Nachrichten bekomme, haben meine Erfahrungen einen langfristigen Hintergrund.

Aber wie gesagt, es schadet auch niemandem.

Chakren- und Augeneinweihungen

Grundsätzlich kann jeder Körperteil eines Menschen eingeweiht werden. Nötig ist dies meines Erachtens nicht. Bei jeder Einweihung wird eine Art Energieflutwelle durch den Organismus geschickt. Bei entsprechenden persönlichen Voraussetzungen, wie Bereitschaft zum Wachstum und zur Heilung, kann der energetische Hebel einer Reiki-Einweihung – gleich in welchen Grad – einiges zur Entwicklung eines Menschen beitragen. Aber der Weg muß trotzdem gegangen werden. Auch wenn alle sieben Hauptchakren jeden Tag zehnmal in den Meistergrad eingeweiht werden, muß der Betreffende doch noch ins Leben hinaus. Er kommt nicht darum herum, Erfahrungen zu sammeln, sich mit den alltäglichen Problemen herumzuplagen. Er muß immer wieder versuchen, aus seinen Fehlern zu lernen und aus seinen Schwächen das Beste zu machen.

Zu guter Letzt ...

Wenn jemand eine Einweihungs- oder Energiearbeitsmethode entwikkelt, die reale Probleme leichter bearbeitbar macht, denen vorher kaum beizukommen war, finde ich das sehr gut. Noch besser finde ich es, wenn derjenige ohne großen Mummenschanz damit an die Öffentlichkeit geht und nicht versucht, potentielle Klienten durch unhaltbare Versprechungen zu ködern. Energiearbeit jeder Art kann helfen, den Weg zu gehen, wenn jemand fest entschlossen ist, ihn zu gehen und sein Bestes gibt. Energiearbeit ist aber kein computerkontrollierter »Rollstuhl ins Glück«. Wir sind auf Erden geboren worden, um zu lernen und zu wachsen. Dies ist nur durch eigenverantwortliches Handeln, Liebe und das stetige Sammeln und Auswerten von Erfahrungen möglich.

Gibt es einen traditionellen 4. Grad?

Ich selber lehre und vertrete den Reiki-Weg der 3 Grade. Trotzdem bin ich auch davon überzeugt, daß der 3. Grad nicht den »einweihungsmäßigen« Endpunkt der Entwicklung auf dem Reiki-Weg darstellt. Wenn ein Meister einen anderen zum Meister einweiht, geht er durch diesen Prozeß, da er ja Kanal für die Spirituelle Lebensenergie ist, automatisch mit einer neuen Energiequalität um. Meiner Ansicht nach ist dieser Vorgang durchaus mit einer Einweihung, die er selber bekommt, vergleichbar. Ein »4. Grad« steht im Grunde allen Meistern offen, die sich darauf einlassen möchten und einige Zeit mit dem 3. Grad gearbeitet haben. Die wesentlichen Lernprozesse dieses Grades betreffen wohl die Standfestigkeit in bezug auf den eigenen Weg, da es ja zur Meisterausbildung gehört, daß sich der Schüler an seinem Lehrer reibt.

Die Ausbildung ist ein Teil eines langen Weges, der viele Entwicklungsmöglichkeiten bereithält

Ist der Lehrer nicht standfest und läßt sich durch die Fragen und Reaktionen seines Schülers zu sehr verunsichern, kann er auf die Dauer nicht andere für den 3. Grad ausbilden, er würde sonst taumeln wie ein Blatt im Wind. Läßt er sich nicht verunsichern, kann er nicht lernen, was es für ihn zu lernen gibt. Ein ständiger Balanceakt also, dieser »4. Grad«. Andererseits auch eine wunderschöne Chance, sich selbst zu verwirklichen und auch anderen dazu zu verhelfen.

Ein guter Vergleich für die zur 3.-Grad-Ausbildung erforderlichen Charaktereigenschaften scheint mir eine Bambuspflanze zu sein. Sie ist sehr stark, kann sich dabei aber biegen, wenn der Druck zu groß wird und federt wieder zurück, wenn er nachläßt. Ihre Hülle und ihre Wurzeln sind fest, doch ihr Inneres ist leer. So kann sie bei aller Struktur immer noch gut Dinge in sich aufnehmen und gegebenenfalls weiterleiten. Sie ist gut geerdet und dennoch leicht. Ihr Wachstum ist kraftvoll und gerade, obwohl sie sensibel im Winde schwanken kann.

In der Ausbildung zum 3. Reiki-Grad gilt es fest in Mutter Erde zu ankern, die Wachstumsziele am Himmel auszurichten und in diesem Feld starker Kräfte immer flexibel und beweglich zu bleiben

Neben den beschriebenen charakterlichen Eigenschaften muß ein Meister, der andere ausbilden will, natürlich viel Erfahrung mit Reiki-Anwendungen und selber schon eine Menge Seminare zum 1. und 2. Grad gegeben haben. Ein gutes esoterisches Allgemeinwissen und entsprechende persönliche Erfahrungen gehören gewiß ebenso dazu, wie zumindest grundsätzliche Kenntnisse über Aufbau und Funktion des menschlichen Körpers.

Ein sehr wichtiger Punkt ist auch das liebe Geld (schon wieder!). Ein Reiki-Meister, der mit dem materiellen Bereich noch nicht klarkommt, also in bestimmten Beziehungen nicht geerdet ist, kann schlecht einem anderen diese Erfahrungen vermitteln. Ist er zum Beispiel nicht in der Lage, seine Kurse zu füllen, kann er andere kaum lehren, mit dieser Seite der Reiki-Meister-Arbeit umzugehen. Versucht er trotzdem, andere im 3. Grad auszubilden, kann es schnell zu Reibereien um Teilnehmer kommen, wenn sein Schüler selber Meister geworden ist.

Was vielleicht noch wichtiger ist: Wenn der ausbildende Meister Geldprobleme hat, kann er schnell in Versuchung geraten, einen Schüler einzuweihen, obwohl dieser noch gar nicht so weit ist. Das kann für dessen spätere Meistertätigkeit große Schwierigkeiten nach sich ziehen. Darüber hinaus ist es ein schlechtes Beispiel, das weitere disharmonische Auswirkungen auf andere Menschen in bezug auf ihren Umgang mit Reiki haben kann. Möglicherweise entsteht dadurch der Gedanke, daß das Geld nur für den ausbildenden Meister wichtig ist, was nicht stimmt. Aus dieser Haltung heraus liegt der Schluß nahe zu versuchen, möglichst billig an die 3.-Grad-Einweihung zu kommen und damit am Sinn dieser Prüfung vorbeizugehen. So ein Weg zum Reiki-Meister ist dann nicht nur materiell zu billig.

Du meinst jetzt vielleicht, über solche banalen Probleme wären Reiki-Meister doch erhaben – aber warum sollten sie? Auch ein in den 3. Grad Eingeweihter bleibt ein Mensch!

Auch ein in den 3. Grad Eingeweihter bleibt nur ein Mensch!

Weil die Ausbildung von Meistern schon einiges an Standfestigkeit und eine Menge persönliche Erfahrungen mit Reiki voraussetzt, sollte sich jeder Meister nach seiner eigenen Initiation in den 3. Grad einige Jahre Zeit lassen, bevor er andere einweiht. So kann er lernen, mit der Meisterenergie, den Seminaren und den Fragen der Schüler umzugehen, ohne sich gleich auf das Abenteuer »Meistereinweihung und -ausbildung« einzulassen. Zeit ist ein ganz wichtiger Faktor für die persönliche Entwicklung – auch im 3. Grad. Reiki ist zwar sofort da, wenn ein Mensch eingeweiht wird, aber die körperlich-geistige Struktur braucht eine gewisse Zeit, um sich auf die neue Schwingung einzulassen und sich dann neu zu orientieren.

Discount-Meisterausbildungen

Wer möglichst billig und möglichst schnell eine Einweihung und einen Titel ergattern möchte, hat heute viele Gelegenheiten dazu. Wer Meister *sein* möchte, braucht Zeit, Engagement und eine solide, umfassende Ausbildung – so etwas kostet aber nun mal ...

Wenn Du Dich mit dem Gedanken trägst, den 3. Grad anzustreben, überlege Dir ernsthaft, worum es Dir *wirklich* geht: um Schein oder Sein!

Tja – und das ist dann der ganze Reiki-Weg, jedenfalls der Teil, den ich davon sehe und kennengelernt habe. Einige Aspekte habe ich ziemlich eingehend geschildert, weil ich glaube, daß dies wichtig ist. Andere, wie zum Beispiel dieses Kapitel, sind kürzer. Einmal, weil es nicht so viele Menschen gibt, die wirklich praktische Erfahrungen mit dem 3. und dem »4.« Grad sammeln, andererseits, weil gerade dieser Teil des Reiki-Weges so viele individuelle Variationen hat, daß sich unglaublich viel und zugleich gar nichts darüber schreiben läßt. Ich hoffe, Du hast bis jetzt eine Menge Anregungen für Dich gefunden und siehst vor Deinem inneren Auge den möglichen Selbstfindungsweg mit Reiki etwas klarer.

Um Dir noch einmal den gesamten Weg der 3. beziehungsweise 4. Grade in einem kurzen Überblick zu zeigen und so den roten Faden etwas sichtbarer zu machen, habe ich das folgende Kapitel geschrieben. Du brauchst nur weiterzulesen.

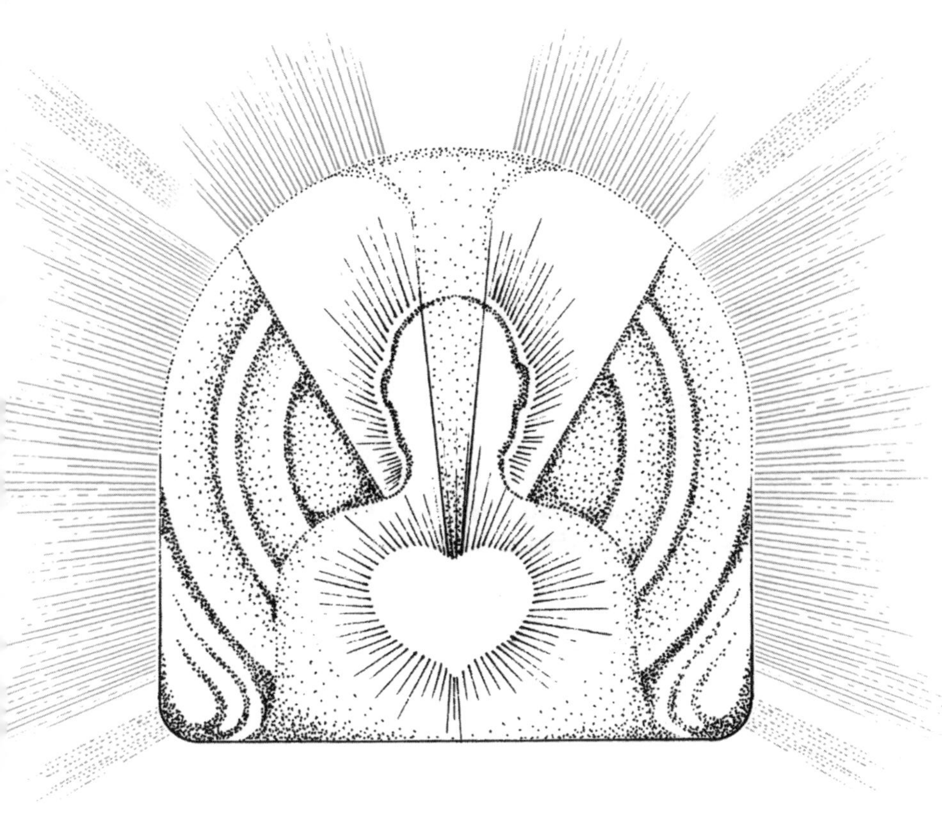

7. Kapitel

Nochmals: Reiki als Selbstfindungsweg

Reiki, der Weg der heilenden Liebe, liegt jetzt etwas klarer vor Dir. In den letzten Kapiteln sind sehr viele Einzelheiten zu den Graden, ihren Entwicklungsmöglichkeiten und den Fähigkeiten, die sie beinhalten, dargestellt worden. Vielleicht schwirrt Dir jetzt der Kopf von all den vielen Informationen und den dadurch (hoffentlich) in Dir ausgelösten Fragen.

Um den roten Faden, der sich durch die verschiedenen Grade zieht, noch einmal klarer sichtbar werden zu lassen, will ich jetzt die wesentlichen Punkte im Zusammenhang darstellen, die der Reiki-Weg beinhaltet.

Die Grade

Der erste Grad öffnet den Kanal, der 2. Grad liefert die Werkzeuge und der 3. Grad ist erst der Anfang einer langen Reise zur Meisterschaft

Reiki-Kanal wirst Du durch die Einweihungen in den 1. Grad, die von einem traditionell ausgebildeten Reiki-Meister vorgenommen werden müssen. Im Usui-System des Reiki gibt es drei Grade: Den 1. Grad, in dem die grundsätzlichen Fähigkeiten zur Kanalisierung der Spirituellen Lebensenergie sowie bestimmte automatische Schutzeinrichtungen vor ungewollter persönlicher Energieübertragung durch den Reiki-Kanal und Reiki-Empfänger vermittelt werden. Die einmal verliehenen Fähigkeiten sind für immer Bestandteil der Persönlichkeit des Eingeweihten. Es gibt keine Möglichkeit, diese Fähigkeiten wieder zu verlieren oder künstlich zu entfernen. Der 2. Grad erweitert und ergänzt das im 1. Grad erlangte Können um die »Werkzeuge« Kraftverstärkung, Fernenergieübertragung, Fernkommunikation und Mentalheilung. Zur Anwendung dieser Methoden sind eine Einweihung und bestimmte Symbole und Mantren sowie das Wissen um ihre richtige Anwendung nötig. Der 3. Grad ist der Meistergrad. Die dazu nötige Einweihung und ein spezielles Meistersymbol und -mantra sowie bestimmte Rituale befähigen zur Öffnung aller Lebewesen als Reiki-Kanal. Ein Reiki-Meister kann grundsätzlich in alle 3 Grade einweihen. Weiht ein Reiki-Meister einen anderen Menschen in den 3. Grad ein, vollzieht sich bei ihm selbst ein weiterer einweihungsähnlicher Prozeß. Einmal gegebene Einweihungen lassen sich nie mehr rückgängig machen. Reiki schränkt in keiner Hinsicht die Entscheidungsfreiheit des Individuums ein.

Reiki als Selbstfindungsweg

Reiki kann ähnlich wie Zen, Yoga, Tai Chi Chuan und andere Methoden zur Persönlichkeitsentwicklung ein spiritueller Selbstfindungsweg sein. Die Entscheidung dazu muß jeder allein treffen. Wird Reiki »nur« als ganzheitliche Heilungstechnik ohne gedankliche Auseinandersetzung mit dem eigenen persönlichen Wachstum angewendet, bleiben die Heilungsprozesse im wesentlichen auf die körperliche Ebene beschränkt. Erst der eigene Wille zum Wachstum und die Lenkung der Aufmerksamkeit auf persönliche Problemstrukturen lösen im Zusammenhang mit regelmäßigem Kontakt zu der Spirituellen Lebensenergie geistige und spirituelle Entwicklungsprozesse aus. Diese Entwicklungsprozesse laufen im allgemeinen nach einem bestimmten Schema (siehe »Kurze Einführung in die Chakrenlehre«, Seite 209) und in einem bestimmten Rhythmus ab.

Wie Reiki das persönliche Wachstum anregt

Reiki ist eine nicht-polare Energie. Die Essenz dieser Kraft ist Liebe. Die durch Reiki ausgelösten Prozesse bewegen sich immer in Richtung Einheit und Harmonie, was nicht bedeuten muß, daß Einheit und Harmonie sich sofort nach einer Reiki-Sitzung einstellen. Es bleibt jedem Menschen überlassen, Einheit und Harmonie anzunehmen oder sich auch dagegen zu wehren, was Leidensempfindungen verursachen kann, bis die bewußt gewordene Energie wieder neu verdrängt oder abgespalten worden ist. Wird die Kraft der Liebe angenommen, bewirkt der regelmäßige Kontakt zu der Spirituellen Lebensenergie Entspannung, löst auf allen Ebenen Entgiftungsprozesse aus und füllt dann den Menschen mit klarer himmlischer Energie an. Die Lenkung der Aufmerksamkeit auf die Überwindung von persönlichen Problemstrukturen bewirkt ferner im Zusammenhang mit Reiki eine Ausrichtung des Lebens im Rahmen der kosmischen Ordnung (spirituelles Wachstum).

Wachstum bedeutet die Kraft der Liebe anzunehmen

Jeder Grad bietet dazu weitere Möglichkeiten, setzt neue Schwerpunkte und läßt den Menschen seine Entwicklung jedesmal aus einer anderen Perspektive heraus in Angriff nehmen, ohne dabei die Arbeit an den Schwerpunkten der vorherigen Grade unmöglich zu machen. Ein Grad baut auf den Fähigkeiten des vorherigen auf, macht diesen dadurch aber nicht überflüssig.

Wahrheit – Liebe – Erkenntnis

Drei Stufen durchläuft die Persönlichkeitsentwicklung in jedem Grad, aber auch in jeder Teilentwicklung eines Charakterzuges für sich: Wahrheit, Liebe und Erkenntnis. Durch den Prozeß der Entspannung können bisher unterdrückte Energien bewußt werden – ein Mensch lernt mehr über sich. Er sieht sich ein Stück mehr, wie er wirklich ist (Wahrheit). Diese Wahrheit muß ihm nicht gefallen. Er kann diesen Teil seiner selbst sogar hassen. Um weiter zu wachsen, muß er aber lernen, ihn zu lieben, seinen Sinn zu verstehen und ihn anzunehmen.

Wahrheit, Liebe und Erkenntnis – es gibt kein besseres Team

Durch diesen Prozeß des liebenden, verständnisvollen Annehmens wird eine Schwäche in eine Stärke verwandelt. Eine Entgiftung hat stattgefunden. Der Mensch hat mehr Licht in sich hinein gelassen (Liebe). Die Persönlichkeit des Menschen ist vollständiger geworden. Dadurch kann er seine Aufgabe in diesem Leben auch besser erfüllen, da ihm eine größere Palette an Möglichkeiten zur Verfügung steht. Er sieht ein Stück klarer, in welcher Beziehung er zum Rest des Universums steht, und kann dann seine Talente in die Lebensprozesse der Gesamtheit einbringen. Dieser Prozeß bewirkt in ihm ein tiefgreifendes Verständnis seiner selbst (Erkenntnis) und damit eine Transformation auf eine höhere Schwingungsebene.

Der persönliche Einsatz

Es ist noch kein Meister vom Himmel gefallen: der Aufstieg folgt immer nach dem Üben

Um mit der Reiki-Kraft zu wachsen, ist es notwendig, den regelmäßigen Kontakt zu ihr herzustellen. Das ist durch Behandlungen und durch die Einweihungen in einen Reiki-Grad möglich. Dieser Kontakt stellt die für die Wachstumsprozesse nötige Energiemenge und -qualität zur Verfügung. Wie, wo und in welchem Umfang diese tatsächlich Entwicklungen einleitet, bestimmt der Empfänger, da Reiki nicht gegen den tiefempfundenen Wunsch eines Lebewesens Wirkungen in ihm auslösen kann. Für diesen Wunsch ist weniger der bewußte Wille, sondern eher die Ausrichtung der Aufmerksamkeit auf bestimmte Problembereiche notwendig.

Je mehr sich ein Mensch mit seinen Unzulänglichkeiten beschäftigt und dabei den Wunsch hat, aus ihnen herauszuwachsen, desto mehr wird der regelmäßige Kontakt mit der Spirituellen Lebensenergie in ihm in Bewegung setzen.

Das Lustprinzip und die harmonische Entwicklung

Wird der Kontakt zu Reiki immer gesucht, wenn Lust dazu vorhanden ist, und wird er nicht aufgenommen, wenn eine gefühlsmäßige Abneigung dagegen besteht, wird die Entwicklung harmonisch erfolgen. Wenn die Reiki-Sitzungen zur Pflicht gemacht werden, stellen sich Trotz- und Verweigerungsreaktionen ein, die irgendwann die weitere Entwicklung ernsthaft behindern werden. Diese Reaktionen werden durch das Innere Kind bewirkt. Durch die liebevolle Auseinandersetzung mit seinen Ängsten läßt sich eine Auflösung der Verweigerungshaltung erreichen, die ein Selbstschutz vor der Begegnung mit unerwünschten Gefühlsenergien ist.

Hindernisse überwindest Du nicht mit Disziplin, sondern mit liebevoller Bewußtheit

Statt Disziplin ist also liebevolle Bewußtseinsarbeit notwendig, um Hindernisse auf dem Weg zu überwinden. Werden Persönlichkeitsanteile und Gefühlsenergien durch die Reiki-Arbeit befreit, kann dieser Prozeß durchaus als belastend empfunden werden.

Um wieder Lust auf weitere Entwicklungsprozesse zu bekommen, sind Zeit, die Auseinandersetzung mit dem Sinn der bewußt gewordenen Anteile und, wenn das nicht ausreicht, das Sammeln von Erfahrungen mit den neu entdeckten Seiten des Charakters in einem geschützten und dafür geeigneten Umfeld notwendig (Selbsterfahrungsgruppe oder ähnliches).

Reiki und Bewußtwerdungsprozesse

Alle bei der Reikiarbeit auftauchenden »neuen« Gefühle, Bewußtseinszustände und Körpersymptome gehörten auch vor der Sitzung schon zu der behandelten Person, waren aber beispielsweise durch Verdrängung, Projektion oder Abspaltung nicht unbedingt offensichtlich. Der Kontakt mit Reiki kann also keine wirklich neuen Energien und Strukturen hervorrufen, sondern nur latent vorhandene bewußt werden lassen. Es liegt dann in der Entscheidungsfreiheit des einzelnen, wie er weiter mit den »neuen« Anteilen seiner Persönlichkeit umgeht, ob er lernen will, sie zu integrieren, oder neue Wege der Verdrängung sucht. Methoden der Psychotherapie oder die Arbeit in einer Selbsterfahrungsgruppe können neben anderem sehr bei der Integrationsarbeit helfen.

Ergänzende Methoden zur Öffnung für Reiki

Um dem Inneren Kind die Öffnung für Reiki zu erleichtern, bietet sich an, ihm Gelegenheit zum Spielen und zur Befriedigung seiner Neugier zu geben, wann immer es möglich ist. Statt verbissener Selbstfindungsdisziplin sollten lustbetonte und wechselnde Beschäftigungen mit dem Körper und dem Geist in den Vordergrund gestellt werden. Statt ständig dieselben Körperübungen zu machen, können neue – allein oder besser in einer Gruppe – ausprobiert werden. Feiern, Tanzen und Lachen sind einige der wirkungsvollsten Übungen, dem Inneren Kind den Sinn des Wachstums zur Lebendigkeit begreiflich zu machen und seine Lust zu wecken. Wenn das Innere Kind keine Lust am Wachstum hat, findet auch in der Gesamtpersönlichkeit eines Menschen keine wirkliche Entwicklung statt!

Öffne Deinem Inneren Kind die Tür: feiere, tanze, lache …

Alle spirituellen Wege können den Reiki-Weg bereichern und die Entwicklung auf ihm beschleunigen. Reiki schließt alles ein; es verstärkt und ergänzt auch andere Selbstfindungsmethoden. Es kennt keine Grenzen und behindert grundsätzlich keine anderen Energien, da seine Qualität nicht-polar ist.

Der Sinn der Grade

Im Gegensatz zu anderen Methoden der Persönlichkeitsentwicklung steht bei dem Reiki-Weg der Kontakt zur Energie und die Nutzung von Methoden, mit ihr umzugehen, immer am Anfang eines Wegabschnittes. Ein Tai-Chi-Schüler muß zum Beispiel viele Jahre intensiv üben, um mit Ki wirklich umgehen und seine Wirkungen erleben zu können. Er lernt in dieser Zeit viel über sich und die Welt und durchläuft dabei viele Entwicklungsprozesse.

Der erlangte Reiki-Grad sagt noch nichts über die persönliche Reife aus

Ein Reiki-Schüler besucht ein Wochenendseminar und kann dann bereits erfolgreich mit Reiki arbeiten. Sein Wachstumsprozeß beginnt jetzt erst. Ähnlich sieht es mit dem 2. Grad und im wesentlichen auch mit dem 3. Grad aus. Wir erhalten eine Fähigkeit, die uns dann weiteres Lernen ermöglicht. Der Reiki-Weg ist nicht hierarchisch, wie zum Beispiel der Tai-Chi-Weg, sondern eher holographisch. Von jedem Standpunkt aus ist im Prinzip jede persönliche Entwicklung möglich, wobei die höheren Grade mit ihren erweiterten Möglichkeiten, mit Reiki umzugehen, viele Wachstumsprozesse erleichtern.

Ein Reiki-Grad sagt also streng genommen nichts über die persönliche Reife des Eingeweihten aus, da es jedem selbst überlassen bleibt, ob, wie und mit welcher Geschwindigkeit er wächst. Der Reiki-Grad sagt nur etwas über die Möglichkeiten zur Kanalisierung der Reiki-Kraft aus. Das System der Grade bietet damit allen Menschen mit ihren verschiedenen Persönlichkeitsstrukturen einen Platz, von dem aus sie Erfahrungen mit Lebendigkeit, Liebe und Entwicklung machen können, ohne in ihrer persönlichen Entscheidungsfreiheit eingeengt zu werden.

Die Art und die Geschwindigkeit des persönlichen Wachstums

Zu Beginn der Arbeit mit einem Reiki-Grad finden meist die schnellsten geistig-seelischen Entwicklungen statt. Später ist dann mehr persönlicher Einsatz nötig, der in Form von Lenkung der Aufmerksamkeit stattfinden muß, um weitere Prozesse in Gang zu bringen. Dieses Phänomen erklärt sich aus dem Pyramidenmodell der persönlichen Strukturen. Ganz oben gibt es einige Problemstrukturen, die schon lange im Brennpunkt der Aufmerksamkeit stehen, auch wenn diese Aufmerksamkeit nicht immer bewußt gelenkt wird. Zu ihrer Auflösung fehlt es oft nur an Lebensenergie. Durch eine Einweihung in einen Reiki-Grad oder intensive Reiki-Sitzungen wird diese Energie bereitgestellt.

Sehr schnell finden daraufhin die Entwicklungsprozesse statt, auf die Körper, Geist und Seele des Betreffenden schon längere Zeit vorbereitet waren, die aber aus Energiemangel nicht selbst in Gang gesetzt werden konnten. Die darunterliegenden Schichten unserer Persönlichkeit müssen dann wieder soweit auf eine Auflösung vorbereitet werden, daß ein erneuter Energieschub sie abtragen kann. Diese Vorbereitung kann sich durch Bewußtseinsarbeit, Lenkung der Aufmerksamkeit, aber auch durch Leidensdruck vollziehen.

Persönliches Wachstum kann ebenso harmonisch wie herausfordernd sein

In den ersten beiden Fällen spielt sich eine tiefergehende Auflösung der Problemfelder im allgemeinen recht harmonisch ab, in dem letzteren kann es zu sehr herausfordernden Situationen kommen. Hier liegt der tiefere Sinn einer bewußten Lebensführung. Sie erleichtert ganzheitliche Heilungsreaktionen. Vollzieht sich so nach und nach ein immer tiefergehenderer Heilungsprozeß der Gesamtpersönlichkeit, werden die Problemstrukturen immer subtiler. Immer mehr Sensibilität ist nötig, um die Aufmerksamkeit auf die Disharmonien zu lenken. Gleichzeitig wird durch den persönlichen Wachstumsprozeß aber auch die gesteigerte Empfindsamkeit gestört.

Die Stufen des Wachstums

Die wechselnden Themen der Problembereiche lassen sich durch das Chakrenmodell erklären. Zuerst werden die das Überleben betreffenden Schwierigkeiten in einem Bereich geklärt (1. Chakra), dann die der Lebensfreude (2. Chakra), der Macht (3. Chakra), der Liebe (4. Chakra), der Selbstdarstellung (5. Chakra) und zum Schluß die Erkenntnis des eigenen Weges betreffende Selbstverwirklichung im Rahmen des kosmischen Planes (6. Chakra). Daß heißt: Bevor Du beginnst, Kathedralen zu bauen, mußt Du erst einmal mauern lernen.

Persönliches Wachstum läßt sich auch anhand des Chakrenmodells erklären

Zwei Themen, die auf einer energetischen Ebene liegen, bilden dabei eine Struktur mit unterschiedlichen Polaritäten (Yin und Yang). Ein Thema wird dabei eher akzeptiert, das andere eher abgelehnt. Der sich zwischen diesen Polen entwickelnde Spannungszustand löst den Wachstumsdruck aus, der irgendwann zur Vereinigung der Gegensätze auf einer höheren Ebene führt. Die zueinander gehörenden Paare sind in der Reihenfolge der Entwicklung: Überleben/Lebensfreude; Lebensfreude/Überleben; Macht/Liebe; Liebe/Macht; Selbstausdruck/Erkenntnis des eigenen Weges im kosmischen Zusammenhang; Erkenntnis des eigenen Weges im kosmischen Zusammenhang/Selbstausdruck. Der jeweils erstgenannte Begriff eines Paares ist der, den wir eher akzeptieren, der an zweiter Stelle genannte der, den wir eher ablehnen.

Ist ein solcher Themen-Zyklus in bezug auf eine Problemstruktur durchlaufen, beginnt er bei der nächsten Problemstruktur von neuem, nur auf einer höheren Ebene. Die Entwicklung findet dabei in Form einer Doppel-Spirale (Gegensatzpaare) statt, so daß ein Thema, das »weiter unten« schon mal an der Reihe war, irgendwann später auf einer höheren Stufe erneut wieder aufgenommen wird.

Dieser Wachstumsprozeß setzt sich bis in alle Ewigkeit und auf allen Existenzebenen fort. Das ist Leben. Reiki regt durch seine die Einheit fördernde Eigenschaft die Vereinigung eines Gegensatzpaares auf einer jeweils höheren Entwicklungsebene an. Die Lenkung der Energie auf ein Gegensatzpaar findet durch Aufmerksamkeit statt.

Ein Beispiel zu diesem Wachstumsmodell: Ein Mensch, der 12 Stunden am Tag arbeiten muß, um seinen Lebensunterhalt gerade so zu verdienen (1. Chakra), wird sehr sauer, wenn sein Sprößling den ganzen Tag nicht arbeitet, mit Freunden feiert, ins Kino geht, Zeit mit seiner Freundin verbringt usw. (2. Chakra). Der junge Mann wiederum fühlt sich von der ewigen Plackerei seines Vaters, seiner einsilbigen und eintönigen Art, den anstrengenden Alltag zu beschreiben, genervt und mag sich überhaupt nicht mit diesem Lebensaspekt beschäftigen.

Dieses kleine Beispiel beinhaltet zwei aufeinander folgende Spannungsmuster zu Beginn eines Wachstumszyklus. Wenn Du magst, überlege, wo in Deinem Leben solche Spannungen auftauchen, wann sie sich auflösen und welche neuen Muster dann entstehen.

Erleuchtungssituationen

Eine sogenannte Erleuchtung findet immer dann statt, wenn es gelingt, sich in einen wirklich absichtslosen Zustand zu versetzen. Dann befindet man sich für einen Moment außerhalb dieser Wachstumsspirale mit ihren entwicklungsfördernden Spannungen. Man trachtet in diesem Augenblick nicht nach der Auflösung der Gegensätze, weil man sich auf einen geistigen Standpunkt begeben hat, auf dem Entwicklungen nicht möglich sind. Dort ist wirkliche Einheit, da alle Energien hier zusammen sind, im Gegensatz zur scheinbaren Einheit, wenn ein Mensch einen Entwicklungsschritt durch die Vereinigung eines Gegensatzpaares vollzogen hat. Hier herrscht Einheit nur in bezug auf diese beiden Energien.

Erleuchtung ist überall

Durch den ständigen Wachstumsprozeß, in dem wir uns befinden, ist die nächste Polarität aber schon sozusagen »vorprogrammiert«, der Mensch befindet sich immer noch auf der Entwicklungsspirale. Erleuchtung kann also aus jeder Lebenssituation, von jeder Entwicklungsstufe aus erreicht werden. Sie stellt nicht die Endstufe einer Entwicklung, sondern die Aufhebung aller Wachstumsprozesse für eine kurze Zeit dar. Ein Erleuchtungszustand begünstigt spätere Entwicklungsprozesse, die nach der geistigen Rückkehr auf die Spirale wieder aufgenommen werden, da durch das bewußte Erleben der Einheit ein anderer, gelösterer Umgang mit durch Gegensätze hervorgerufenen Spannungssituationen bewirkt wird.

Die Vereinigung der Gegensätze wird durch die einmal erlebte Betrachtung der Spirale von außen erleichtert. Es ist dann alles mehr ein spannendes Spiel als blutiger Ernst, wenn Du einmal hinter die Theaterkulissen geschaut hast und weißt, daß alle Bühnenaufbauten nur Pappmaché und alle Waffen nur aus Weichgummi sind.

Reiki und Erleuchtung

Reiki-Kraft ist Erleuchtungsenergie

Durch die Eigenschaft der Einheit ist die Reiki-Kraft im Grunde »Erleuchtungsenergie«. Für Menschen, die sich dafür bewußt oder unbewußt geöffnet haben, kann die intensive Berührung mit Reiki während einer Einweihung oder einer längeren Behandlung ein Erleuchtungserlebnis beinhalten. Der häufige, bewußte und erwartungsfreie Kontakt mit Reiki fördert deshalb allgemein die Entwicklung und den gelösteren, freieren Umgang mit allen Lebenssituationen. Spannungen werden so schneller und leichter aufgelöst, Entwicklungsschritte spielerischer vollzogen.

Anmerkung

Dieses Kapitel ist nicht unbedingt ganz einfach nachzuvollziehen. Falls Du das eine oder andere nicht gleich verstehen kannst, laß die Informationen und Denkanstöße einfach eine Weile wirken und lies sie dann nochmals. Suche Beispiele aus Deinem Leben, um Dir den Zugang zu diesem Thema zu erleichtern. Ich habe mich nach besten Kräften bemüht, das Thema kurz und verständlich abzuhandeln, aber die Natur der Sache kann einige Verständigungsschwierigkeiten mit sich bringen. Dieses Kapitel ist zwar sehr theoretisch, es kann aber, wenn Du Dich eingehend damit beschäftigst, enorme positive Auswirkungen auf Deine Lebensgestaltung und Deinen Umgang mit Reiki haben. Probier es aus!

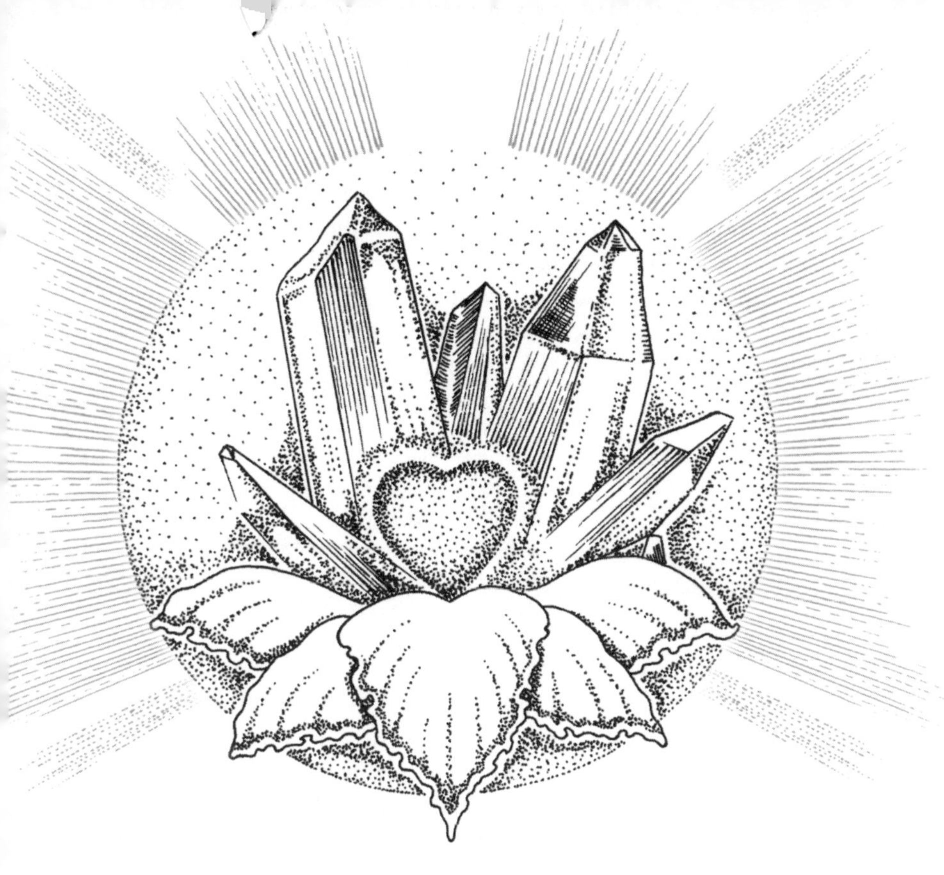

Kapitel 8

Die Reiki-Resonanz-Therapie

Eine große Hürde, nicht nur auf dem Reiki-Weg, ist die mangelnde Resonanzfähigkeit eines Menschen. Dieses Problem macht sich in der Form bemerkbar, daß energetische Therapien aller Art, zum Beispiel Bachblüten, Homöopathie, Reiki oder Shiatsu kaum oder gar keine Wirkung zeigen, obwohl sie fachgerecht angewandt werden. Feinstoffliche Energiefelder können nicht oder nur vage wahrgenommen werden, obwohl der Betreffende viel Mühe in entsprechende Übungen investiert. Es kann auch eine starke Insensibilität in bezug auf eigene Gefühle oder die anderer, und außerdem eine ausgeprägte Inflexibilität vorhanden sein. Erkrankungen nehmen eher einen chronischen Verlauf und das Lernen aus Fehlern fällt schwer.

In der Homöopathie, wo dieses Syndrom ebenfalls seit langem bekannt ist, wird in so einem Fall ein sogenanntes Reaktionsmittel, zum Beispiel Sulphur, Silicea oder Magnesium fluoratum gegeben und eine Entschlackungsdiät empfohlen.* Bei einer Reiki-Therapie stehen verschiedene Möglichkeiten zur Wahl, die selbstverständlich zusätzlich durch eine passende Ernährung sinnvoll unterstützt werden sollten. Einige davon stelle ich hier kurz vor ...

* Vergleiche dazu das diesbezügliche Kapitel in meinem Buch »Die Reiki-Hausapotheke«, Windpferd Verlag.

1. Reiki-Ganzbehandlungen

Heilreaktion ist ein Indikator für die Wirkung

Längere Serien von am besten täglich oder zumindest alle zwei Tage aufeinander folgenden Ganzbehandlungen, um das Schwingungsniveau insgesamt anzuheben und dem Körper dabei zu helfen, Energien und Stoffe auszuleiten oder umzuwandeln, die die Resonanzfähigkeit behindern. Die Wirkung läßt sich an dem Schwinden der oben genannten Symptome sowie an den aus allen ganzheitlichen Therapien bekannten Heilreaktionen erkennen.

Diese klassische Methode funktioniert sehr gut, ist aber in hartnäckigen Fällen mitunter sehr zeitaufwendig, und die dabei auftretenden Reaktionen können recht intensiv und unangenehm ausfallen, obwohl sie natürlich dafür sorgen, daß Körper, Geist und Seele wieder lebendiger und glücklicher werden können.

2. Reiki-Ganzbehandlungen in Kombination mit Sonderpositionen

Diese Vorgehensweise unterscheidet sich von der im vorigen Punkt erklärten nur dadurch, daß zusätzlich die Hauptentgiftungsorgane – Leber, Milz/Bauchspeicheldrüse, Nieren, Darm und die großen Lymphknoten – mit Extraportionen Reiki versorgt werden. Statt der üblichen etwa 3 Minuten pro Position bei der Ganzbehandlung sollten mindestens pro Sonderposition 10 Minuten eingeplant werden. Auf diese Weise stauen sich Gifte und

Schlacken weniger an den Ausfallstraßen des Körpers, und die Ausleitung geht in vielen Fällen wesentlich harmonischer von vonstatten. Diese Methode leitet sich von den klassischen Entgiftungsprogrammen der Naturheilkunde ab, bei denen zur Unterstützung der Ausleitung anregende Therapien für den Entgiftungsapparat verabreicht werden.

Hier erhalten die Haupt-Entgiftungsorgane eine Extra-Portion Reiki

Die Nachteile sind hier der relativ große Zeitaufwand und die Notwendigkeit umfangreicher naturheilkundlicher Kenntnisse des Behandlers, damit in schwierigen Fällen auch wirklich richtig diagnostiziert werden kann, welche Entgiftungsorgane ausreichend funktionieren und welche zusätzlich gestärkt werden sollten. Eine große Hilfe können hier die Techniken des 2. Grades sein. Wenn zum Beispiel das Innere Kind und das Hohe Selbst des Klienten zusätzlich Reiki bekommen, können diese archetypischen Teilpersönlichkeiten das Ihre tun, um den Heilungsprozeß harmonischer und effektiver ablaufen zu lassen. Durch die Reiki-Mentalheilung mit ausgewählten Affirmationen (siehe Kapitel 4) können die Gewohnheitsmuster, die die Heilung behindern oder neue Probleme entstehen lassen, gezielt und auf natürliche Weise aufgelöst werden.

3. Reiki-Ganzbehandlungen in Kombination mit anderen ganzheitlichen Therapien

Auch hier ist die Grundlage wieder eine Serie von Ganzbehandlungen. Zusätzlich können zum Beispiel passende homöopathische Arzneien, Blütenessenzen, Aura Soma, Phytotherapie, Akupunktur, Shiatsu oder auch eine Mayr-Kur und natürlich psychotherapeutische Maßnahmen angewendet werden. Diese Vorgehensweise ist meiner Erfahrung nach besonders für Heilpraktiker und naturheilkundlich behandelnde Ärzte geeignet, da sie natürlich einschlägiges Fachwissen voraussetzt.

Reiki läßt sich mit allen anderen Therapien verbinden

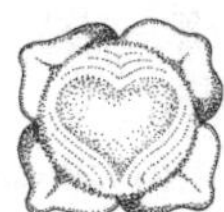

4. Reiki-Resonanztherapie

Diese Methode entwickelte ich, weil es mir wichtig erschien, eine auch für Laien praktikable Anwendung zu entwickeln, die sowohl effektiv als auch möglichst schonend sein sollte. Gleichzeitig sollte sie geeignet sein, auch schwere Fälle zusätzlich zu fachlicher medizinischer Betreuung wirksam zu betreuen und Menschen, die einfach »nur« etwas für ihre persönliche und spirituelle Entwicklung tun wollen, aber keine größeren Schwierigkeiten haben, eine gute Hilfe zu sein. Anregungen holte ich mir dazu von schamanisch arbeitenden Freunden und Lehrern, philippinischen Heilern und aus dem uralten polynesischen HUNA-System der Energiearbeit und ganzheitlichen Heilung. Bei meiner Beschäftigung mit dem Thema gelangte ich bald zu drei wichtigen Erkenntnissen ...

Reiki-Resonanztherapie besteht aus drei ergänzenden Anwendungen

a. Die Gelenke werden häufig zur Ablagerung von Stoffen und feinstofflichen Energien verwendet, die der Körper zur Zeit weder entgiften noch ausleiten kann. Je mehr die Gelenke auf die eine oder andere Art blockiert sind, desto schwerer fällt es dem Organismus auf allen Ebenen, sich zu entgiften und desto unflexibler wird er.

b. Der Rücken im allgemeinen und der dort verlaufende Teil des Blasenmeridians im besonderen wird bevorzugt als »Endlagerstätte« für den Seelenmüll, also nicht-integrierte Erfahrungen, ungeheilte seelische Verletzungen und dergleichen verwendet. Daraus ergeben sich im Laufe der Zeit und natürlich abhängig von der Menge und der Intensität der verdrängten Erfahrungen mitunter erhebliche Verkrampfungen der Rückenmuskulatur. Als Spätfolgen entstehen dann Haltungsschäden, Wirbelsäulenprobleme und Erkrankungen wie das Schulter-Arm-Syndrom.

c. Wenn ein Mensch lange Zeit haßt, nicht vergeben kann, trauert, neidisch ist, sich ängstigt, eifersüchtig oder gierig nach etwas ist, was er nicht bekommen kann, vergiftet er sich geistig und seelisch, später auch körperlich selbst und verliert ebenfalls an Weichheit, Lebendigkeit und Anpassungsfähigkeit, erleidet also auch eine drastische Verringerung seiner Flexibilität.

Die Reiki-Resonanztherapie besteht dementsprechend aus drei einander ergänzenden Anwendungen. Zuerst werden die Gelenke des Körpers mit Reiki versorgt. Pro Position reichen dazu, wie bei der Ganzbehandlung, etwa 3 Minuten. Die im folgenden vorgeschlagene Abfolge hat sich nach vielen Versuchen als die effektivste erwiesen. Gleichwohl stürzt nicht der Himmel ein, wenn Du es anders machst. Jedenfalls habe ich in meiner langen Behandlungspraxis noch keine größeren Probleme durch andere Reihenfolgen erlebt. In schwierigen Fällen würde ich aber sicherheitshalber die hier erklärte Methode verwenden. Vielleicht entwickelst Du ja mit der Zeit eine allgemein oder für spezielle Fälle noch wirksamere

Anwendung. In diesem Fall würde ich mich sowohl über Berichte als auch über Erfahrungen mit dieser Behandlung sehr freuen.

Und jetzt die Abfolge der Positionen der ersten Anwendung ...

Vorbereitung: Mehrmaliges Ausstreichen der Aura vom Kopf zu den Füßen.

Positionen Teil 1: 1. Fußzehen (mit Ansatz der Zehen!) – 2. Knöchel – 3. Knie – 4. Kreuzbein – 5. Hüftgelenke – 6. Eine Hand auf dem Kreuzbein, die andere auf dem etwas vorstehenden Wirbel am Halsansatz. Diese Position sollte möglichst doppelt so lange, also etwa sechs Minuten, mit Reiki versorgt werden. – 7. Fingergelenke – 8. Fingerknöchel (Verbindungsgelenke zwischen Fingern und Hand) – 9. Handgelenke – 10. Ellenbogen – 11. Ansatz der Oberarme (Verbindungsgelenk zwischen Arm und Schulter) – 12. Schulterblätter – 13. Halswirbel (inklusive Atlaswirbel) – 14. Kiefergelenke – 15. Kopfoberseite.

Ausklang: Mehrmaliges Ausstreichen der Aura vom Kopf zu den Füßen. Dieser Teil der Behandlung sollte etwa eine Woche täglich gegeben werden. In schweren Fällen auch länger. Hast Du keine speziellen Probleme, reicht eine Behandlung alle 14 Tage. Mehr schadet natürlich nicht. Reiki stellt nun die Funktionsfähigkeit der Gelenke langsam auf der energetischen Ebene her und leitet eine verstärkte Stoffwechseltätigkeit ein. Der Energieaustausch mit der Umwelt wird so verbessert. Erdung und Anbindung an spirituelle Kräfte werden gleichermaßen gefördert. Weiterhin wird die Voraussetzung zum sanften Abbau der Blockaden im Rückenbereich geschaffen.

... dann folgt eine weitere Anwendung ...

Die folgende Anwendung sollte möglichst direkt an die vorherige anschließen.

Positionen Teil 2: Positionen 1 bis 6 wie im ersten Teil der Reiki-Resonanztherapie. Danach, beginnend bei den Schultern, Handbreit für Handbreit neben der Wirbelsäule bis einschließlich hinunter zum Gesäß behandeln. Jede Position mindestens 3 Minuten halten.

Es ist mühsam, diese Positionen selbst mit dem ersten Grad zu halten. Also bitte einen Reiki-Freund, dies für Dich zu tun. Wer den zweiten Grad erlernt hat, unterliegt dieser Einschränkung natürlich nicht und kann sich in diesem Fall problemlos selbst versorgen.

Gib nur die ersten beiden Behandlungen an aufeinanderfolgenden Tagen. Danach schiebe immer zwei bis drei Tage Pause zwischen den Sitzungen ein. Insgesamt sollten hiervon etwa 10 bis 12 Behandlungen gegeben werden. Bestehen keine besonderen Probleme, reichen ein- bis zweimal im Monat.

Die folgende Anwendung kann bereits nach den ersten beiden Sitzungen der letzten Teilbehandlung beginnen. Nimm Dir dazu eine Woche täglich etwa 20 Minuten Zeit und suche Dir einen Platz, an dem Du für diese Zeit ungestört bist. Nach der ersten Wochen genügt es, dieses Reiki-Ritual alle 5 bis 10 Tage auszuführen. Hast Du keine schwerwiegenden Probleme, die Du aufarbeiten möchtest, reicht einmal alle vier bis sechs Wochen. Entzünde eine Kerze und ein Räucherstäbchen, vorzugsweise mit Sandelholz- oder Weihrauchduft.

... und den Abschluß der Resonanztherapie bildet »Das Ritual«

a. Schreibe auf ein Blatt Papier jeden, den Du haßt oder aus irgendeinem Grund nicht vergeben kannst. Lege Deine Hände auf das 3. und das 6. Chakra. Laß einen Moment Reiki einziehen und sprich: »Ich bitte die Schöpferkraft (füge den Namen dafür ein, der Dir am besten gefällt, also etwa: die Schöpferkraft, Höchstes Wesen, das Große Licht, ...) darum, diesen Menschen vergeben zu lernen.« Gib Dir einen Moment Reiki auf Dein Herz, bevor Du mit dem nächsten Schritt beginnst.

b. Schreibe auf ein Blatt Papier alles und alle, um die Du noch trauerst. Lege Deine Hände auf das 3. und das 6. Chakra. Laß einen Moment Reiki einziehen und sprich: »Ich bitte die Schöpferkraft (füge den Namen dafür ein, der Dir am besten gefällt, also etwa: die Schöpferkraft, Höchstes Wesen, das Große Licht, ...) darum, meine Trauer zu heilen, den Sinn zu verstehen und Erfüllung und Freude in der Gegenwart zu finden.« Gib Dir einen Moment Reiki auf Dein Herz, bevor Du mit dem nächsten Schritt beginnst.

c. Schreibe auf ein Blatt Papier alles und alle, auf die Du neidisch bist. Lege Deine Hände auf das 3. und das 6. Chakra. Laß einen Moment Reiki einziehen und sprich: »Ich bitte die Schöpferkraft (füge den Namen dafür ein, der Dir am besten gefällt, also etwa: die Schöpferkraft, Höchstes Wesen, das Große Licht, ...) darum, mich zu lehren, meine wirklichen Bedürfnisse selbst zu befriedigen und darum, meinen Neid zu heilen.« Gib Dir einen Moment Reiki auf Dein Herz, bevor Du mit dem nächsten Schritt beginnst.

d. Schreibe auf ein Blatt Papier alles, was Dir Angst macht. Lege Deine Hände auf das 3. und das 6. Chakra. Laß einen Moment Reiki einziehen und sprich: »Ich bitte die Schöpferkraft (füge den Namen dafür ein, der Dir am besten gefällt, also etwa: die Schöpferkraft, Höchstes Wesen, das Große Licht, ...) darum, mich zu lehren, meine innere Stärke zu finden und im Sinne des Lebens und der Liebe zu gebrauchen. Ich bitte um die Heilung meiner Ängste.« Gib Dir einen Moment Reiki auf Dein Herz, bevor Du mit dem nächsten Schritt beginnst.

e. Schreibe auf ein Blatt Papier alles, was Dich eifersüchtig macht, jeden, auf den Du eifersüchtig bist. Lege Deine Hände auf das 3. und das 6. Chakra. Laß einen Moment Reiki einziehen und sprich: »Ich bitte die Schöpferkraft (füge den Namen dafür ein, der Dir am besten gefällt, also etwa: die Schöpferkraft, Höchstes Wesen, das Große Licht, ...) darum, mich zu lehren, meine wahren Bedürfnisse erkennen und befriedigen zu lernen. Ich bitte um die Heilung meiner Eifersucht.« Gib Dir einen Moment Reiki auf Dein Herz, bevor Du mit dem nächsten Schritt beginnst.

f. Schreibe auf ein Blatt Papier alles, worauf Du gierig bist. Lege Deine Hände auf das 3. und das 6. Chakra. Laß einen Moment Reiki einziehen und sprich: »Ich bitte die Schöpferkraft (füge den Namen dafür ein, der Dir am besten gefällt, also etwa: die Schöpferkraft, Höchstes Wesen, das Große Licht, ...) darum, mich zu lehren, meine wahren Bedürfnisse erkennen und selbst befriedigen zu lernen. Ich bitte um die Heilung meiner Gier.«* Gib Dir einige Minuten Reiki auf Dein Herz, bevor Du dieses Reiki-Ritual beendest.

* Falls Du Dich wundern solltest, daß ähnliche Formulierungen bei der Heilung von Neid, Gier und Eifersucht verwendet werden: Diese drei Charakterschwächen haben alle den gleichen Hintergrund. Es besteht eine größere Unfähigkeit, die eigenen echten Bedürfnisse zu erkennen und eigenverantwortlich zu befriedigen.

Nimm langsam und bewußt das gesamte Papier auf und verbrenne es in einem feuerfesten Gefäß. Schau den Flammen zu und sprich: »Mögen meine Fehler und Schwächen hiermit geheilt werden und in mir die Fähigkeit wachsen, mich selbst verstehen und lieben zu lernen, wie ich bin.«

Dieser Teil der Reiki-Resonanztherapie ist sehr intensiv, deswegen habe ich ihn an das Ende der Gesamtbehandlung gesetzt. Häufig besteht keine ausreichende innere Bereitschaft zur Aufarbeitung seelischer Probleme, bevor nicht zumindest der erste Teil der Reiki-Resonanztherapie angewendet worden ist.

Nimm Dir nicht gerade direkt nach dieser Übung etwas Stressiges vor.

Es ist nicht unbedingt notwendig, immer alle drei Teile der Reiki-Resonanztherapie anzuwenden. Experimentiere mit diesen Behandlungsmethoden und überzeuge Dich selbst von ihrer Wirksamkeit. Sie sind sehr vielseitig einsetzbar und haben schon so manchen schwierigen Fall doch noch zu einer Lösung gebracht. Wenn Du das Gefühl hast, daß es angebracht ist, während der Behandlung mit dem zweiten Teil noch einmal einige Sitzungen mit dem ersten einzuschieben, tu dies. Gleiches gilt natürlich auch für den dritten Abschnitt. Die Ergänzung durch 2.-Grad-Techniken, wie Reiki-Kontakte mit Innerem Kind und Hohem Selbst, Karma-Clearing oder auch Rainbow-Reiki kann den Heilungsfortschritt wirksam unterstützen.

Zwar ist die Reiki-Resonanztherapie heilsam in vielerlei Hinsicht, sie kann und soll aber die »herkömmliche« Ganzbehandlung nicht ersetzen.

Sie ist als öffnende, aufdeckende, die Heilungsbereitschaft, die Resonanzfähigkeit fördernde Maßnahme konzipiert.

Die Reiki-Resonanztherapie wirkt im allgemeinen vergleichsweise sanft. Deshalb habe ich sie ja unter anderem entwickelt. Tauchen trotzdem größere seelische Probleme auf, solltest Du die Hilfe eines Psychotherapeuten in Anspruch nehmen. Bei ernsten körperlichen Problemen sollte ein naturheilkundlich arbeitender Mediziner konsultiert werden.

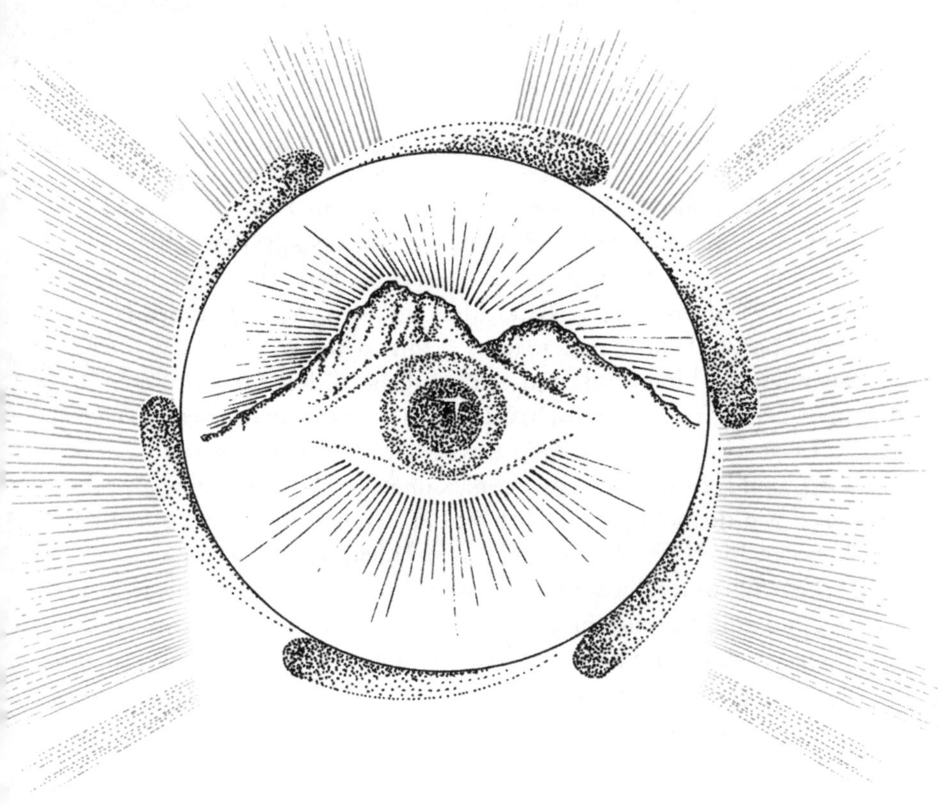

Kapitel 9

Professionelle Standards für die Reiki-Ausbildungen*

* Die Urfassung dieses Textes wurde in der Zeitschrift Connection, Ausgabe 2/94 veröffentlicht. Eine erweiterte und durchgesehene Fassung erschien dann im »Reiki-Kalender 1996«, Herausgeber: Andrzej Bukowski, edition treves. Die vorliegende Version ist noch einmal von mir überarbeitet und auf den letzten Stand gebracht worden.

Bei dem gewaltigen Angebot an Reiki-Seminaren ist es nicht einfach für Außenstehende zu beurteilen, welche Inhalte unbedingt in derartigen Ausbildungen enthalten sein sollten, also welche der Veranstaltungen das bieten, was für einen Einstieg in das Usui-System der Natürlichen Heilung unbedingt notwendig ist.

In diesem Kapitel möchte ich die meiner Ansicht nach fundamentalen Inhalte der Ausbildungen zu den drei traditionellen Reiki-Graden sowie ethische Richtlinien für die Tätigkeit als Reiki-Meister in Form von Checklisten nennen. Diese Standards haben sich aus meinen knapp neunjährigen Erfahrungen in der Reiki-Szene (Stand: 1996) und mit den mehr als 3.500 Teilnehmern meiner Seminare und Workshops ergeben.

Wenn Du vorhast, an einer Reiki-Ausbildung teilzunehmen, kannst Du anhand der Checklisten die verschiedenen Angebote vergleichen.

Bist Du selbst Reiki-Meister, kannst Du mit Hilfe der Checklisten Deinen eigenen Wissensstand überprüfen und über die Beschäftigung mit den ethischen Richtlinien vielleicht ein neues persönliches Verhältnis zu Deiner Verantwortung als Reiki-Meister finden. Wenn Du alles das oder mehr bereits kannst und machst – um so besser. Teile dies Deinen Seminarteilnehmern mit und veröffentliche es! Rede mit Kollegen darüber. Damit trägst Du dazu bei, das allgemeine Qualitätsniveau zu heben.

Die Checklisten können Dir helfen, verschiedene Ausbildungs-Angebote zu vergleichen oder auch Deinen eigenen Wissensstand zu überprüfen

Es ist schade, daß für die meisten Reiki-Seminare nur mit Termin-, Orts- und Preisangaben sowie dem Namen des Reiki-Meisters geworben wird. Würde mehr über die Inhalte der Veranstaltungen veröffentlicht, könnten Interessenten viel besser auswählen, was für sie paßt.

Generell unterscheide ich zwischen Grundausbildungen im 1., 2. und 3. Grad und Fortbildungen. In vielen Seminaren werden Grundausbildungen auch heute bereits mit Fortbildungen kombiniert, also Inhalte zusätzlich gelehrt, die über das traditionelle Usui-System hinausgehen. Ich halte dies auch so, weil es mir viel Freude bereitet, zusammen mit den Teilnehmern auf Entdeckungsreisen zu gehen und meinen Spieltrieb auszuleben.

Da beinahe jeder Reiki-Meister auf der Grundlage des Usui-Systems eigene Anwendungen entwickelt hat, lassen sich diese schlecht vergleichen. Wenn der eine Meditationen mit in die Ausbildung zu einem Grad einbezieht und der andere Heilsteine oder Bachblüten, kann man nicht sagen, was besser und schlechter ist. Darum geht es auch gar nicht. Wichtig ist es, die eigenen Wünsche zu verstehen und ein Reiki-Seminar zu besuchen, das auf diese möglichst gut eingeht und zum anderen einen korrekten Einstieg in die Methode an sich bietet. Dazu sind die weiter unten aufgeführten Checklisten da. Rede mit dem jeweiligen Meister über sein individuelles Programm und laß es Dir erklären. Neben solchen kombinierten Seminaren gibt es natürlich auch reine Grundkurse, die kaum oder gar keinen Fortbildungsstoff enthalten. Diese Art, Reiki zu lehren und zu lernen, hat auch ihre Reize.

Meiner Ansicht nach steht im Reiki-Bereich seit längerem die Entwicklung an, daß Reiki-Schüler bei verschiedenen Meistern lernen, um mehr von der gewaltigen Bandbreite dieser Kunst mitzubekommen. In anderen spirituellen Traditionen, zum Beispiel Zen, Tai Chi Chuan oder Shiatsu, ist dies seit langem üblich. Gönne Dir ruhig mehrere 1. Grade, natürlich mit ausreichend zeitlichem Abstand, bei unterschiedlichen Reiki-Lehrern und wähle sorgfältig das, was Dich interessiert aus dem großen Angebot aus. Es lohnt sich bestimmt, ein bißchen Mühe für die Planung des Weges zu investieren. Außerdem steigert sich so die Vorfreude.

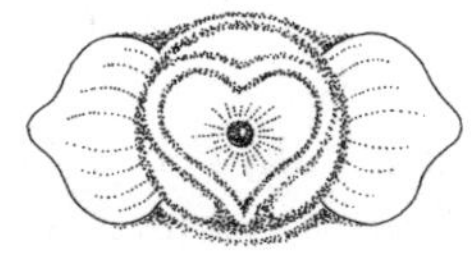

Checkliste Reiki 1

Die inhaltlichen Mindestanforderungen für ein Seminar zum 1. Reiki-Grad

Der zeitliche Rahmen des Seminars: 2 Tage oder etwa 12 Unterrichtsstunden, Pausen nicht eingerechnet. Alternativ sind auch vier aufeinanderfolgende Abende, Vor- oder Nachmittage möglich.

Einweihungen: Insgesamt vier Einweihungen, wobei maximal zwei pro Tag in einem Abstand von mindestens drei Stunden gegeben werden. Der größte Abstand von Einweihung zu Einweihung darf nicht mehr als etwa 24 Stunden betragen. Finden die Einweihungen des 1. Grades mit wesentlich mehr zeitlichem Abstand statt, ist ihre Wirksamkeit nicht mehr zu garantieren.

Religion oder Glaubensrichtung: Dürfen nicht vorgeschrieben werden. Reiki ist unabhängig von bestimmten Weltbildern und ist mit keiner Religion verbunden.

Die Reiki-Geschichte: Die Geschichte der Reiki-Methode (genaue Bezeichnung: Usui Shiki Ryoho; Übersetzung: Usui-System der Natürlichen Heilung) sollte ab Dr. Mikao Usui, ihrem Begründer in unserer Zeit, bis in die Gegenwart erzählt werden, damit die Teilnehmer die Tradition kennenlernen können, in deren Linie sie ausgebildet werden. Außerdem bietet die Reiki-Geschichte viele wichtige Anregungen für die eigene persönliche Entwicklung und den sinnvollen Umgang mit Reiki.

Reiki-Lebensregeln: Die fünf traditionellen Lebensregeln sollten genannt, ihre Entstehungsgeschichte und ihr Zusammenhang mit der Reiki-Methode sowie ihr konkreter Nutzen für den Umgang mit Reiki erklärt werden. Hat der ausbildende Reiki-Meister weitere eigene Regeln entwickelt oder von seinem Ausbilder übernommen oder die traditionellen Regeln umformuliert, legt er dies und seine Gründe dafür offen, um den Schülern die Möglichkeit zu eigenen Auffassungen zu geben.

Reiki-Techniken: Eine Form der Reiki-Ganzkörperbehandlung (Kopf, Vorder- und Rückseite, Beine, Füße), bei der alle lebenswichtigen Organe des Körpers sowie die sieben Hauptchakren direkt oder reflektorisch mit Reiki versorgt werden. Die Positionen müssen den Teilnehmern demonstriert und einzeln in ihrer Funktion erklärt werden. Es muß Gelegenheit zum Üben für alle Seminarbesucher vorhanden sein. Die Übungen müssen von dem ausbildenden Meister oder von ihm beauftragten, fachkundigen Assistenten kontrolliert und nötigenfalls korrigiert werden.

Grundgesetze der Reiki-Wirkung: Wie funktioniert Reiki im Gegensatz zu anderen energetischen Heilmethoden? Welche Probleme können sich aus gesteigerter Körperentgiftung und besserem Funktionieren des Organismus im Zusammenhang mit der Einnahme ärztlich verordneter Medikamente ergeben? Was sind Heilreaktionen bei einem ganzheitlichen Heilungsprozeß? Wie können sie sich körperlich, geistig und emotional äußern? Wie wird Reiki bei chronischen und wie bei akuten Beschwerden angewendet, um optimal zu wirken? Wie lassen sich Energiestauungen, die während der Behandlung auftreten können, beseitigen. Wo liegen die Grenzen der Reiki-Behandlung für Laien? Was ist die Aufgabe des Energieaustauschs im Rahmen einer ganzheitlichen Heilung?

Heilpraktikergesetz: Die für die Ausübung der Reiki-Methode wichtigen Inhalte des Heilpraktikergesetzes (bzw. in anderen Ländern entsprechende Regelungen) müssen den Teilnehmern zu Kenntnis gebracht werden.

Verantwortung: Grenzen der Behandlung von ernsten körperlichen oder psychischen Erkrankungen durch Laien herausarbeiten und anhand praktischer Beispiele erläutern. Darauf hinweisen, daß im Zweifelsfall immer ausgebildete Mediziner hinzugezogen werden müssen und daß Laien keine Diagnosen stellen oder Therapien verordnen dürfen. Juristische und ethische Gründe dafür angeben. Es ist unverantwortlich, Heilung zu versprechen. Andere sollten nicht ohne ihr Einverständnis behandelt werden.

Seminarmaterial: Schriftliches Begleitmaterial zu allen wichtigen Themen des Seminars wird ohne weitere Kosten an die Teilnehmer verteilt.

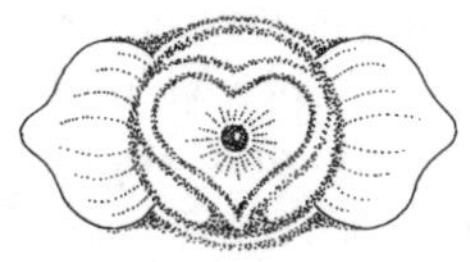

Checkliste Reiki 2

Die inhaltlichen Mindestanforderungen für ein Seminar zum 2. Reiki-Grad

Der zeitliche Rahmen des Seminars: Mindestens ein Abend und ein Tag oder etwa 9 Unterrichtsstunden. Alternativ kann das Seminar auch an drei oder vier aufeinanderfolgenden Abenden, Vor- oder Nachmittagen gehalten werden

Einweihungen: Eine in die drei 2. Grad Symbole und die dazugehörigen Mantren.

Reiki-Techniken: Fernheilung als Selbstbehandlung und zur Behandlung anderer Personen; Gruppenfernheilung; Mentalbehandlung mit Körperkontakt und im Rahmen der Fernbehandlung, mit Eingabe und ohne Eingabe. Erklären der Unterschiede zwischen suggestiver oder hypnotischer Anwendung von Eingaben (Affirmationen) und der davon abweichenden Funktion der Eingaben im Rahmen der Reiki-Mentalheilung. Raumreinigung und Kraftverstärkung (Intensivierung des Reikiflusses). Alle Techniken werden theoretisch erklärt und praktisch geübt.

Symbole und Mantren: Alle drei Symbole und die dazugehörigen Mantren müssen den Seminarteilnehmern vorgestellt und in ihrer Funktion sowie ihrer grundsätzlichen Übersetzung aus dem Japanischen erklärt werden. (Wer jetzt einen Schreck bekommt, kann sich wieder einkriegen: Es gibt Langenscheidts Lexikon Japanisch-Deutsch, und es ist für die Übersetzung der Reiki-Mantren aller Grade geeignet. Ich habe es ausprobiert und mehrfach überprüft.) Die Teilnehmer erhalten ausreichend Gelegenheit, die Symbole und Mantren zu üben und auswendigzulernen. Auch nach dem Kurs ist der Ausbilder bereit, fehlende Kenntnisse nachzubessern.

Verantwortung: Fernbehandlungen sollten nur mit ausdrücklicher Erlaubnis des Klienten gegeben werden. Direkte Energiearbeit mit Menschen ohne ausdrückliche Erlaubnis ist ein Eingriff in ihre Persönlichkeitsrechte und hat mit Spiritualität nichts zu tun. Die

Zeiten der Behandlungen sollten zur Erzielung optimaler Ergebnisse abgesprochen werden. Bei einer Mentalheilung nur Affirmationen verwenden, die mit dem Klienten abgesprochen sind.

Seminarmaterial: Schriftliches Begleitmaterial zu allen wichtigen Themen des Seminars wird ohne weitere Kosten an die Teilnehmer verteilt.

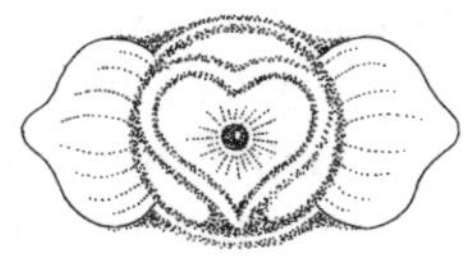

Checkliste Reiki 3

Die inhaltlichen Mindestanforderungen für eine Ausbildung zum 3. Reiki-Grad (Meister/Lehrer)

Dauer: 12 Monate, danach mindestens ein Jahr weitere Betreuungsmöglichkeit durch den Ausbilder wenn persönliche Krisen durch die beruflichen Veränderungen anstehen und Wissenslücken auftauchen. Die Länge der Ausbildungszeit ist in jedem Fall nötig, um dem 3. Grad Anwärter die Gelegenheit zu persönlichem Wachstum, der Entfaltung der Meisterpersönlichkeit und der Annäherung an das Reiki-System zu geben. Sobald sich ein Mensch für eine Ausbildung im 3. Grad entschieden hat und von einem Meister als Schüler akzeptiert worden ist, beginnt eine subtile, aber nachhaltige Stimulation der persönlichen Reifung durch die Reiki-Kraft. Damit dieser spirituelle Einfluß zum Besten des Schülers wirken kann, braucht es Zeit und Engagement von Seiten des Schülers und von Seiten des Lehrers. Meiner Erfahrung nach ist eine Ausbildung an einem Tag, einem Wochenende oder einer Woche unter keinen Umständen geeignet, auch nur einen nennenswerten Teil der technischen oder spirituellen Inhalte einer soliden 3. Grad-Ausbildung zu vermitteln.

Einweihungen: Eine in das Symbol und das Mantra des 3. Grades.

Reiki-Techniken: Die vier Einweihungsrituale zum 1. Grad, das eine zum 2. Grad (drei Mantren und drei Symbole) und das eine zum 3. Grad werden theoretisch erklärt und praktisch geübt. Die Einweisung in das Einweihungsritual zum 3. Grad kann auch später erfolgen, sobald der ausgebildete Meister selbst Meister ausbilden will.

Weitere Ausbildungsinhalte: Klären der Motivation des Schülers für die Meisterausbildung – Gruppendynamik – umfassende Allgemeinbildung in Anatomie und Physiologie – Assistenz bei mindestens 5 Seminaren zum 1. Grad und 5 Seminaren zum 2. Grad – die Lehrer-Schüler-Beziehung aus psychologischer und spiritueller Sicht – steuerliche Behandlung von Seminareinnahmen und Betriebsausgaben –

wirtschaftliche und persönliche Perspektiven der Selbständigkeit – innere und äußere Struktur der Einweihungsseminare zum 1. und 2. Reiki-Grad – Gesundheit und Krankheit aus ganzheitlicher Sicht – Bestandsaufnahme und Einleitung der therapeutischen Bearbeitung persönlicher Probleme des Meister-Schülers, insbesondere seiner Ängste, Machtansprüche, Konkurrenzstrukturen und Lernhemmungen (Sabotageprogramme) im ganzheitlichen Sinne – Durcharbeiten der derzeit vorhandenen Literatur zum Thema Reiki – Aura- und Chakrenlehre sowie Regeln für ganzheitliche Lebensberatung.

Ausbildungsmaterial: Schriftliches Begleitmaterial zu allen wichtigen Themen der Ausbildung Seminars wird ohne weitere Kosten verteilt.

Richtlinien für Reiki-Ausbilder (Meister/Lehrer)

Die Verantwortung in der Funktion als Ausbilder wahrnehmen. Verpflichtung zum ständigen Weiterlernen in dem beruflichen Fachgebiet. Persönliche Informationen von Schülern vertraulich behandeln. Nur das in der Funktion als Ausbilder weitergeben, was selbst verstanden und praktisch beherrscht wird. Schüler nicht in persönliche Abhängigkeit ziehen. Klar und fair mit Leistung und Gegenleistung, Energieaustausch im allgemeinen und Geld im besonderen umgehen.

Wenn Du über Richtlinien nicht mehr sprechen oder schreiben mußt – dann bist Du bereits auf dem Weg gelebter Ethik

Grundsätzlich keine erotischen oder sexuellen Beziehungen zu Schülern aufnehmen. Wenn dies trotzdem vorkommt, sofort dem Schüler gegenüber klarstellen, daß der Beginn einer Partnerbeziehung das Ende der Lehrer-Schüler-Beziehung ist; Zeit zum Überdenken der eigenen Beziehungswünsche einräumen und auf die Möglichkeit von unklaren Übertragungen und Gegenübertragungen im psychotherapeutischen Sinne hinweisen. Keine Drogen vor oder während Seminaren oder Beratungen!

Das Entstehen von Abhängigkeiten zwischen Lehrer und Schüler vermeiden. Den Schülern darf weder direkt noch indirekt der Eindruck vermittelt werden, daß sich Lebensglück, Erfolg, Weisheit, Gesundheit, Persönlichkeitswachstum und Kompetenz per Einweihung in irgendeinen Reiki-Grad erkaufen lassen. Persönliche Meinungen als solche im Ausbildungszusammenhang kennzeichnen und klarstellen, daß keine »letzten Wahrheiten« vermittelt werden können, sondern nur im fachlichen Bereich der jeweils aktuelle Erkenntnisstand und die Lehren, die aus persönlicher Erfahrung bis zur Gegenwart gezogen worden sind. Im Bereich der Selbstfindung können nur Überzeugungen hinterfragt und Bewußtsein geschaffen werden. Jeder Mensch muß aber seinen Weg allein finden und gehen.

Der Ausbilder sollte gerade in den ersten Jahren seiner Tätigkeit regelmäßig Supervisionssitzungen bei einem kompetenten Psychotherapeuten nehmen, um persönliche Probleme im beruflichen Bereich rechtzeitig erkennen und therapieren zu können, bevor seine Schüler darunter leiden müssen.

Besondere Richtlinien für Reiki-Meister, die andere im Meister-/Lehrer-Grad ausbilden wollen

Bevor der Meister zum Lehrer wird, darf er sich seiner Selbst-Meisterschaft vergewissern

Bevor nicht persönliche Konkurrenzstrukturen erkannt und grundsätzlich therapiert sind, längere Zeit (mindestens eineinhalb Jahre – besser mehr – bei etwa 2 gut besuchten Seminaren pro Monat) Seminare gegeben wurden und umfassende Kompetenz in den fachlichen Inhalten des 1., 2. und 3. Grades erlangt worden ist, sollte niemand selbst Reiki-Meister ausbilden. Ebenso halte ich eine längere Psychotherapie (oder ähnliches), in der Klarheit über die eigenen Übertragungsmuster und persönlichen Disharmonien geschaffen worden ist, als Vorbereitung auf die Tätigkeit als Meister-Ausbilder für unerläßlich.

Wer selbst Reiki-Meister/-Lehrer ausbilden möchte, sollte sich über die damit verbundene Verantwortung klar werden und seine Motive gründlich untersuchen. Der Wunsch des Geldverdienens sollte dabei an einer der letzten Stellen kommen. Es ist seriös, mit guter Arbeit gutes Geld zu verdienen. Wenn überwiegend wegen des Geldes gearbeitet wird, geht die Herzensenergie aus der Tätigkeit und damit verschwindet auch die Spiritualität. Arbeite *mit* Geld, aber nicht *für* Geld. Gleiches gilt für persönliche Machtansprüche, über die sich jeder Ausbilder im klaren sein sollte. Es ist unbedingt notwendig, immer wieder selbstkritisch den eigenen Umgang mit Macht, Angst, Gier und Manipulation zu hinterfragen und gegebenenfalls mit einer therapeutischen Fachkraft im Rahmen von Supervisionssitzungen zu bearbeiten.

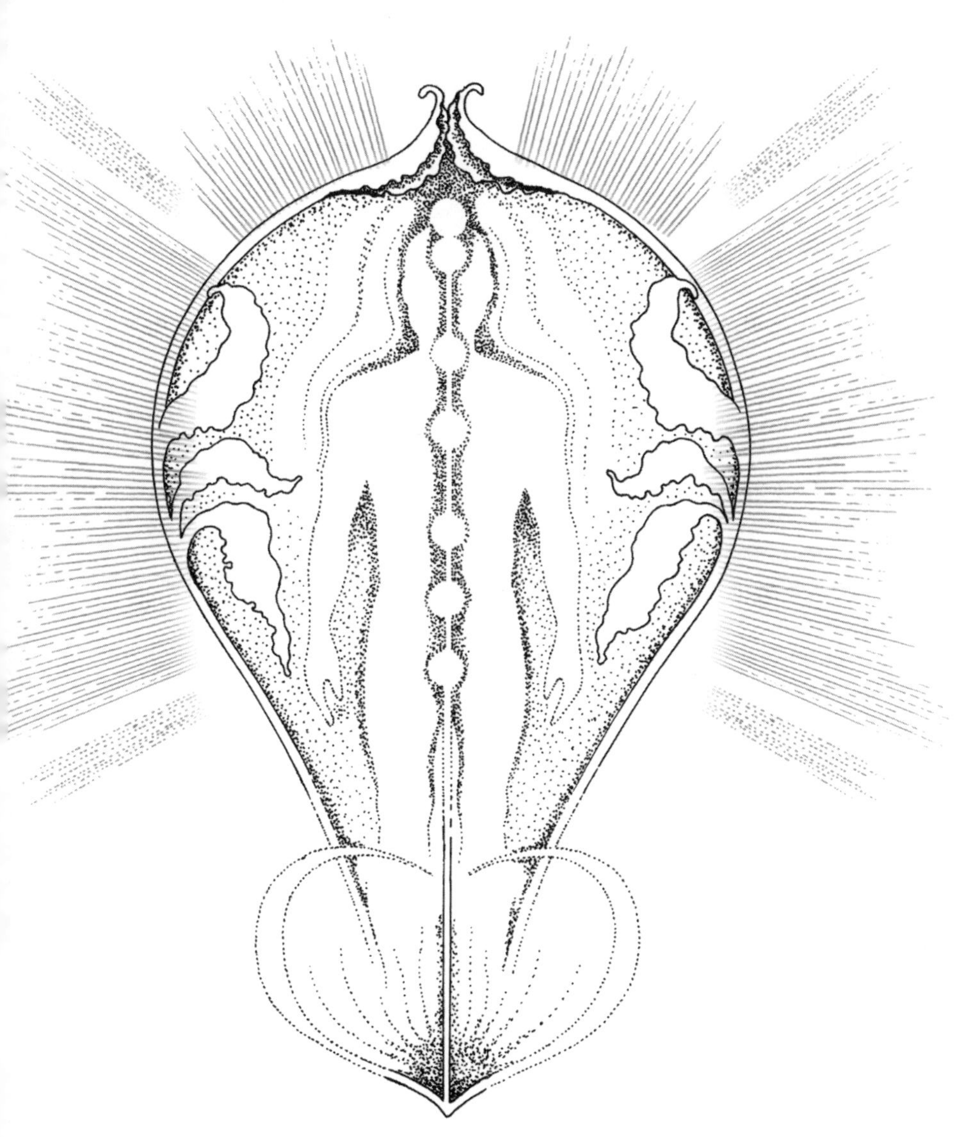

Anhang

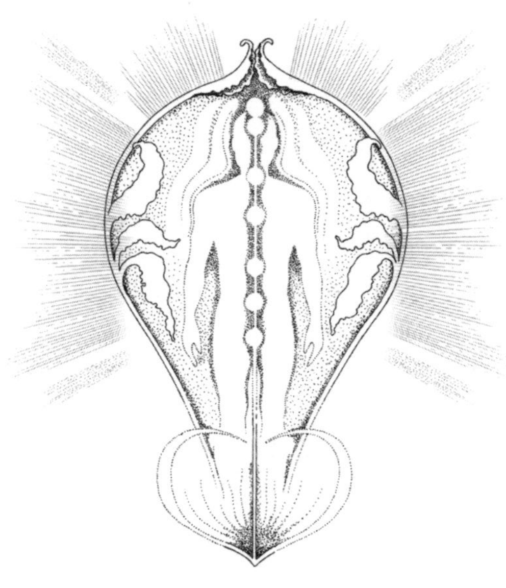

Anhang I

Kurze Einführung in die Chakrenlehre

Kenntnisse der Chakrenlehre können Dir helfen, Dich, Dein Leben und Deine Entwicklung besser zu verstehen und damit harmonischer umzugehen. Deswegen will ich jetzt kurz erklären, was Chakren sind und welche Funktionen sie haben.

Was sind Chakren?

Ein Chakra (Sanskrit: Rad) ist ein Körperenergiezentrum, das auf der körperlichen, der geistigen und der seelischen Ebene bestimmte Lebensprozesse organisiert. Hellsichtige sehen ein Chakra als ein vielfarbiges, rotierendes Rad.

In meiner Version der Chakrenlehre (es gibt viele andere) arbeite ich mit 6 Hauptchakren und einem 7., dem Transformationschakra. Auf die ebenfalls vorhandenen Nebenchakren gehe ich in diesem Zusammenhang nicht weiter ein. Jedes Chakra ist mit bestimmten Organen, Sinnesfunktionen, Körperteilen und Stoffwechselprozessen verbunden. Gleichzeitig steht es für jeweils ein Thema des persönlichen Wachstums.

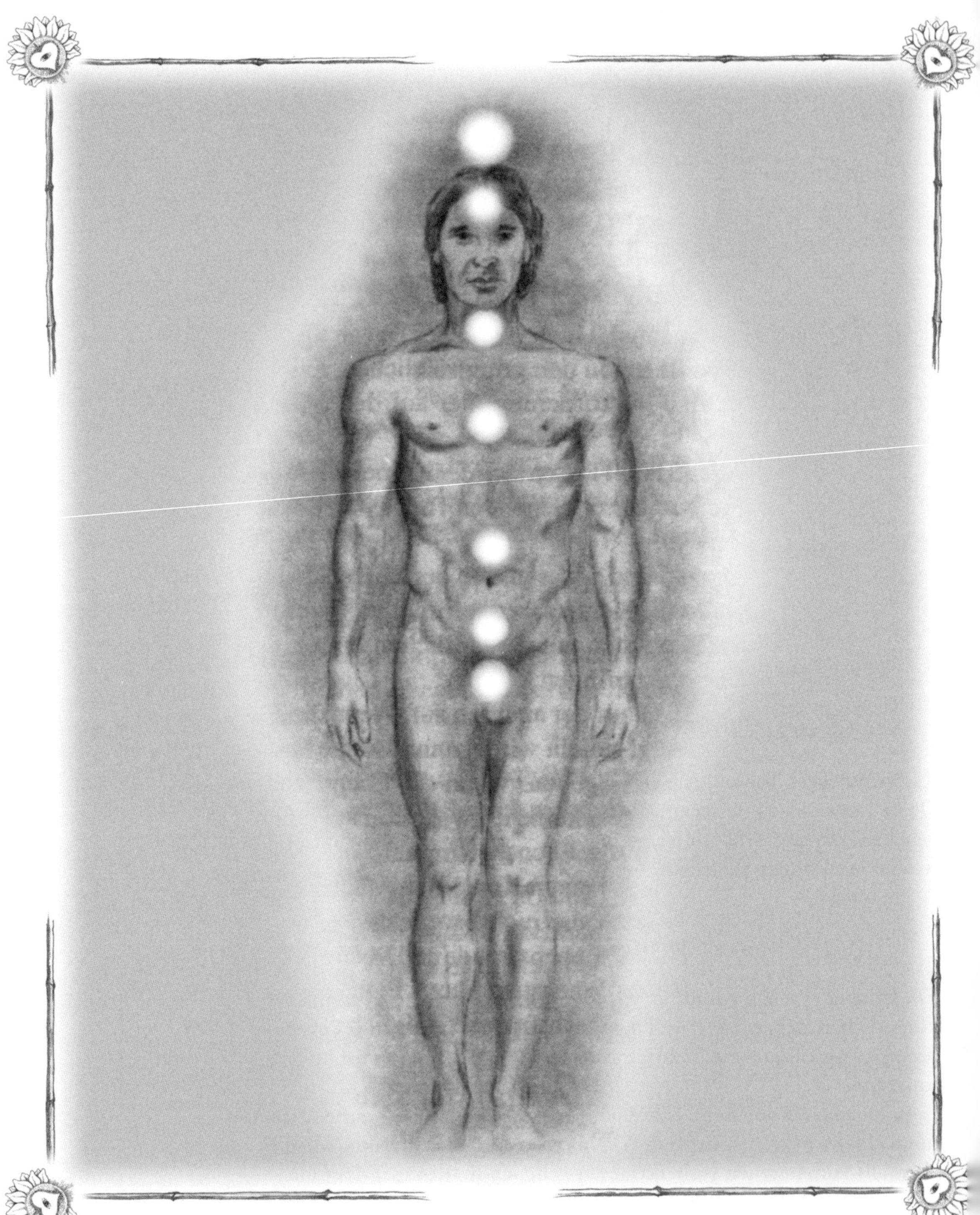

Die sieben Hauptenergiezentren (Chakren) des Menschen

Lage und Aufgaben der Hauptchakren

Die körperliche Lage der Chakren kannst Du der Abbildung auf Seite 180 entnehmen. Von unten nach oben sind ihre Bezeichnungen und ihr Aufgabengebiet:

Über das Chakren-Modell kannst Du Deinen persönlichen Entwicklungsweg verstehen lernen

1. ***Wurzel-Chakra:*** *Thema:* Überleben, Flucht, Arterhaltung, Kampf; *Organe:* Knochen, Nägel, Zähne, Nebennieren, Beine, alles Feste im Körper.

2. ***Sexual-Chakra:*** *Thema:* Lebensfreude, Nähe, Beziehung, Lust; *Organe:* Urogenitalsystem, Nieren, Haut, Arme, alles Flüssige im Körper.

3. ***Solarplexus-Chakra:*** *Thema:* Macht, Dominanz, Angst, Karma, Trennung; *Organe:* Verdauungssystem, Leber, Solarplexus, vegetatives Nervensystem, Gelenke, Spannungszustand der Muskulatur, Energiestoffwechsel, Entgiftungsvorgänge über Ausscheidung/Abkapselung.

4. ***Herz-Chakra:*** *Thema:* Liebe, Einheit; *Organe:* Herz, Teile der Bauchspeicheldrüse, Thymusdrüse, Entgiftungsvorgänge über Einlagerung im Fettdepot, Entspannungszustand der Muskulatur.

5. ***Hals-Chakra:*** *Thema:* Selbstausdruck, Individualität, Kommunikation; *Organe:* Hals, Nacken, Lunge, Schilddrüse; Ausgleich zwischen körperlichem und geistigem Wachstum.

6. ***Stirn-Chakra:*** *Thema:* Erkenntnis des eigenen Weges im kosmischen Zusammenhang; *Organe:* Ohren, Nase, Augen, Hypophyse.

7. ***Scheitel-Chakra:*** *Thema:* kosmisches Bewußtsein, Transformation; *Organ:* Epiphyse.

Das 7. Chakra entwickelt sich meinen Erfahrungen nach nicht allein, wie die anderen Chakren, sondern nur, wenn Blockaden in anderen Chakren aufgelöst worden sind. Jedesmal, wenn sich ein Mensch etwas mehr lieben lernt, kommt er der Schöpferkraft ein Stück näher. Dadurch wird auch im 7. Chakra ein Entwicklungsprozeß ausgelöst. (Entfaltung des 1000blättrigen Lotos)

Die Chakren 1 bis 6 sind auf vielfältige Art und Weise miteinander verbunden. Zwei dieser Verbindungen stelle ich hier kurz dar.

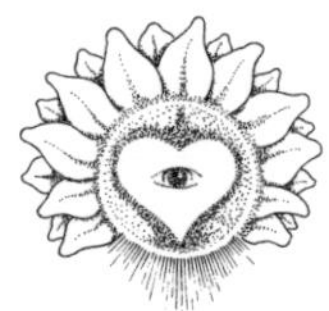

1. Die »harte« und die »weiche« Sequenz

Die Chakren 1, 3 und 5 sind ihrem Charakter nach aggressiv, dynamisch, eben hart. Ihr übergreifendes Thema ist »Absondern«.

Die Chakren 2, 4 und 6 sind ihrer Eigenart nach rezeptiv, passiv, eben weich. Ihr übergreifendes Thema ist »Vereinen«.

Eine Blockade in einem harten Chakra wirkt sich meist auch auf die weiter oben liegenden harten Chakren aus, dasselbe gilt für die weichen.

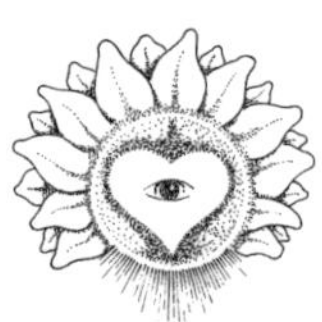

2. Die drei Ebenen »Erde-Mensch-Himmel«

Die Chakren befinden sich zueinander in bestimmten Resonanz-Beziehungen

Die Chakren 1 und 2 lassen sich der Ebene »Erde« zuordnen. Ihre Aufgaben liegen in den grundsätzlichen, existentiellen Bereichen, die eine Verkörperung hier auf der Erde erst möglich machen.

Die Chakren 3 und 4 lassen sich der Ebene »Mensch« zuordnen. Hier spielen sich die grundlegenden Themen des speziell menschlichen Lebens ab.

Die Chakren 5 und 6 lassen sich der Ebene »Himmel« zuordnen. Hier finden die elementaren spirituellen Wachstumsprozesse statt, die den Menschen mit der göttlichen Ebene, der Ebene der Einheit, in Kontakt bringen können.

Eine Ebene baut auf der anderen auf. Wenn die Ebene »Erde« nicht akzeptiert und geliebt wird, kann es keine Entwicklung auf der Ebene »Mensch« geben. Wenn die Ebene »Mensch« nicht akzeptiert wird, kann es keine Entwicklung auf der Ebene »Himmel« geben. Wenn die Ebene »Himmel« nicht akzeptiert und geliebt wird, kann es keinen Kontakt mit der Schöpferkraft geben.

Chakren lassen sich also nicht »wegentwickeln«. Aggression/Überleben, Sexualität/Lebensfreude und Macht/Dominanz haben auch im spirituellen Wachstum ihren Platz und machen es in gewisser Beziehung überhaupt erst möglich.

Die »Öffnung« der Chakren

Unter »Öffnung« der Chakren als Ziel der persönlichen Evolution wird oft verstanden, daß die Chakren wirklich ständig offen sein sollen. Der Zustand ständig geöffneter Chakren kann aber sehr disharmonische Auswirkungen haben. Mit Öffnung ist vielmehr gemeint, daß durch die Auflösung von Blockaden den Chakren die Möglichkeit gegeben wird, sich weiter zu öffnen (mehr Energien zu empfangen und zu senden) und sich weiter zu schließen (weniger Energien herein- und herauszulassen)

Die Energiekörper und ihre Beziehungen zum Chakrensystem

Energiekörper organisieren bestimmte Ebenen der Gesamtpersönlichkeit

Neben den Chakren besteht der feinstoffliche Anteil eines Menschen auch noch aus Energiekörpern, die alle Chakren berühren und bestimmte Ebenen der Gesamtpersönlichkeit organisieren (siehe Abbildung, Seite 180). Hellsichtige sehen diese energetischen Körper als Aura um den materiellen Körper. Es sind dies:

a) ***Der Ätherkörper:*** Er wird bei jeder Inkarnation neu gebildet und beinhaltet die körperliche Struktur eines Menschen, seine Lebenskraft, seine Empfindungs- und Aktionsfähigkeit auf den feinstofflichen Ebenen (außersinnliche Wahrnehmungen und Magie).

b) ***Der Emotionalkörper:*** Er beinhaltet unsere Gefühle und Instinkte. Auf ihm bilden sich auch nicht gelebte Gefühlsenergien in Form von Blockaden ab.

c) ***Der Mentalkörper:*** Er beinhaltet alle logischen Denkprozesse, die bewußten und unbewußten. Reflexe und Werturteile, Moralvorstellungen und Dogmen haben hier ihre »Spielwiese«. Die Wahrnehmungen der körperlichen Sinne fließen hier ein und werden verwertet.

d) ***Der Spirituelle Körper:*** Er ist die Ebene eines Menschen, die der Schöpferkraft am nächsten ist. Über diesen Körper ist jedes Einzelwesen mit allen anderen Teilen der Schöpfung verbunden.

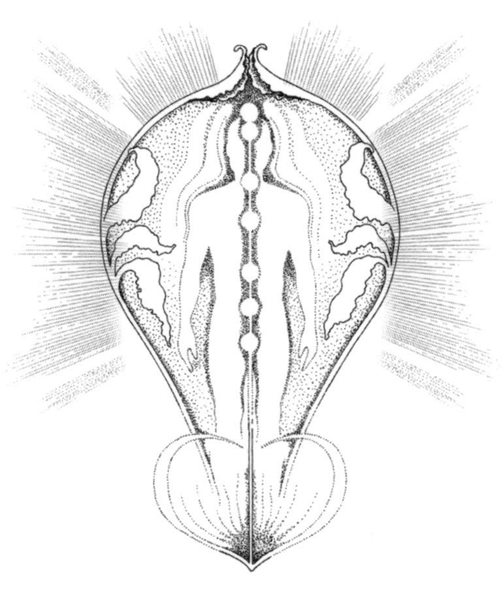

Anhang II

Das Horoskop des Dr. Mikao Usui

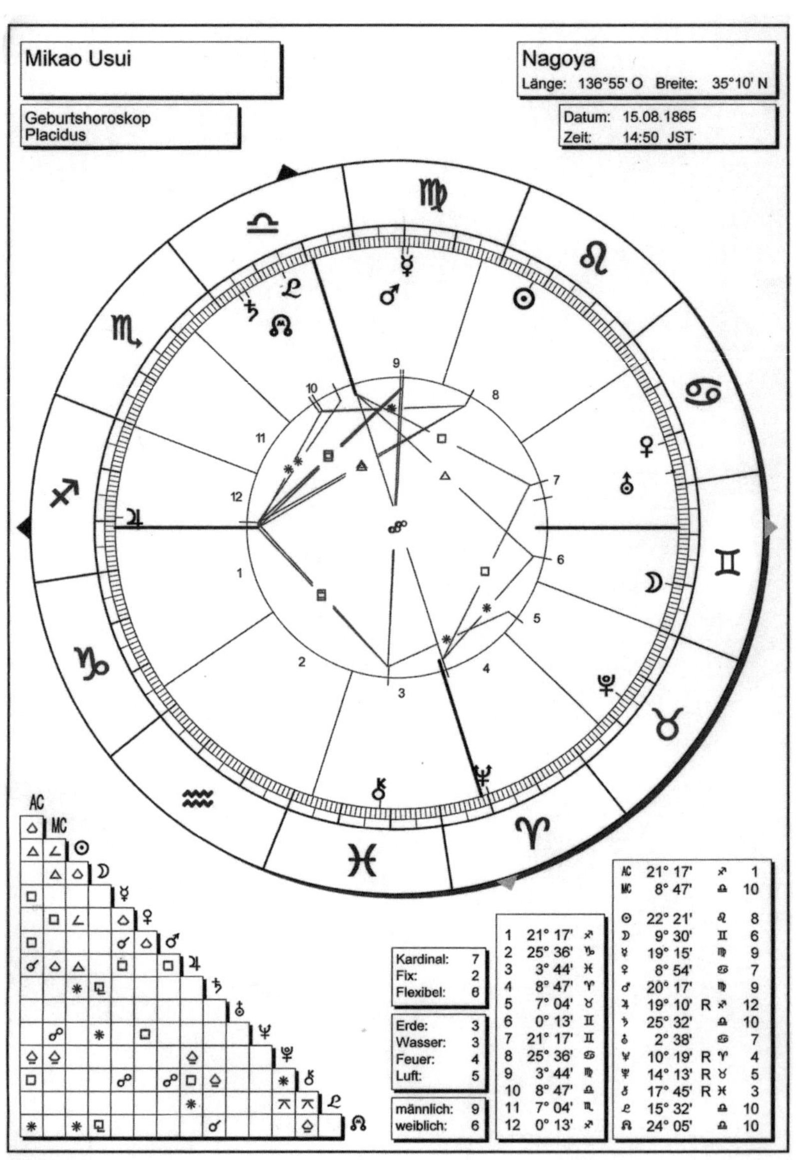

Ausdruck erstellt von Walter Lübeck,

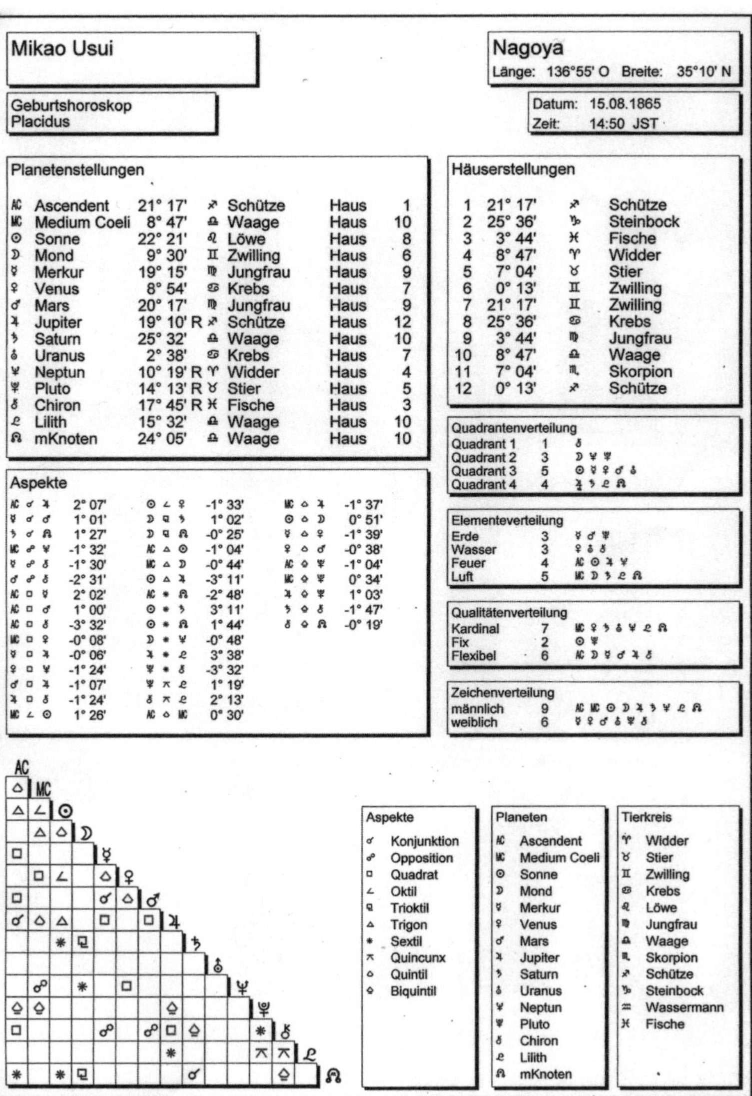

Mikao Usui

Nagoya
Länge: 136°55' O Breite: 35°10' N

Geburtshoroskop
Placidus

Datum: 15.08.1865
Zeit: 14:50 JST

Planetenstellungen

AC	Ascendent	21° 17'	♐ Schütze	Haus	1
MC	Medium Coeli	8° 47'	♎ Waage	Haus	10
☉	Sonne	22° 21'	♌ Löwe	Haus	8
☽	Mond	9° 30'	♊ Zwilling	Haus	6
☿	Merkur	19° 15'	♍ Jungfrau	Haus	9
♀	Venus	8° 54'	♋ Krebs	Haus	7
♂	Mars	20° 17'	♍ Jungfrau	Haus	9
♃	Jupiter	19° 10' R	♐ Schütze	Haus	12
♄	Saturn	25° 32'	♎ Waage	Haus	10
♅	Uranus	2° 38'	♋ Krebs	Haus	7
♆	Neptun	10° 19' R	♈ Widder	Haus	4
♇	Pluto	14° 13' R	♉ Stier	Haus	5
⚷	Chiron	17° 45' R	♓ Fische	Haus	3
⚸	Lilith	15° 32'	♎ Waage	Haus	10
☊	mKnoten	24° 05'	♎ Waage	Haus	10

Häuserstellungen

1	21° 17'	♐	Schütze
2	25° 36'	♑	Steinbock
3	3° 44'	♓	Fische
4	8° 47'	♈	Widder
5	7° 04'	♉	Stier
6	0° 13'	♊	Zwilling
7	21° 17'	♊	Zwilling
8	25° 36'	♋	Krebs
9	3° 44'	♍	Jungfrau
10	8° 47'	♎	Waage
11	7° 04'	♏	Skorpion
12	0° 13'	♐	Schütze

Aspekte

AC ☌ ♃	2° 07'	☉ ∠ ♀	-1° 33'	MC Q ♃	-1° 37'
☿ ☌ ♂	1° 01'	☽ ⚼ ♄	1° 02'	☉ Q ☽	0° 51'
♄ ☌ ☊	1° 27'	☽ ⚼ ☊	-0° 25'	☿ Q ♀	-1° 39'
MC ☍ ♆	-1° 32'	AC △ ☉	-1° 04'	♀ Q ♂	-0° 38'
☿ ☍ ⚷	-1° 30'	MC △ ☽	-0° 44'	AC bQ ♇	-1° 04'
♂ ☍ ⚷	-2° 31'	☉ △ ♃	-3° 11'	MC bQ ♇	0° 34'
AC □ ☿	2° 02'	AC ⚹ ☊	-2° 48'	♃ bQ ♇	1° 03'
AC □ ♂	1° 00'	☉ ⚹ ♄	3° 11'	♄ bQ ⚷	-1° 47'
AC □ ⚷	-3° 32'	☉ ⚹ ☊	1° 44'	⚷ bQ ☊	-0° 19'
MC □ ♀	-0° 08'	☽ ⚹ ♆	-0° 48'		
☿ □ ♃	-0° 06'	♃ ⚹ ⚸	3° 38'		
♀ □ ♆	-1° 24'	♇ ⚹ ⚷	-3° 32'		
♂ □ ♃	-1° 07'	♇ ⚻ ⚸	1° 19'		
♃ □ ⚷	-1° 24'	⚷ ⚻ ⚸	2° 13'		
MC ∠ ☉	1° 26'	AC Q MC	0° 30'		

Quadrantenverteilung

Quadrant 1	1	♅
Quadrant 2	3	☽ ♆ ♇
Quadrant 3	5	☉ ☿ ♀ ♂ ♅
Quadrant 4	4	♃ ♄ ⚸ ☊

Elementeverteilung

Erde	3	☿ ♂ ♇
Wasser	3	♀ ♅ ⚷
Feuer	4	AC ☉ ♃ ♆
Luft	5	MC ☽ ♄ ⚸ ☊

Qualitätenverteilung

Kardinal	7	MC ♀ ♄ ♅ ♆ ⚸ ☊
Fix	2	☉ ♇
Flexibel	6	AC ☽ ☿ ♂ ♃ ⚷

Zeichenverteilung

männlich	9	AC MC ☉ ☽ ♃ ♄ ♆ ⚸ ☊
weiblich	6	☿ ♀ ♂ ♅ ♇ ⚷

Aspekte
☌ Konjunktion
☍ Opposition
□ Quadrat
∠ Oktil
⚼ Trioktil
△ Trigon
⚹ Sextil
⚻ Quincunx
Q Quintil
bQ Biquintil

Planeten
AC Ascendent
MC Medium Coeli
☉ Sonne
☽ Mond
☿ Merkur
♀ Venus
♂ Mars
♃ Jupiter
♄ Saturn
♅ Uranus
♆ Neptun
♇ Pluto
⚷ Chiron
⚸ Lilith
☊ mKnoten

Tierkreis
♈ Widder
♉ Stier
♊ Zwilling
♋ Krebs
♌ Löwe
♍ Jungfrau
♎ Waage
♏ Skorpion
♐ Schütze
♑ Steinbock
♒ Wassermann
♓ Fische

Ausdruck erstellt von Walter Lübeck.

Felder nach Placidus	Grafische Auswertung	Walter Lübeck G- Version 3

Name:	♂ Mikao Usui	Typ:	Radix		
Datum:	Di 15.08.1865	Ort:	Nagoya (JAP)		
Zeit:	14h50m (9h 7m40s Ost)	Länge:	136°55' Ost	Breite:	35°10' Nord

1HAUSSB.FRM/AKRON RADIX.ASP/DEMO.INI/Ärzen/04.10.2002

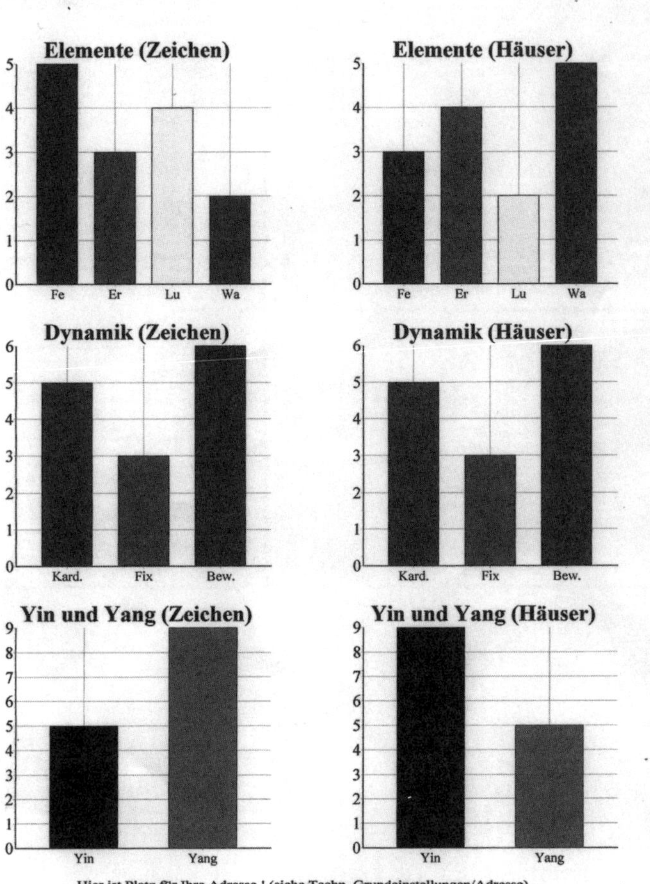

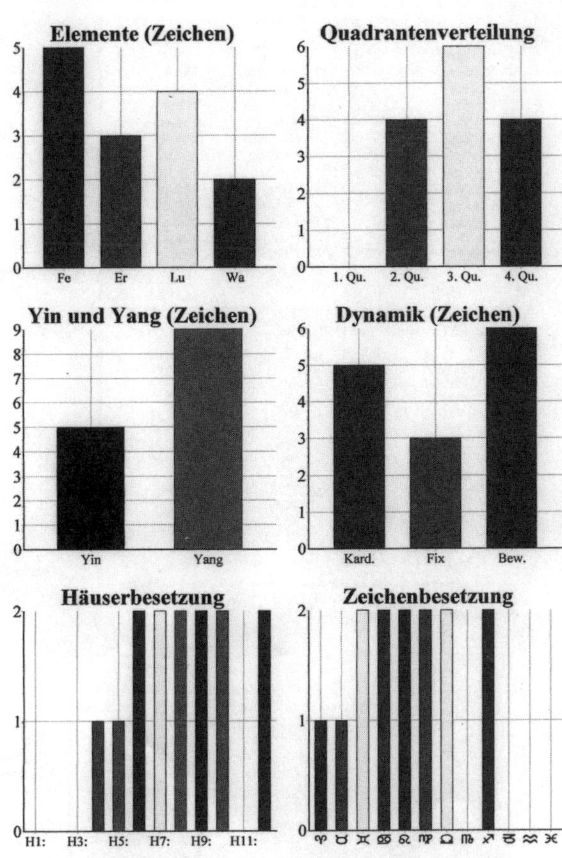

Felder nach Placidus
Grafische Auswertung
Walter Lübeck
G- Version 3
Name: ♂Mikao Usui
Datum: Di 15.08.1865
Zeit: 14h50m (9h 7m40s Ost)
Typ: Radix
Ort: Nagoya (JAP)
Länge: 136°55' Ost
Breite: 35°10' Nord
Elemente (Zeichen)
Fe
Er
Lu
Wa
Quadrantenverteilung
1. Qu.
2. Qu.
3. Qu.
4. Qu.
Yin und Yang (Zeichen)
Yin
Yang
Dynamik (Zeichen)
Kard.
Fix
Bew.
Häuserbesetzung
H1:
H3:
H5:
H7:
H9:
H11:
Zeichenbesetzung
Hier ist Platz für Ihre Adresse ! (siehe Techn. Grundeinstellungen/Adresse)
Galileo 3 © 1985-1997 by Paessler Software, Erlangen

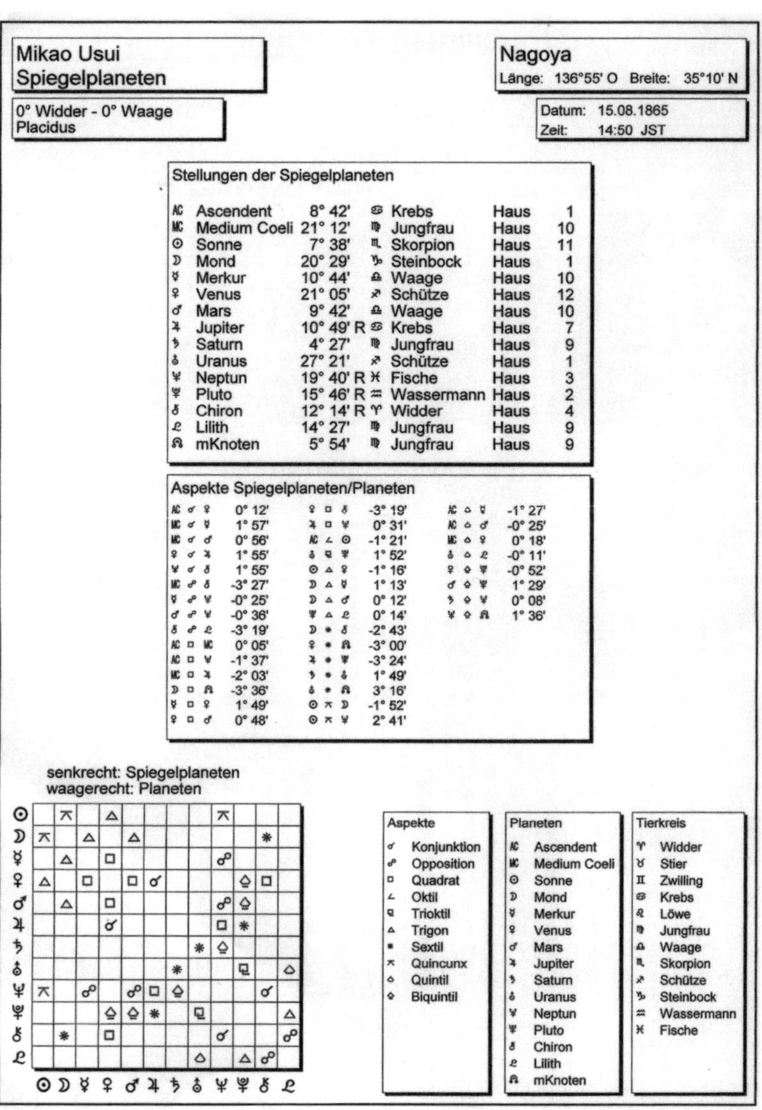

Mikao Usui
Spiegelplaneten

0° Widder - 0° Waage
Placidus

Nagoya
Länge: 136°55' O Breite: 35°10' N

Datum: 15.08.1865
Zeit: 14:50 JST

Stellungen der Spiegelplaneten

AC	Ascendent	8° 42'	♋	Krebs	Haus	1
MC	Medium Coeli	21° 12'	♍	Jungfrau	Haus	10
☉	Sonne	7° 38'	♏	Skorpion	Haus	11
☽	Mond	20° 29'	♑	Steinbock	Haus	1
☿	Merkur	10° 44'	♎	Waage	Haus	10
♀	Venus	21° 05'	♐	Schütze	Haus	12
♂	Mars	9° 42'	♎	Waage	Haus	10
♃	Jupiter	10° 49' R	♋	Krebs	Haus	7
♄	Saturn	4° 27'	♍	Jungfrau	Haus	9
⛢	Uranus	27° 21'	♐	Schütze	Haus	1
♆	Neptun	19° 40' R	♓	Fische	Haus	3
♇	Pluto	15° 46' R	♒	Wassermann	Haus	2
⚷	Chiron	12° 14' R	♈	Widder	Haus	4
⚸	Lilith	14° 27'	♍	Jungfrau	Haus	9
☊	mKnoten	5° 54'	♍	Jungfrau	Haus	9

Aspekte Spiegelplaneten/Planeten

AC ☌ ♀	0° 12'	♀ □ ⚷	-3° 19'	AC Q ☿	-1° 27'
MC ☌ ☿	1° 57'	♃ □ ♆	0° 31'	AC Q ♂	-0° 25'
MC ☌ ♂	0° 56'	AC ∠ ☉	-1° 21'	MC Q ♀	0° 18'
♀ ☌ ♃	1° 55'	⛢ ⚼ ♇	1° 52'	⛢ Q ⚸	-0° 11'
♆ ☌ ⚷	1° 55'	☉ △ ♀	-1° 16'	♀ bQ ♇	-0° 52'
MC ☍ ⚷	-3° 27'	☽ △ ☿	1° 13'	♂ bQ ♇	1° 29'
☿ ☍ ♆	-0° 25'	☽ △ ♂	0° 12'	♄ bQ ♆	0° 08'
♂ ☍ ♆	-0° 36'	♇ △ ⚸	0° 14'	♆ bQ ☊	1° 36'
⚷ ☍ ⚸	-3° 19'	☽ ✱ ⚷	-2° 43'		
AC □ MC	0° 05'	♀ ✱ ☊	-3° 00'		
AC □ ♆	-1° 37'	♃ ✱ ♇	-3° 24'		
MC □ ♃	-2° 03'	♄ ✱ ⛢	1° 49'		
☽ □ ☊	-3° 36'	⛢ ✱ ☊	3° 16'		
☿ □ ♀	1° 49'	☉ ⚻ ☽	-1° 52'		
♀ □ ♂	0° 48'	☉ ⚻ ♆	2° 41'		

senkrecht: Spiegelplaneten
waagerecht: Planeten

	☉	☽	☿	♀	♂	♃	♄	⛢	♆	♇	⚷	⚸
☉		⚻		△					⚻			
☽	⚻		△		△						✱	
☿		△		□					☍			
♀	△		□		□	☌				bQ	□	
♂		△		□					☍	bQ		
♃				☌					□	✱		
♄								✱	bQ			
⛢							✱			⚼		Q
♆	⚻		☍		☍	□	bQ				☌	
♇				bQ	bQ	✱		⚼				△
⚷		✱		□					☌			☍
⚸								Q		△	☍	

Aspekte

☌	Konjunktion
☍	Opposition
□	Quadrat
∠	Oktil
⚼	Trioktil
△	Trigon
✱	Sextil
⚻	Quincunx
Q	Quintil
bQ	Biquintil

Planeten

AC	Ascendent
MC	Medium Coeli
☉	Sonne
☽	Mond
☿	Merkur
♀	Venus
♂	Mars
♃	Jupiter
♄	Saturn
⛢	Uranus
♆	Neptun
♇	Pluto
⚷	Chiron
⚸	Lilith
☊	mKnoten

Tierkreis

♈	Widder
♉	Stier
♊	Zwilling
♋	Krebs
♌	Löwe
♍	Jungfrau
♎	Waage
♏	Skorpion
♐	Schütze
♑	Steinbock
♒	Wassermann
♓	Fische

Ausdruck erstellt von Walter Lübeck.

---- Direkte Auslösungen ----

im Radix von:
Mikao Usui
vom:
15.08.1865 14:50:00
bis zum:

im rechten 7er Rhythmus,
tabellarisch,
bezogen auf das gesamte Horoskop:

12.Haus
Jupiter : 29.04.1866 0.703 J.

11.Haus
Keine direkten Auslösungen.

10.Haus
Saturn : 22.06.1882 16.851 J.
mKnoten : 31.10.1882 17.209 J.
Lilith : 12.12.1884 19.323 J.

9.Haus
Merkur : 10.07.1890 24.901 J.
Mars : 26.04.1890 24.695 J.

8.Haus
Sonne : 17.09.1895 30.087 J.

7.Haus
Venus : 11.01.04 38.404 J.
Uranus : 22.04.05 39.684 J.

6.Haus
Mond : 15.07.11 45.915 J.

5.Haus
Pluto : 17.06.19 53.837 J.

4.Haus
Neptun : 30.03.28 62.623 J.

3.Haus
Chiron : 26.10.32 67.195 J.

2.Haus
Keine direkten Auslösungen.

1.Haus
Keine direkten Auslösungen.

Ausdruck erstellt von Walter Lübeck,

Transite vom 01.03.22 - 31.03.22
Mikao Usui

Von	Bis	Transit
01.03.22	- 30.03.22	Sonne in Haus 3
01.03.22	- 01.03.22	Mond in Haus 3
01.03.22	- 02.03.22	Mond Biquintil Sonne
01.03.22	- 21.03.22	Merkur in Haus 2
01.03.22	- 20.03.22	Venus in Haus 3
01.03.22	- 31.03.22	Mars in Haus 12
01.03.22	- 31.03.22	Jupiter in Haus 10
01.03.22	- 31.03.22	Saturn in Haus 9
01.03.22	- 12.03.22	Saturn Oktil Sonne
01.03.22	- 31.03.22	Uranus in Haus 3
01.03.22	- 31.03.22	Neptun in Haus 8
01.03.22	- 31.03.22	Pluto in Haus 7
01.03.22	- 31.03.22	Pluto Oktil Sonne
01.03.22	- 31.03.22	mKnoten in Haus 10
01.03.22	- 31.03.22	Chiron in Haus 4
01.03.22	- 31.03.22	Lilith in Haus 3
01.03.22	- 06.03.22	Sonne Quadrat Mond
01.03.22	- 04.03.22	Mond Quintil Mond
01.03.22	- 10.03.22	Saturn Trigon Mond
01.03.22	- 31.03.22	Uranus Quadrat Mond
01.03.22	- 31.03.22	mKnoten Trigon Mond
01.03.22	- 31.03.22	Chiron Sextil Mond
01.03.22	- 31.03.22	Lilith Quadrat Mond
01.03.22	- 31.03.22	Pluto Quintil Merkur
01.03.22	- 05.03.22	Sonne Trigon Venus
01.03.22	- 04.03.22	Merkur Biquintil Venus
01.03.22	- 18.03.22	Saturn Quadrat Venus
01.03.22	- 31.03.22	Uranus Trigon Venus
01.03.22	- 31.03.22	Pluto Konjunktion Venus
01.03.22	- 31.03.22	mKnoten Quadrat Venus
01.03.22	- 28.03.22	Chiron Quadrat Venus
01.03.22	- 31.03.22	Lilith Trigon Venus
01.03.22	- 02.03.22	Merkur Biquintil Mars
01.03.22	- 31.03.22	Pluto Quintil Mars
01.03.22	- 13.03.22	Merkur Sextil Jupiter
01.03.22	- 27.03.22	Jupiter Sextil Jupiter
01.03.22	- 15.03.22	Saturn Quintil Jupiter
01.03.22	- 05.03.22	Sonne Trioktil Saturn
01.03.22	- 31.03.22	Uranus Trioktil Saturn
01.03.22	- 31.03.22	Neptun Quintil Saturn
01.03.22	- 02.03.22	Mond Quadrat Uranus
01.03.22	- 09.03.22	Merkur Trioktil Uranus
01.03.22	- 03.03.22	Mars Quincunx Uranus
01.03.22	- 31.03.22	Saturn Quadrat Uranus
01.03.22	- 06.03.22	Lilith Trigon Uranus
01.03.22	- 31.03.22	Neptun Trigon Neptun
01.03.22	- 31.03.22	Pluto Quadrat Neptun
01.03.22	- 31.03.22	mKnoten Opposition Neptun
01.03.22	- 31.03.22	Chiron Konjunktion Neptun
01.03.22	- 02.03.22	Mond Oktil Pluto
01.03.22	- 07.03.22	Merkur Quadrat Pluto
01.03.22	- 05.03.22	Venus Sextil Pluto
01.03.22	- 31.03.22	Neptun Quadrat Pluto
01.03.22	- 03.03.22	Sonne Trioktil mKnoten
01.03.22	- 29.03.22	Uranus Trioktil mKnoten
01.03.22	- 31.03.22	Neptun Quintil mKnoten
01.03.22	- 08.03.22	Venus Konjunktion Chiron
01.03.22	- 31.03.22	Jupiter Quincunx Chiron
01.03.22	- 04.03.22	Sonne Biquintil Lilith
01.03.22	- 09.03.22	Merkur Trigon Lilith
01.03.22	- 05.03.22	Venus Quincunx Lilith
01.03.22	- 31.03.22	Jupiter Konjunktion Lilith
01.03.22	- 31.03.22	Uranus Biquintil Lilith
01.03.22	- 31.03.22	Neptun Sextil Lilith
01.03.22	- 08.03.22	Jupiter Sextil AC
01.03.22	- 31.03.22	mKnoten Quintil AC
01.03.22	- 04.03.22	Sonne Quincunx MC
01.03.22	- 19.03.22	Mars Sextil MC
01.03.22	- 20.03.22	Saturn Konjunktion MC
01.03.22	- 31.03.22	Uranus Quincunx MC
01.03.22	- 31.03.22	Pluto Quadrat MC
01.03.22	- 31.03.22	mKnoten Konjunktion MC
01.03.22	- 25.03.22	Chiron Opposition MC
01.03.22	- 31.03.22	Lilith Quincunx MC
02.03.22	- 04.03.22	Mond in Haus 4
02.03.22	- 12.03.22	Merkur Quincunx Merkur
02.03.22	- 03.03.22	Mond Quadrat Venus
02.03.22	- 09.03.22	Venus Quadrat Jupiter
02.03.22	- 03.03.22	Mond Konjunktion Neptun
02.03.22	- 10.03.22	Sonne Sextil Pluto
02.03.22	- 03.03.22	Mond Opposition MC
03.03.22	- 04.03.22	Mond Trigon Sonne
03.03.22	- 21.03.22	Mars Opposition Mond
03.03.22	- 09.03.22	Venus Opposition Merkur
03.03.22	- 06.03.22	Mond Quincunx Mars
03.03.22	- 10.03.22	Venus Opposition Mars
03.03.22	- 06.03.22	Mond Trigon Jupiter
03.03.22	- 04.03.22	Mond Opposition Saturn
03.03.22	- 04.03.22	Mond Opposition mKnoten
03.03.22	- 06.03.22	Venus Biquintil mKnoten
03.03.22	- 31.03.22	Chiron Opposition Lilith
03.03.22	- 05.03.22	Mond Trigon AC
04.03.22	- 06.03.22	Mond Trioktil Merkur
04.03.22	- 05.03.22	Mond Sextil Venus
04.03.22	- 17.03.22	Mars Quincunx Venus
04.03.22	- 13.03.22	Venus Biquintil Saturn
04.03.22	- 06.03.22	Mond Sextil Uranus
04.03.22	- 23.03.22	Mars Trigon Neptun
04.03.22	- 11.03.22	Venus Quadrat AC
05.03.22	- 06.03.22	Mond in Haus 5
05.03.22	- 13.03.22	Merkur Quincunx Mars
05.03.22	- 06.03.22	Mond Konjunktion Pluto
05.03.22	- 07.03.22	Mond Sextil Chiron
05.03.22	- 11.03.22	Sonne Quincunx Lilith
05.03.22	- 08.03.22	Mond Quincunx Lilith
05.03.22	- 15.03.22	Merkur Sextil AC
06.03.22	- 15.03.22	Venus Quincunx Sonne
06.03.22	- 07.03.22	Mond Biquintil Saturn

Seite 1

Transite vom 01.03.22 - 31.03.22
Mikao Usui

Von	Bis	Transit
06.03.22	- 07.03.22	Mond Biquintil mKnoten
06.03.22	- 15.03.22	Mars Oktil mKnoten
06.03.22	- 14.03.22	Sonne Konjunktion Chiron
07.03.22	- 07.03.22	Mond in Haus 6
07.03.22	- 16.03.22	Merkur Opposition Sonne
07.03.22	- 08.03.22	Mond Konjunktion Mond
07.03.22	- 16.03.22	Sonne Opposition Merkur
07.03.22	- 15.03.22	Sonne Quadrat Jupiter
07.03.22	- 08.03.22	Mond Sextil Neptun
07.03.22	- 12.03.22	Venus Quincunx mKnoten
08.03.22	- 10.03.22	Mond in Haus 7
08.03.22	- 09.03.22	Mond Trigon Saturn
08.03.22	- 31.03.22	mKnoten Biquintil Pluto
08.03.22	- 12.03.22	Sonne Biquintil mKnoten
08.03.22	- 09.03.22	Mond Trigon mKnoten
08.03.22	- 31.03.22	Neptun Biquintil Chiron
09.03.22	- 10.03.22	Mond Konjunktion Venus
09.03.22	- 17.03.22	Sonne Opposition Mars
09.03.22	- 10.03.22	Mond Quintil Mars
09.03.22	- 18.03.22	Mars Oktil Saturn
09.03.22	- 10.03.22	Mond Quadrat Neptun
09.03.22	- 31.03.22	Jupiter Quincunx Pluto
09.03.22	- 18.03.22	Merkur Trigon mKnoten
09.03.22	- 10.03.22	Mond Quadrat MC
10.03.22	- 12.03.22	Mond Oktil Mond
10.03.22	- 11.03.22	Mond Biquintil Jupiter
10.03.22	- 14.03.22	Sonne Biquintil Saturn
10.03.22	- 11.03.22	Mond Quadrat Saturn
10.03.22	- 11.03.22	Mond Quintil Pluto
10.03.22	- 11.03.22	Mond Quadrat mKnoten
10.03.22	- 31.03.22	Lilith Trioktil mKnoten
10.03.22	- 18.03.22	Sonne Quadrat AC
11.03.22	- 12.03.22	Mond in Haus 8
11.03.22	- 14.03.22	Venus Quintil Mond
11.03.22	- 19.03.22	Merkur Trigon Saturn
11.03.22	- 14.03.22	Mond Trigon Neptun
11.03.22	- 13.03.22	Mond Sextil MC
11.03.22	- 15.03.22	Merkur Trioktil MC
12.03.22	- 18.03.22	Sonne Quincunx Sonne
12.03.22	- 13.03.22	Mond Konjunktion Sonne
12.03.22	- 14.03.22	Mond Oktil Venus
12.03.22	- 16.03.22	Merkur Trioktil Venus
12.03.22	- 14.03.22	Mond Sextil Saturn
12.03.22	- 15.03.22	Venus Oktil Pluto
12.03.22	- 14.03.22	Mond Sextil mKnoten
12.03.22	- 13.03.22	Mond Trigon AC
13.03.22	- 14.03.22	Mond in Haus 9
13.03.22	- 14.03.22	Mond Quadrat Mond
13.03.22	- 20.03.22	Venus Quadrat Uranus
13.03.22	- 17.03.22	Merkur Oktil Neptun
13.03.22	- 31.03.22	Uranus Sextil Pluto
13.03.22	- 19.03.22	Sonne Quincunx mKnoten
14.03.22	- 31.03.22	Lilith Biquintil Lilith
14.03.22	- 17.03.22	Mond Quadrat AC
15.03.22	- 16.03.22	Mond in Haus 10
15.03.22	- 18.03.22	Mond Trigon Mond
15.03.22	- 16.03.22	Mond Quadrat Venus
15.03.22	- 21.03.22	Sonne Quincunx Saturn
15.03.22	- 16.03.22	Mond Opposition Neptun
15.03.22	- 16.03.22	Mond Biquintil Pluto
15.03.22	- 30.03.22	Mars Quincunx Pluto
15.03.22	- 16.03.22	Mond Konjunktion MC
16.03.22	- 17.03.22	Mond Sextil Sonne
16.03.22	- 17.03.22	Mond Konjunktion Saturn
16.03.22	- 17.03.22	Mond Konjunktion mKnoten
16.03.22	- 17.03.22	Mond Biquintil Chiron
16.03.22	- 31.03.22	Mars Sextil Lilith
17.03.22	- 18.03.22	Mond in Haus 11
17.03.22	- 20.03.22	Mond Trigon Venus
17.03.22	- 18.03.22	Mond Quincunx Neptun
18.03.22	- 19.03.22	Mond Quadrat Sonne
18.03.22	- 22.03.22	Sonne Quintil Mond
18.03.22	- 19.03.22	Mond Sextil Merkur
18.03.22	- 25.03.22	Venus Quadrat Venus
18.03.22	- 19.03.22	Mond Sextil Mars
18.03.22	- 22.03.22	Merkur Quintil Jupiter
18.03.22	- 24.03.22	Merkur Trigon Uranus
18.03.22	- 21.03.22	Merkur Trioktil Lilith
18.03.22	- 21.03.22	Mond Oktil MC
18.03.22	- 25.03.22	Venus Opposition MC
19.03.22	- 23.03.22	Sonne Biquintil Sonne
19.03.22	- 20.03.22	Mond in Haus 12
19.03.22	- 22.03.22	Venus Trioktil Sonne
19.03.22	- 20.03.22	Mond Opposition Mond
19.03.22	- 25.03.22	Venus Sextil Mond
19.03.22	- 20.03.22	Mond Trigon Neptun
19.03.22	- 26.03.22	Venus Konjunktion Neptun
19.03.22	- 24.03.22	Sonne Oktil Pluto
19.03.22	- 22.03.22	Merkur Quintil Pluto
20.03.22	- 21.03.22	Mond Trigon Sonne
20.03.22	- 21.03.22	Mond Quadrat Merkur
20.03.22	- 21.03.22	Mond Quadrat Mars
20.03.22	- 21.03.22	Mond Konjunktion Jupiter
20.03.22	- 21.03.22	Mond Biquintil Pluto
20.03.22	- 21.03.22	Mond Quadrat Chiron
20.03.22	- 21.03.22	Mond Sextil Lilith
20.03.22	- 21.03.22	Mond Konjunktion AC
20.03.22	- 23.03.22	Merkur Quintil AC
20.03.22	- 23.03.22	Merkur Biquintil MC
21.03.22	- 22.03.22	Mond in Haus 1
21.03.22	- 31.03.22	Venus in Haus 4
21.03.22	- 31.03.22	Neptun Sextil Mond
21.03.22	- 29.03.22	Sonne Quadrat Uranus
21.03.22	- 22.03.22	Mond Opposition Uranus
21.03.22	- 31.03.22	Mars Quadrat Chiron
22.03.22	- 23.03.22	Mond Biquintil Sonne
22.03.22	- 31.03.22	Merkur in Haus 3
22.03.22	- 23.03.22	Mond Biquintil Mond

Transite vom 01.03.22 - 31.03.22
Mikao Usui

Von	Bis	Transit
22.03.22	- 23.03.22	Mond Trigon Pluto
22.03.22	- 23.03.22	Mond Sextil Chiron
22.03.22	- 23.03.22	Mond Quadrat Lilith
23.03.22	- 26.03.22	Mond in Haus 2
23.03.22	- 29.03.22	Merkur Quadrat Mond
23.03.22	- 29.03.22	Merkur Trigon Venus
23.03.22	- 24.03.22	Mond Quadrat Saturn
23.03.22	- 31.03.22	Lilith Trioktil Saturn
23.03.22	- 25.03.22	Mond Quintil Neptun
23.03.22	- 24.03.22	Mond Quadrat mKnoten
24.03.22	- 31.03.22	mKnoten Oktil Sonne
24.03.22	- 25.03.22	Mond Trigon Mond
24.03.22	- 25.03.22	Mond Quincunx Venus
24.03.22	- 25.03.22	Mond Biquintil Uranus
24.03.22	- 30.03.22	Venus Opposition Lilith
24.03.22	- 25.03.22	Mond Trigon MC
24.03.22	- 28.03.22	Merkur Quincunx MC
25.03.22	- 26.03.22	Mond Opposition Sonne
25.03.22	- 26.03.22	Mond Quincunx Merkur
25.03.22	- 31.03.22	Mars Quadrat Merkur
25.03.22	- 26.03.22	Mond Quincunx Mars
25.03.22	- 27.03.22	Mond Sextil Jupiter
25.03.22	- 31.03.22	Mars Konjunktion Jupiter
25.03.22	- 26.03.22	Mond Trigon mKnoten
25.03.22	- 27.03.22	Merkur Trioktil mKnoten
25.03.22	- 31.03.22	Merkur Biquintil Lilith
25.03.22	- 27.03.22	Mond Sextil AC
26.03.22	- 28.03.22	Merkur Trioktil Saturn
26.03.22	- 27.03.22	Mond Trigon Uranus
26.03.22	- 28.03.22	Mond Quintil Pluto
26.03.22	- 28.03.22	Mond Trioktil Lilith
26.03.22	- 27.03.22	Mond Biquintil MC
27.03.22	- 29.03.22	Mond in Haus 3
27.03.22	- 31.03.22	Venus Quincunx Merkur
27.03.22	- 31.03.22	Sonne Quadrat Venus
27.03.22	- 31.03.22	Venus Trigon Jupiter
27.03.22	- 31.03.22	Merkur Sextil Pluto
27.03.22	- 28.03.22	Mond Konjunktion Chiron
27.03.22	- 31.03.22	Sonne Opposition MC
28.03.22	- 31.03.22	Sonne Trioktil Sonne
28.03.22	- 31.03.22	Sonne Sextil Mond
28.03.22	- 30.03.22	Mond Quintil Mond
28.03.22	- 31.03.22	Venus Quincunx Mars
28.03.22	- 31.03.22	Mars Quadrat Mars
28.03.22	- 31.03.22	mKnoten Quintil Jupiter
28.03.22	- 29.03.22	Mond Quincunx Saturn
28.03.22	- 29.03.22	Mond Quincunx mKnoten
28.03.22	- 31.03.22	Venus Trigon AC
29.03.22	- 31.03.22	Mond Trioktil Sonne
29.03.22	- 31.03.22	Venus Trigon Sonne
29.03.22	- 30.03.22	Mond Quadrat Venus
29.03.22	- 31.03.22	Venus Quintil Uranus
29.03.22	- 31.03.22	Sonne Konjunktion Neptun
29.03.22	- 30.03.22	Mond Konjunktion Neptun
29.03.22	- 31.03.22	Merkur Konjunktion Chiron
29.03.22	- 30.03.22	Mond Opposition MC
30.03.22	- 31.03.22	Mond in Haus 4
30.03.22	- 31.03.22	Mond Quincunx Merkur
30.03.22	- 31.03.22	Merkur Opposition Merkur
30.03.22	- 31.03.22	Mond Quincunx Mars
30.03.22	- 31.03.22	Mond Trigon Jupiter
30.03.22	- 31.03.22	Merkur Quadrat Jupiter
30.03.22	- 31.03.22	Mond Quintil Uranus
30.03.22	- 31.03.22	Mond Trigon AC
31.03.22	- 31.03.22	Sonne in Haus 4
31.03.22	- 31.03.22	Merkur Opposition Mars
31.03.22	- 31.03.22	Merkur Biquintil mKnoten
31.03.22	- 31.03.22	Venus Opposition mKnoten
31.03.22	- 31.03.22	Mond Oktil Chiron
31.03.22	- 31.03.22	Mars Konjunktion AC

Seite 3

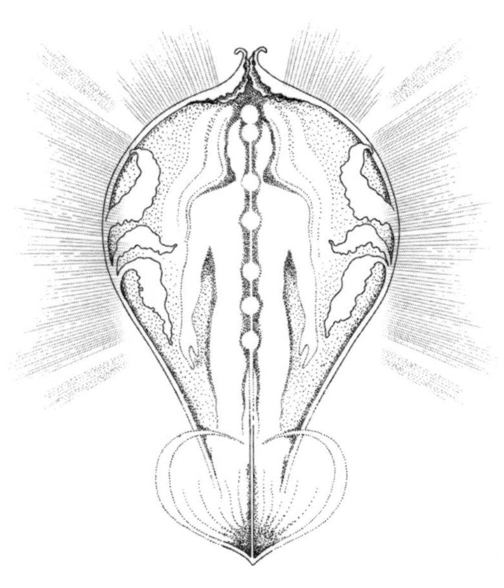

Anhang III

Kommentierte Bibliographie

Bücher können keinen menschlichen Kontakt ersetzen. Sie können Dir auch nicht abnehmen, Erfahrungen zu machen. Aber Du kannst Dir viele Anregungen aus ihnen holen und mit ihrer Hilfe Deine eigenen Erfahrungen besser verstehen. Manchmal kann ein gutes Buch auch der Auslöser für eine Änderung des gesamten Lebens sein. Für mich war dies das I Ging. Vielleicht hast Du auch eine ähnliche Erfahrung gemacht. Die folgenden Literaturempfehlungen sollen Dir helfen, bestimmte Themen, die in diesem Buch angeschnitten worden sind, zu vertiefen oder auch andere Ansichten dazu kennenzulernen. Diese Texte können Dir genauso wenig endgültiges Wissen vermitteln, sondern Dir wieder nur ein weiterer Stein zu dem großen Mosaik sein, das Du Zeit Deines Lebens zusammensetzt.

»*Atlas der Anatomie*«, Buch und Zeit Verlagsgesellschaft Köln, ISBN 3-8166-9643-0. Eine leichtverständliche Einführung in das menschliche Innenleben. Es ist oft ganz nützlich zu wissen, wo welches Organ liegt und was es eigentlich so den ganzen Tag tut. Sehr interessant für die Arbeit mit dem 1. Grad.

»*Das Aura-Heilbuch*« von Walter Lübeck, Windpferd Verlag, ISBN 3-89385-082-1. Ein Buch, mit dem man die Aura lesen und deuten lernen kann. Es enthält Übungen, um Energiefelder schwarzweiß und farbig sehen zu lernen; die Erkenntnisse können zur ganzheitlichen Heilung eingesetzt werden.

»*Das Chakra-Handbuch*« von Bodo J. Baginski und Shalila Sharamon, Windpferd Verlag, Reihe Schangrila, ISBN 3-89385-038-4. Das umfassendste und am besten recherchierte Buch über Chakren, das ich kenne. Viele Informationen über die Hauptchakren, Diagnose- und Therapievorschläge und, wie immer bei den Büchern der beiden, ein tolles Bezugsquellenverzeichnis.

»*Die Chakra-Energie-Karten*« von Walter Lübeck, Windpferd Verlag, ISBN 3-89385-116-X. Ein Satz von 126 besonders gestalteten Affirmationskarten, abgestimmt auf die Haupt- und Nebenchakren sowie die Felder der Aura. Geeignet zum alleinigen Einsatz für die Entwicklung der Persönlichkeit, aber auch für die Kombination mit Reiki, Bachblüten, Heilsteinen und Aromaessenzen, die jeder Affirmation zugeordnet sind. Alle Anwendungen sind eingehend beschrieben. Mit Heilungssiegeln der Großen Göttin und Ihrer Engel auf jeder Karte. In einem besonderen Kapitel wird erklärt, wie mit den Chakra-Energie-Karten auch Laien einfach und sehr effektiv

Feng-Shui-Arbeit für Haus, Wohnung und Garten leisten können. Dutzende von praxiserprobten Beispielsfragen für das Orakel aus allen Lebensbereichen. Die 126 Affirmationen eignen sich besonders gut für die Mentalheilung des 2. Reiki-Grades.

»Denker des Ostens« von Idries Shah, rororo Sachbuch, ISBN 3-499-18452-4. Eine Sammlung von Sufi-Geschichten, die Dir helfen können, die Scheuklappen abzunehmen und die Welt ein Stück mehr so zu sehen, wie sie wirklich ist.

»Drehbuch für die Meisterschaft im Leben« von Ron Smothermon, Context Verlag, ISBN 3-926257-00-8. Eine Anleitung, die uns zeigt, wie wir uns vom Müll alter Vorurteile befreien können.

»Eifersucht – Die dunkle Seite der Liebe« von Nancy Friday, Deutscher Taschenbuch Verlag, ISBN 3-423-11020-1. Eifersucht, Neid, Mißgunst sehen und liebevoll in die Persönlichkeit integrieren lernen.

»Einbruch in die Freiheit« von Jiddu Krishnamurti, Ullstein Sachbuch. ISBN 3-548-34103-9. Ein wichtiges Buch zum Thema Freiheit. Freiheit von etwas oder für etwas? Was hindert Dich, frei zu sein? Wie wirst Du frei?

»Einverstanden-Sein« von B. Baginski/Sharamon, Windpferd Verlag. Ein wundervolles Buch über die Erlösung verdrängter Anteile der Persönlichkeit. Ein Stück praktische Lebensphilosophie. Dazu gibt es eine Musik-Kassette mit einer geführten Meditation gleichen Titels.

»Der feinstoffliche Körper«, J. Mann/L. Short, Windpferd Verlag, ISBN 3-89385-072-4. Eine umfassende Darstellung des menschlichen Energiesystems in den verschiedenen Traditionen (Buddhismus, Hinduismus, Taoismus u. a.). Sehr interessant und lesenswert!

»Die Gans ist raus« von Bhagwan Shree Rajneesh, Rajneesh Service GmbH, ISBN 3-9800883-4-0. Bhagwan räumt radikal mit den alten Bärten der Autoritätsgläubigkeit, der Heiligkeit und der spirituellen Dogmen auf. Besonders wertvoll für den 2. Grad.

»Geheimes Wissen hinter Wundern« von Max F. Long, Bauer Verlag, ISBN 3-7626-0067-8. Eines der beiden grundlegenden Werke über Kahuna-Magie. Besonders interessant für Dich, wenn Du in den 2. oder 3. Grad eingeweiht bist.

»Der Gebrauch des Selbst« von F. M. Alexander, Kösel-Verlag, ISBN 3-466-34205-8. Die Alexander-Technik ist eine ganzheitliche Harmonisierungsmethode, die im wesentlichen über die Kopfhaltung arbeitet, aber den ganzen Menschen berührt und ihm den freien

Zugang zu harmonischem Gebrauch von Körper und Geist wiederzufinden hilft.

»Die Goldene Regel« das Gesetz der Fülle, von K. O. Schmidt, Drei Eichen Verlag, ISBN 3-7699-0441-9. Wichtigstes zum Thema Geld, Besitz und spirituelles Wachstum.

»Grundformen der Angst« von Fritz Riemann, Ernst Reinhardt Verlag München, ISBN 3-497-00749-8. Die grundlegenden Strukturen von Ängsten werden hier allgemeinverständlich erklärt und ihre Ursachen aufgezeigt. Wichtig für die Reiki-Arbeit am Solarplexus-Chakra und das Wachstum des Inneren Kindes.

»Heilende Kraft der Emotionen« von Dr. John Diamond, VAK Verlag, ISBN 3-924077-02-9. Eine verständliche Erklärung der seelisch-geistigen Aufgaben der Meridiane; dazu Tests, um Blockaden darin aufzufinden, und viele Vorschläge, diese zu beseitigen. Hilft bei der Reiki-Arbeit besonders beim 1. und 2. Grad.

»Die heilende Wissenschaft« von Jnanavatar Swami Sri Yukteswar Giri, Otto Wilhelm Barth Verlag. Ein von Mahavatar Babadschi (dem echten!) in Auftrag gegebenes Buch, das die Einheit der Religionen aufzeigen soll. Sehr interessant, wenn Du den Stamm suchst, von dem aus die vielen Äste gewachsen sind.

»I Ging – das Buch der Wandlungen«, herausgegeben von Richard Wilhelm, erschienen im Diederichs Verlag, ISBN 3-424-00061-2. Orakel- und Weisheitsbuch aus dem alten China. Mindestens 4 000 Jahre alt und mit seinen Ratschlägen noch genauso aktuell wie in der Steinzeit. Es behauptet, auf alle vernünftigen Fragen eine sinnvolle Antwort geben zu können, und nach meiner Erfahrung stimmt das auch. Es hilft Dir, die Welt und ihre Gesetze zu verstehen.

»Kahuna-Magie« von F. Long, Bauer Verlag, ISBN 3-7626-0655-2. Wichtiges zur Arbeit mit dem Niederen Selbst (Inneres Kind) und dem Hohen Selbst.

»Karma – Die Chance des Lebens« von Angelika Hoefler, Windpferd Reihe Schangrila, ISBN 3-89385-065-1. Ein ausgezeichnetes Buch, das endlich darauf hinweist, daß Karma nicht unabdingbar ist. Eine Chance, über das Leben nachzudenken, mitzuarbeiten und so das Leben bewußt selbst zu gestalten.

»Der Körper lügt nicht« von Dr. John Diamond, VAK Verlag, ISBN 3-924077-002. Einführung in die Kinesiologie. Einfache Testmög-

lichkeiten der Lebenskraft (Armtest) in Bezug auf Medikamente, Organe, Gefühle usw. Sehr empfehlenswert.

»Körperbewußtsein« von Ken Dychtwald, Synthesis Verlag, Grundlegendes über Zusammenhänge von Körper, Geist und Seele. Wichtig zum Verständnis körperlicher Symptome. Besonders interessant für die Arbeit mit dem 1. Reiki-Grad.

»Körper, Selbst und Seele« von Jack Lee Rosenberg. Trans Form Verlag, ISBN 3-926692-12-X. Umfassende Informationen über moderne, ganzheitliche Psychotherapie und Körperarbeit. Eröffnet Dein Verständnis für viele körperlich-seelische Probleme und zeigt Lösungsmöglichkeiten auf.

»Die Kraft aus der Mitte des Herzens« von P. Horan/B. Ziegler, Windpferd Verlag. Hier geht es um das Ganzwerden der Gefühle. Mit Hilfe vieler Übungen läßt sich das eigene und das Rollenverhalten anderer erkennen und Wege aus eingefahrenen Reaktionsabläufen finden, also der Bereich der Gefühle harmonisieren und befreien.

»Lebensenergiearbeit« von Walter Lübeck, Windpferd Verlag, ISBN 3-89385-154-2. Ein wichtiges Buch für jeden, der mit feinstofflichen Energien arbeitet. Theoretische Grundlagen und praktische Anwendungen von Energiearbeit werden ausführlich dargestellt.

»Männer lassen lieben« – Die Sucht nach der Frau, von Wilfried Wieck, Kreuz Verlag, ISBN 3-7831-0880-2. Ein Buch, das Männern zeigt, mit welchen Machtspielen sie arbeiten. Eine Therapie des Mannes durch die Frau wird aufgezeigt.

»Das Mann/Frau Buch« von Ron Smothermond, Context Verlag, ISBN 3-926257-01-6. Die Ursachen von Beziehungsproblemen und wie sie sich auflösen lassen.

»Die Metamorphische Methode« von Gaston Saint-Pierre und Debbie Boater, Plejaden Verlag, ISBN 3-88419-018-0. Die metamorphische Methode ist eine phantastische Ergänzung zu Reiki. Die geistigen Einstellungen zu Krankheit und Heilung sind praktisch identisch. Für unsere Reiki-Arbeit können wir aus diesem kleinen Buch viel lernen.

»Ohne Höhe, Ohne Tiefe« die Lee(h)rformeln des Zen-Meisters Tofu Roshi von Susan Ichi Su Moon, Bauer Verlag, ISBN 3-7626-0377-4. Unter der Oberfläche einer Satire auf die Esoterik-Szene versteckt sich ein tiefgründiges Werk mit vielen Denkanstößen. Es gehört einiges an Mut dazu, sich auf den Ernst der Sache einzulassen.

»Das Orangene Buch« die Meditationstechniken von Osho, Osho Verlag, ISBN 3-925205-36-5. Hier kannst Du Dir Anregungen für

den Umgang mit Deinem spirituellen Wachstum holen. Wie immer bei Osho geht es gleich ans Eingemachte. Gut für die Arbeit mit dem 1. Grad.

»Original Reiki Handbuch des Dr. Mikao Usui« (Hrsg. Arjava Frank Petter), Windpferd Verlag. Das kenntnisreich kommentierte und ausgezeichnet illustrierte Seminarmanual, das Dr. Usui, der Begründer des Reikisystems, an seine Schüler verteilte. Ein »Muß« für jeden Reiki-Freund.

»Das Pendel-Handbuch« von Walter Lübeck, Windpferd Verlag, ISBN 3-89385-093-7. Eine ausführliche Anleitung zum einfachen Erlernen des Pendelns für Anfänger und gleichzeitig ein vielseitiges Nachschlagewerk für Fortgeschrittene, die noch mehr über die phantastischen Möglichkeiten der Radiästhesie wissen möchten. Sehr viele Pendeltafeln zu alternativmedizinischen und esoterischen Themen, die miteinander zu einem Pendelorakel verbunden sind.

»Pilger Mu« einer wie du und ich, von Alex Ignatius, Edition Schangrila, ISBN 3-924624-54-2. Comic-Strips, aus denen Du mehr über spirituelle Entwicklung lernen kannst als aus zehn normalen Wälzern. Lache darüber und nimm es ernst.

»Rainbow-Reiki« von Walter Lübeck, Windpferd Verlag, ISBN 3-89385-125-9. Die Oberstufe der Energiearbeit mit Reiki. Herstellung von Reiki-Essenzen, persönliche Kraftorte schaffen, Reiki-Heilungslieder, Reiki-Kristallarbeit und vieles mehr.

»Das Reiki-Handbuch« von Walter Lübeck, Windpferd Verlag Reihe Schangrila, ISBN 3-89385-064-3. Eine ausführliche, praxisorientierte Anleitung für die Reiki-Arbeit. Grundlegende Behandlungsmethoden, Reiki-Arbeit mit Edelsteinen und Düften, Reiki-Meditationen und ein umfassender Teil zum Nachschlagen, welche Reiki-Handposition bei welchen Symptomen besonders wirksam sind. Sehr schön illustriert von Roland Tietsch.

»Die Reiki-Hausapotheke« von Walter Lübeck, Windpferd Verlag, ISBN 3-89385-115-1. Besondere Reiki-Behandlungen für 44 Befindlichkeitsstörungen, ergänzt durch Rezepte der Nahrungs- und Kräuterheilkunde.

»Das Reiki-Kompendium«, Walter Lübeck/Arjava F. Petter/William L. Rand, Windpferd Verlag. Eine ausführliche Darstellung des Traditionellen Reiki. Genau recherchierte biographische Informationen über Dr. Mikao Usui, Dr. Chujiro Hayashi und Hawayo Takata. Die klassischen Behandlungsmethoden Usuis und Hayashis, die Origi-

nal-Lebensregeln, die spirituelle Lehrer-/Schülerbeziehung im Reiki, Erklärungen zu den Reiki-Symbolen, und vieles mehr.

»Die Reiki-Kraft« von Paula Horan, Windpferd Verlag Reihe Schangrila, ISBN 3-89385-049-X. Ebenfalls sehr interessant. Der sachliche Stil und viele Anwendungsmöglichkeiten sind hilfreich für den Umgang mit Reiki.

»Reiki mit Edelsteinen« von Ursula Klinger-Raatz, Windpferd Verlag Reihe Schangrila, ISBN 3-89385-067-8. Edelsteintherapie und Reiki werden in diesem Buch in neuer Weise verknüpft. Interessante Ergänzung mit vielen Anregungen zur Reiki-Arbeit mit Edelsteinen.

»Reiki – Universale Lebensenergie« von Bodo J. Baginski und Shalila Sharamon, Synthesis Verlag, ISBN 3-922026-35-4. Das erste deutschsprachige Buch über Reiki, das veröffentlicht wurde. Sehr lesenswert. Es kommt eine Menge Atmosphäre rüber, viele Denkanregungen und Informationen (etwa über psychosomatische Zusammenhänge) werden vermittelt.

»Runen« von Ralph Blum, Hugendubel Verlag, ISBN 3-88034-274-1. Ein einfaches, solides Orakelsystem.

»So lernt man, sich selbst zu lieben« von Josef Kirschner, Knaur-Verlag, ISBN 3-426-07743-4. Wer sich selbst nicht liebt, kann auch andere nicht lieben. In diesem Buch geht es ganz praktisch darum, die Hindernisse zu entdecken und aufzulösen, die der Liebe im Wege stehen.

»Stell Dir vor« von Shakti Gawain, Sphinx Verlag, ISBN 3-85914-215-1. Gut verständliche Anleitung zur Anwendung von Affirmationen zur Heilung und Selbstverwirklichung.

»Tantra für den Westen« von Marcus Allen, rororo Sachbuch, ISBN 3-49918-392-7. Ein ganzes Buch über Lebenslust auf allen Ebenen. Mit vielen bewußtseinsfördernden Übungen und Denk-anstößen. Keine Sex-Fibel.

»Tantra – Weg der Ekstase« – die Sexualität des neuen Menschen von Margo Naslednikov, Herzschlag im Verlag Simon + Leutner, ISBN 3-922389-18-X. Kein leichtes Buch. Aber eins, das sehr umfassend und praktisch auf die Wiederentdeckung und Entwicklung der Sinnlichkeit eingeht. Interessant für die Reiki-Arbeit mit dem 1. Grad.

»Das Tao des Geldes« von Walter Lübeck, Windpferd Verlag, ISBN 3-89385-100-3. Ein Buch über den spirituellen Umgang mit Geld,

Beruf und Besitz. Wege zu ganzheitlichem Erfolg und Reichtum, der niemanden arm macht. Praktische Ansätze für eine Gestaltung des alltäglichen Lebens nach esoterischen Prinzipien.

»*Tao Yoga*« von Mantak Chia, Ansata Verlag, ISBN 3-7157-0076-9. Anatomie und praktische Übungen zur Erfahrung des menschlichen Energiesystems. Wichtige Grundsatzinformationen zu lebensenergetischen Prozessen.

»*Das Tibetische Totenbuch*« ein Wegweiser der Menschheit, von W. Y. Evans-Wentz, Walter-Verlag, ISBN 3-530-88000-0. Was ist der Tod, und was passiert danach? Was passiert, wenn eine Seele sich für die Wiedergeburt entscheidet?

»*Triffst du Buddha unterwegs ...*« – Psychotherapie und Selbsterfahrung von Sheldon B. Kopp, Fischer Taschenbuch Verlag, ISBN 3-596-23374-7. Eine sensible Aufarbeitung der Beziehung zwischen Therapeut und Patient sowie des psychotherapeutischen Prozesses.

»*Das Vaterunser*« – *Die Entwicklung des Menschen im Lichte des Evangeliums* von Alexander Gosztonyi, Windpferd, ISBN 3-89385-216-6. Nicht nur für Christen eine spannende Lektüre. Ein dicker Wälzer über so ein kurzes Gebet? Endlich erklärt einmal jemand den tieferen Sinn des Gebetes der Gebete, das Jesus seinen Jüngern als Standardtext für alle Gelegenheiten gab. Wichtig zum Verständnis der Lebensregeln und für den 3. Grad.

»*Verzaubernde Düfte*« von Monika Jünemann, Windpferd Verlag, Reihe Schangrila, ISBN 3-89385-017-1. Grundsätzliches über die Aromatherapie der Psyche.

»*Der Weg und die Kraft*« Laotse – ewige Weisheiten (Tao Te King) in Form gebracht von R. L. Wing. Knaur Esoterik, ISBN 3-426-26303-3. Eine Menge lebensnaher Philosophie, die hilft, mit den täglichen Anforderungen sinnvoll umzugehen. Ein Buch, das auch als Orakel verwendbar ist.

»*Wege auf Wasser und Feuer*« von Klaus Haetzel, Econ Taschenbuch Verlag, ISBN 3-612-23029-8. Ein Buch über praktische Erfahrungen mit Huna und dem Herauswachsen aus Krankheiten.

»*Die Wurzel der Kraft*«, Chakras – die Kraft der Lotosblumen von Werner Bohm, Otto Wilhelm Barth Verlag. Etwas trocken, aber sehr nützlich als Basiswissen über die Chakren.

»*Die Wurzel des Yoga*« von Patanjali, Otto Wilhelm Barth Verlag. Das grundlegende Buch über Yoga überhaupt.

»Die Wurzeln des Zufalls« von Arthur Koestler, Suhrkamp Taschenbuch Verlag, ISBN 3-518-06681-1. Was Zufall eigentlich ist, und warum uns Dinge »zufallen«.

»Zen in den Kampfkünsten Japans« von Zen-Meister Taisen Deshimaru Roshi, Kristkeitz Verlag, ISBN 3-921508-04-5. Wissenswertes über Lebensenergie von einem, der eine Menge praktische Erfahrungen damit hat.

»Zen ohne Zen-Meister« von Camden Benares, Sphinx Medien Verlag, ISBN 3-85914-364-6. Erstklassiger Stoff zum Nachdenken über die Begrenzungen, die Du Dir selbst setzt. Respektlos und erleuchtet.

»Zen und christliche Mystik« von H. M. Enomiya-Lassalle, Aurum Verlag, ISBN 3-591-08236-8. Wenn Du wirklich mehr über Meditation, Erleuchtung und spirituelle Lebensgestaltung wissen willst, kannst Du Dich hier informieren. Besonders interessant für Menschen mit dem 2. oder 3. Grad.

»Zen und die Kunst, ein Motorrad zu warten« von Robert M. Pirsig, Fischer Verlag, ISBN 3-596-22020-3. Zen im Alltag. So normal, daß Du die Zen-Lehren sogar als Helfer beim Frühjahrsputz verwenden kannst. Wichtig für die Reiki-Arbeit in allen Graden.

Über den Autor

Walter Lübeck

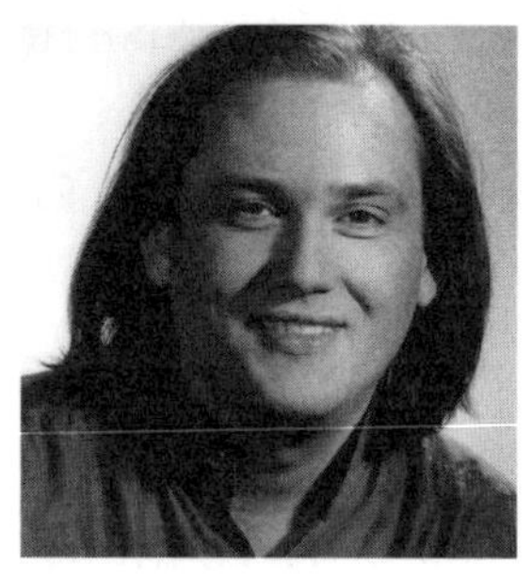

… und nun noch ein paar Worte zu meiner Person:

Walter Lübeck, geboren am 17. Februar 1960 (Wassermann, Asz. Schütze) ist seit 1988 als spiritueller Lehrer tätig. Er unterrichtet weltweit in deutscher und englischer Sprache das von ihm begründete Rainbow Reiki System, Drei-Strahlen-Meditation, die schamanische White-Feather-Tradition und Lemurian Tantra. Die drei Maximen: Eigenverantwortung, Liebe und Bewußtsein sind für ihn privat und beruflich eine wichtige Richtschnur. Mit seiner Arbeit möchte er einen Beitrag dazu leisten, daß möglichst bald ein neues Goldenes Zeitalter auf Erden Einzug hält.

In 21 Büchern, davon 7 zum Thema Reiki, die in mehr als ein Dutzend Sprachen übersetzt vorliegen, diversen Beiträgen in Fachzeitschriften, Lehrvideos und -software stellt er die Ergebnisse seiner Forschungen der Öffentlichkeit zur Verfügung. Es ist ihm sehr wichtig, daß spirituelles Wissen zur Steigerung der ganzheitlichen Lebensqualität und zur Heilung unseres Planeten angewendet wird. Vielseitig ausgebildet in Reiki, Meditation, NLP, Schamanismus, Tantra, Homöopathie, Ernährungslehre, Inneren Kampfkünsten, Feng Shui und Kristallarbeit, bemüht er sich um eine Zusammenführung der verschiedenen spirituellen Wege und ihrer Weisheit um seinen Schülern auf ihren Wegen optimal voranzuhelfen. Als begeisterter Musiker verwendet er gerne Trommel, Didgeridoo, Gesang und Tanz bei Ritualen und spirituellen Heilungen.

Kontakt: www.rainbowreiki.net

Seminare zu den Themen des Buches

Das Reiki-Do Institut von Walter Lübeck führt regelmäßig Seminare zu den Themen »Reiki als Selbstfindungsweg (Reiki-Do)«, Rainbow-Reiki, dem 1. und 2. Reiki-Grad, NLP, Auralesen und spirituelles Geldtraining durch. Wir senden Dir gern ausführliche Informationen zu. Die aktuelle Adresse des Institutes und Seminarinformationen erhältst Du über www.rainbowreiki.net

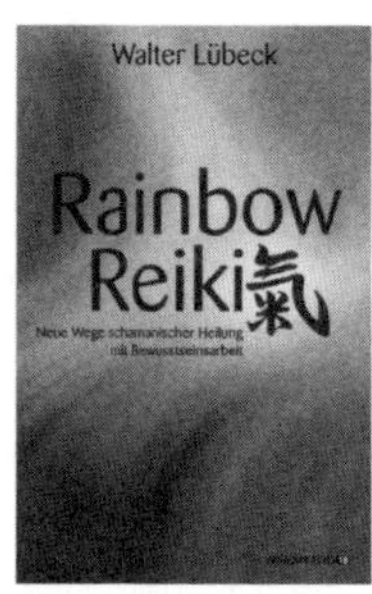

Reiki ist ein natürliches System zur Heilung und Anregung des geistig-seelischen Wachstums. Rainbow-Reiki ist Energiearbeit mit Orten der Kraft und auch die Zusammenarbeit mit Wesen aus den feinstofflichen Dimensionen. Rainbow-Reiki basiert auf dem Usui-System der Natürlichen Heilung und wird von dem renommierten Reiki-Meister und -Ausbilder Walter Lübeck in der Verbindung mit den Kräften des Himmels und der Erde gelehrt – in Form von schamanischen Techniken zur Heilung und Bewusstseinserweiterung.

WALTER LÜBECK
Rainbow Reiki
260 Seiten, Taschenbuch
€ 12,95, € 13,40 (A)
ISBN 978-3-89385-679-4

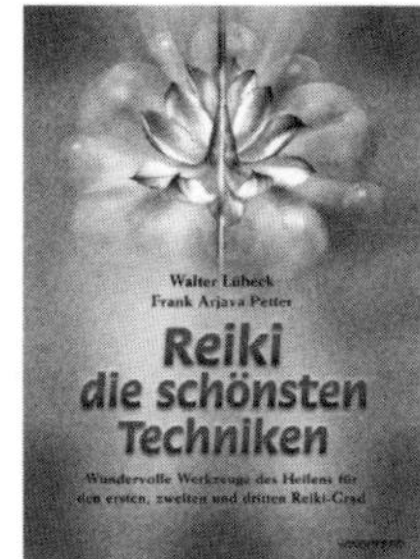

Das sind wundervolle Werkzeuge des Heilens für den ersten, zweiten und dritten Reiki-Grad. 60 Techniken mit detaillierten Anweisungen und vielen Tipps und Erfahrungen.

WALTER LÜBECK · FRANK A. PETTER
Reiki – die schönsten Techniken
224 Seiten, Paperback, Großformat
€ 19,90, € 20,50 (A)
ISBN 978-3-89385-391-5

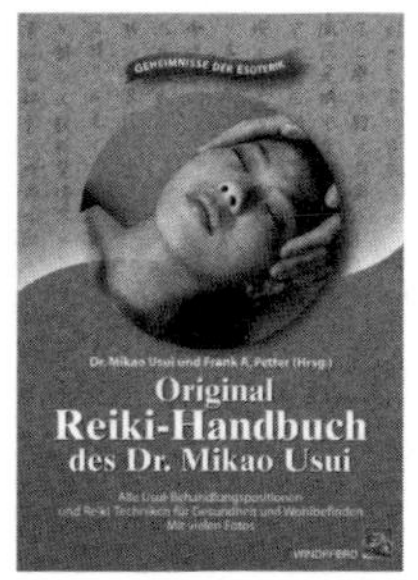

Der Klassiker des Reiki! Das originale System – so wie es Dr. Usui lehrte – in einer Neubearbeitung von Frank A. Petter.

DR. MIKAO USUI ·
FRANK A. PETTER (HRSG.)
Original Reiki-Handbuch des Dr. Mikao Usui
80 Seiten, Paperback
€ 9,90, € 10,20 (A)
ISBN 978-3-89385-320-5

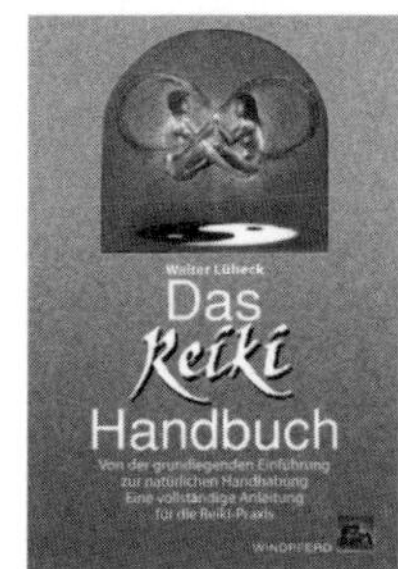

Ein einführendes Werk und ein detailgenaues Lehrbuch mit vielen Zeichnungen für den eingeweihten Reiki-Praktizierenden. – Ein Reikibestseller.

WALTER LÜBECK
Das Reiki-Handbuch
256 Seiten, Paperback
€ 12,90, € 13,30 (A)
ISBN 978-3-89385-064-8

Reiki – weitere Titel bei Windpferd

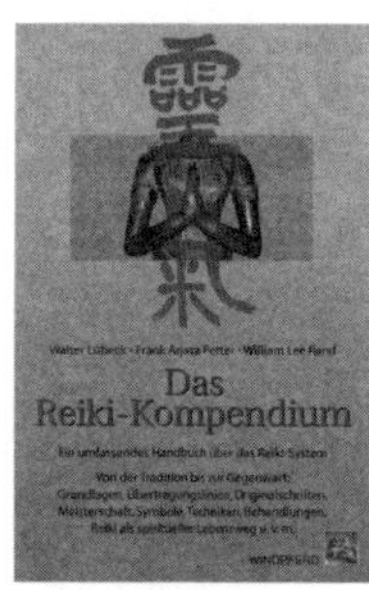

Von der Tradition bis zur Gegenwart: Grundlagen, Übertragungslinien, Originalschriften, Meisterschaft, Symbole, Techniken, Behandlungen, Reiki als spiritueller Lebensweg ... Das Buch für die ReikiExperten.

WALTER LÜBECK ·
FRANK ARJAVA PETTER ·
WILLIAM LEE RAND
Das Reiki-Kompendium
304 Seiten, Paperback
€ 15,90, € 16,40 (A)
ISBN 978-3-89385-340-3

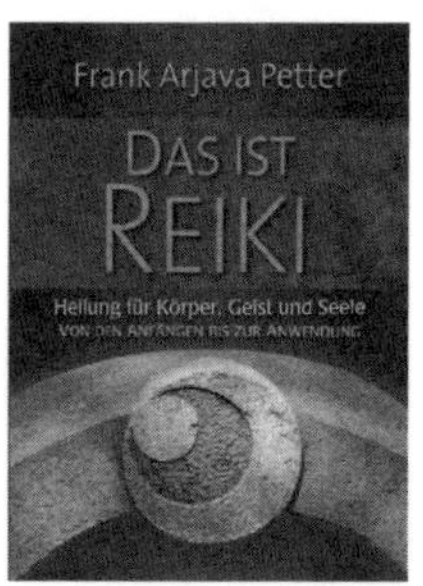

Das ist Reiki verspricht nicht zu wenig. Erstmalig ist in diesem Buch alles Wissen über den Ursprung und die Geschichte des traditionellen Reiki vereint. Als Referenzhandbuch für Lehrer und Ausbilder gedacht, ist es zugleich eine umfassende und praxisorientierte Einführung.

FRANK ARJAVA PETTER
Das ist Reiki
254 Seiten, Paperback
€ 16,95, € 17,50 (A)
ISBN 978-3-89385-588-9

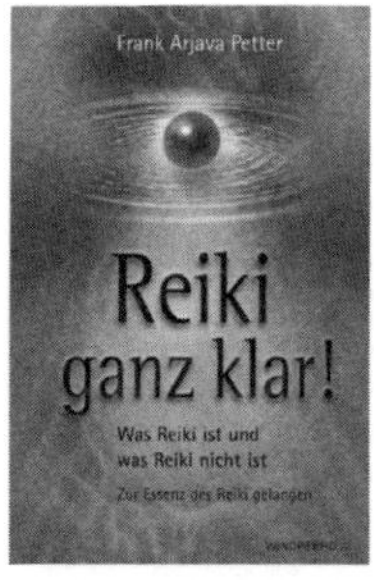

Klärendes und Inspirierendes aus der Welt des Reiki. Humorvolle und pragmatische Antworten zu den „Knackfragen des Reiki". Was Reiki ist und was Reiki nicht ist – Frank Arjava Petter öffnet uns den Blick in seine Reiki-Schatztruhe.

FRANK ARJAVA PETTER
Reiki ganz klar!
176 Seiten, Paperback
€ 12,90, € 13,30 (A)
ISBN 978-3-89385-497-4

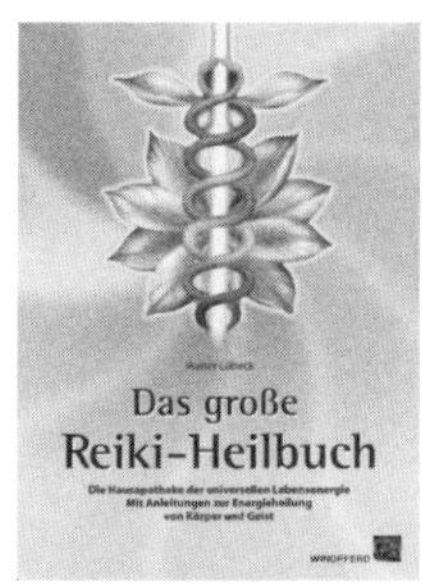

Die Hausapotheke der universellen Lebensenergie. Erweitert und überarbeitet. Mit praktischen Anleitungen für spezielle körperliche und geistige Probleme.

WALTER LÜBECK
Das große Reiki-Heilbuch
224 Seiten, Paperback
€ 14,90, € 15,40 (A)
ISBN 978-3-89385-430-1

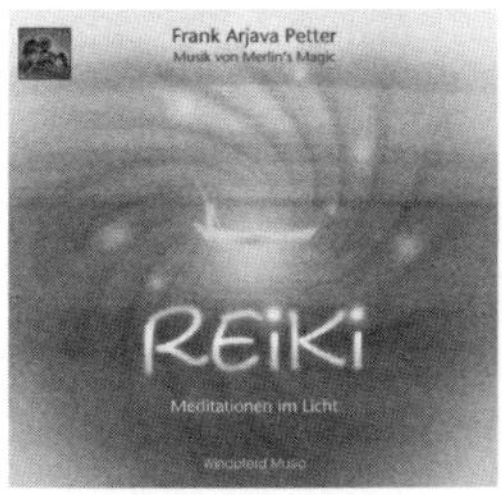

Eine Musik der Ruhe und Weite, Kraft und Sanftheit, dazu kontemplative Texte von Frank A. Petter, die das Herz öffnen. Diese CD enthält drei Meditationen von Frank Arjava Petter. Sie gehören zusammen und sie bringen uns zusammen – im Licht der Liebe. Das beiliegende Booklet enthält ergänzende Texte und Meditationsanleitungen. Ein wundervolles Geschenk, das man sich und anderen machen kann.

FRANK ARJAVA PETTER (MUSIK VON MERLIN'S MAGIC)

Reiki – Meditationen im Licht

€ 19,90, € 20,10 (A)*

ISBN 978-3-89385-995-5

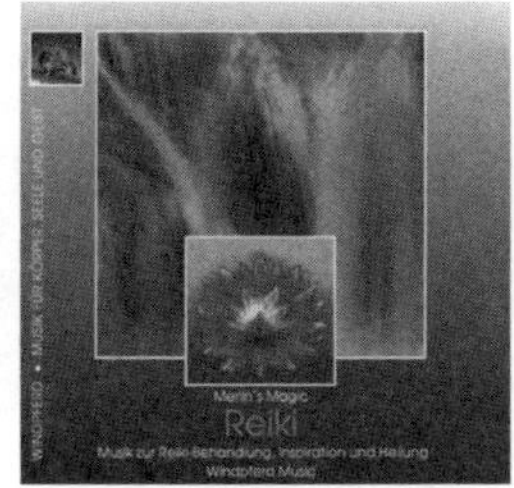

Speziell für die Reiki-Behandlung komponiert unterstützt dieses Album den sanften Energieausgleich. Von namhaften Reiki-Meistern empfohlen.

MERLIN'S MAGIC

Reiki

€ 19,90, € 20,10 (A)*

ISBN 978-3-89385-735-7

Dieser Klassiker der Reiki-Musik schafft eine Klangatmosphäre, in der sich Reiki vollkommen entfalten kann. Speziell für die Energetisierung und Harmonisierung des feinstofflichen Körpers.

MERLIN'S MAGIC

Reiki – Light Touch

€ 19,90, € 20,10 (A)*

ISBN 978-3-89385-773-9

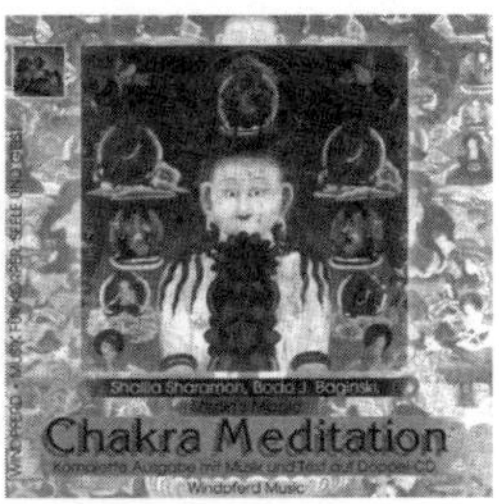

Der Klassiker der Wellness-Musik! Diese Doppel-CD ist hervorragend geeignet für jede Form von Entspannungstechnik. Komposition und Instrumentierung haben in der Welt der meditativen Musik neue Maßstäbe gesetzt.

SHALILA SHARAMON UND BODO J. BAGINSKI (MUSIK VON MERLIN'S MAGIC)

Chakra-Meditation de Luxe

€ 25,90, € 26,20 (A)*

ISBN 978-3-89385-884-2

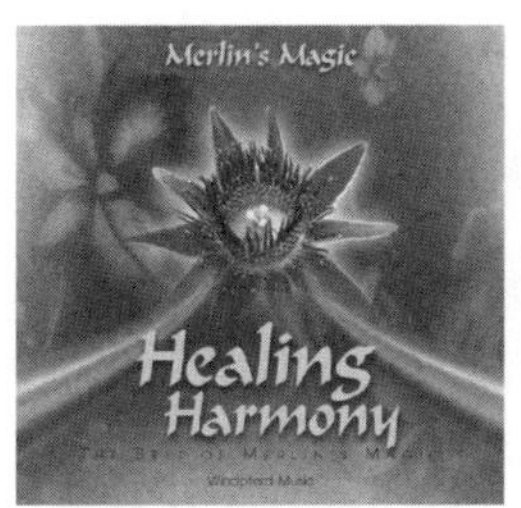

Diese Musik taucht uns ein in eine lichtvolle Woge sanfter Harmonie und innige Wohlgefühls. Komponiert mit besonders harmonischen Klangfolgen, sehr melodiös.

MERLIN'S MAGIC

Healing Harmony

€ 19,90, € 20,10 (A)*

ISBN 978-3-89385-935-1

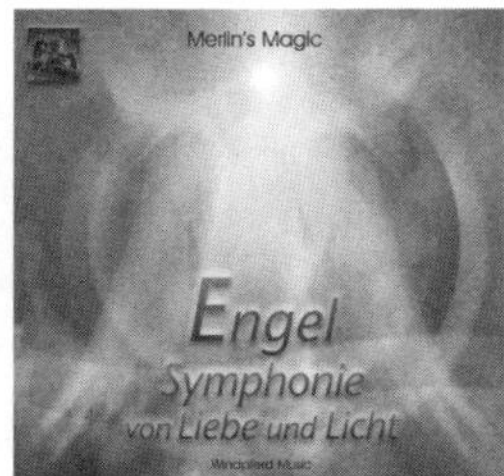

Zauberhafte Klänge berühren das innere Licht in uns. Musik für die Heilbehandlung, zum Meditieren und Entspannen. Das ist Musik für all jene, die spüren, dass durch die Liebe der Engel das Leben leichter und glücklicher wird.

MERLIN'S MAGIC

Engel – Symphonie von Liebe und Licht

€ 19,90, € 20,10 (A)*

ISBN 978-3-89385-977-1

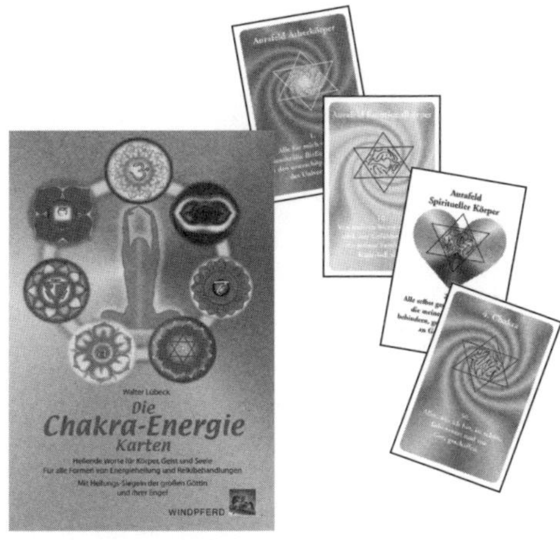

Erweiterte Neuausgabe:
Mit Heilungssiegeln der großen Göttin und ihrer Engel – auf jeder Chakra-Energie-Karte. Ideal für die Arbeit mit Chakren und insbesondere auch für Reiki.

WALTER LÜBECK

Chakra-Energie-Karten

19-2 Seiten, 154 Karten

€ 25,90, € 26,70 (A)

ISBN 978-3-89385-374-8

* unverb. Preisempfehlung

Weitere Titel und Hörproben unter www.windpferd.de